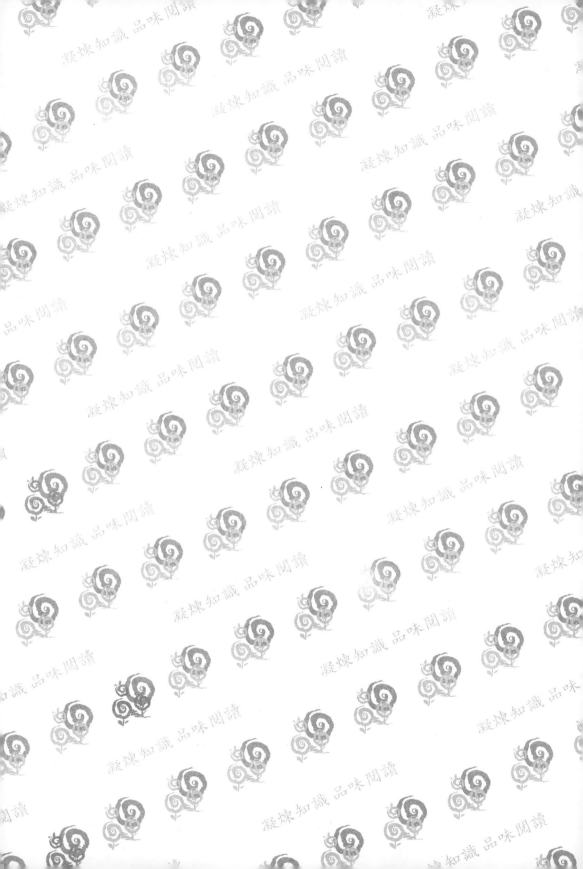

醫療倫理諮詢 — 理論與實務

Clinical Ethics Consultation : Theory and Practice

李瑞全、蔡篤堅　主編

郭素珍、許樹珍、陳祖裕、

曾建元、楊雅惠、蔣欣欣、蘇逸玲　著

（依筆劃排序）

五南圖書出版公司 印行

前言

　　從 2003 年起，醫院評鑑暨醫療品質策進會將是否設置有醫學倫理委員會納入醫院評鑑項目，先針對醫學中心，之後新的評鑑制度也將擴及其他層級的醫院。在衛生署成立「醫療倫理委員會」和國家衛生研究院成立「論壇生命暨醫療論理委員」後，國內主要的醫學中心也因此成立了倫理委員會，面對快速的社會轉型與醫病溝通惡化的困境，相關倫理委員會的設立意味著醫界對於環境變遷的警覺與重視。這樣的發展也呼應著當代醫學倫理專業的興起與醫病溝通惡化的學科演變趨勢，為了協助觀念的推廣並促成務實行動方案，讓倫理委員會發揮實質的教育、研究與訓練的功能，引介臨床倫理諮詢等相關概念與透過務實案例來累積相關的知識與技能成為當務之急，因此我們特地編著本書，以有限的經驗拋磚引玉，累積本土經驗，期待豐富醫療倫理專業的內涵，進而拓展公共討論的空間，協助各醫院的倫理委員會更能夠發揮功能。

　　構成本書的研究團隊是由中央大學李瑞全與陽明大學蔡篤堅所召集跨校的 ELSI 研究團隊所組成，我們期待豐富攸關倫理委員會的視野之外，更能擴大跨越校園與學科領域的合作，促成務實的醫學倫理學知識發展。團隊的組成受惠於國家基因體計畫 ELSI 中心所促成的校際合作研究計畫，透過中央大學，李瑞全於 2002 年暑假敦請醫院裡的哲學家之一 Dr. S. Wear 來臺訪問一個月，就倫理委員會的組成與醫療倫理諮詢守

則之訂定進行交流，時任陽明大學衛福所的蔡篤堅教授（現任臺北醫學大學）負責邀約國內學者共同參與，過程中獲得許多熱心人士和醫療機構的支持，如中央大學朱建民主任秘書、陽明大學醫學院何橈通院長、陽明大學護理學院余玉眉院長、教育部醫教會賴其萬教授、長庚大學醫學系黃燦龍主任、恩主公醫院高碧月護理師等，在這些支持之下，研究團隊除了舉辦多次演講討論會之外，也參訪了臺北榮民總醫院、林口長庚醫院、和信醫院和恩主公醫院。在討論與參訪的過程中，東西文化差異與臺灣醫療文化的特殊性獲得高度的重視，與會者皆認為思考如何因應文化特殊性來發展倫理諮詢守則，是臺灣倫理委員會設立的重要課題。在 Dr. S. Wear 返美之後，部分參與的好友持續推動相關議題教學研究，除了在陽明衛福所開設「醫療倫理專題討論課程」，也各自就專長領域分工持續交流，本書可說是初步研究成果的呈現，共分成四個單元：第一單元為基礎理論探討，包含六篇討論倫理諮詢與法律規範的文章；第二單元探討幾個重要的生命／醫療倫理概念與議題，亦由六篇文章組成；第三單元提供十五個個案，由臨床經驗的陳述顯示醫療情境中可能面對的倫理難題；另有附錄提供相關之醫療倫理名詞中英對照表，以及國際醫務專業守則等，以供參考。

第一單元包括〈倫理諮詢理論與模式〉、〈鋪陳臺灣臨床倫理諮詢的實踐場域〉、〈倫理委員會：倫理諮詢組織、功能與運作〉、〈倫理諮詢員的知識、技能與角色特質〉、〈對於醫病關係基本法律概念的認識〉與〈醫療行為的醫事法律規範〉等六篇文章。中央大學哲學研究所李瑞全撰寫〈倫理諮詢理論與模式〉一文，藉由探討東西方哲學的差異與西學對自身侷限反思的演變，提出在臺灣合適的醫療倫理諮詢

（ethical consultation）模式。本文勾勒出西方醫療倫理運作的模式，建立在以自由個人主義爲基礎的自律原則之上，保障病人所作的選擇純粹是病人個人自己的決定，但批評這種模式在保障病人權益的同時，卻常使病人在疾病中肩負重要選擇的重擔，把與病人密切相關的家庭成員分割，使病人更缺乏適當的支援，在重病中更感無助，許多時候不免受到醫護人員有意或無意的宰控。本著家庭之倫理關係作爲人格個體之自身同一性之不可分之關係，李瑞全引進家庭作爲生命共同體的一個基本單位，進而倡議一種「倫理關係自律」（ethical relational autonomy）的運作模式，一方面不致使病人在最需要的時候得不到支援，特別是來自最親密之家庭成員的支援，和讓家庭成員在相關的共同利益和密切相關懷的對象——即病人——之相關決定上，得到應有的參與權利。另一方面則保持病人作爲利益的主體，保障病人不至於因爲家庭因素或家庭權力結構而被宰制，使其應有的個人權益得到終極的保障。本文更進一步的提出倫理諮詢程序建議，目的是確保病人和家屬之權益得到保障，和免除病人獨自承擔過重的醫療決定，使醫療的素質得到提升。

蔡篤堅的文章〈鋪陳臺灣臨床倫理諮詢的實踐場域〉認爲：醫療機構與行爲的複雜化往往造就倫理上的難題，這些爭議提醒世人現代醫療不是單純的營利事業，醫療的內涵意義建立在未曾言明但卻人人信以爲眞的公共承諾之上。本文進而提醒，凡是委諸個人，缺乏攸關社會整體的思考，以致造成個人孤零零地墜入敗德的陷阱，正是缺乏機構倫理關照的表現。在勾勒出目前臺灣醫療倫理機構化的發展來自全球化的趨勢後，爲協助發展足以帶領臺灣迎接全球化挑戰的能力，解決臺灣社會目前面臨的道德困境，本文首先回顧臺灣醫療倫理發展的不同緣起與歷史脈絡，透過教會醫

療、日據時期、協和國防醫療體系的建立、戰後臺灣的教會醫療，與戰後美援對臺灣醫療體系價值重塑的影響等，鋪陳由過往至今臺灣醫療倫理發展的可能性與困境。以此爲基礎，回顧曾喧騰一時的北城醫院事件、崇愛診所事件，和健保支付協商破裂等事件，解析其所蘊涵的倫理道德意義。本文探討在時代變革中，倫理委員會與臨床倫理諮詢的發展對於重建臺灣醫療體系機構倫理的重要性。最後提出作者2004年參與高高屏地區「醫院經營管理與醫學倫理守則研議共識會議」的經驗，以共識凝聚的模式與機制，由下而上地改革我國的醫療體制與健保制度，這樣的過程也可發展適合各層級與情境兼顧醫務管理的倫理守則，導正我國目前醫療體系與健保制度的缺失。由這樣的經驗出發，發現臺灣醫療倫理諮詢必須涵蓋醫務管理的範疇，加上醫院裡的哲學家之雙重功能，才能務實地解決臺灣醫療倫理推廣所面臨的問題。

由臺北護理學院助產所郭素珍與中央大學李瑞全共同撰寫的〈倫理委員會：倫理諮詢組織、功能與運作〉，首先闡述醫療上倫理諮詢的工作，主要是針對醫護人員在執行醫護工作時所發生的倫理爭議或困惑，由第三者提供醫病雙方所需的倫理分析、說明、提議等。九○年代初，美國的保健照護機構認證聯席委員會（Joint Commission for the Accreditation of Healthcare Organizations, JCAHO）提出認證的條件之一，是醫療機構必須具備解決醫療倫理爭議的機制，而倫理委員會常是滿足此一要求的具體組織。本文解釋倫理委員會通常包括三個主要功能：個案的倫理諮詢、制定醫療的倫理政策和推廣醫療倫理教育，組成成員需涵蓋倫理／文化的異質性、性別的異質性、年齡的不同、專業訓練的不同等等不同背景。在制定醫療政策上，倫理委員會的建議應被視爲重要的行政

建議，經由適當的會議討論通過後，成爲機構內必須共同遵行的規範。本文除了簡介 Winn & Cook（2000）所提出成立良好倫理委員會的十三個步驟外，這篇文章也說明醫院倫理委員會的管理權力，以及對會議紀錄的處理及應負的責任。之後本文詳細介紹倫理諮詢服務大體的程序，倫理委員會應可訂定一些基本常見倫理衝突的處理原則作爲醫療機構的政策，成立一個教育小組建立好的教育課程並發展適合該機構的倫理手冊。郭素珍與李瑞全提醒，倫理委員會的成功與否，其挑戰包括委員會結構、委員的持續教育、獲得合宜的人事和財務的支持、委員會工作確保守密、有書面政策和程序並加以遵守，那麼委員會對挑戰就會有較好的反映。本文強調醫院倫理委員會可以經由政策發展和個案諮詢，及間接的經由教育及信任所引起對倫理爭議的了解，而能改變臨床的實務，進而提醒大家一個稱職的倫理委員會可以成爲機構內或社區之教育和諮詢的領導者。

　　陽明大學許樹珍與楊雅惠撰寫的〈倫理諮詢員的知識、技能與角色特質〉一文，定義健康照護的倫理諮詢爲：「一種由個體或團體提供協助病人、家庭、照顧者，或其他相關涉入者，在面臨與健康照護相關不確定性和衝突時的諮詢服務。」本文詳述倫理諮詢的對象可能涉及個別一對一、家庭、專業人員間、機構內，和機構間與社會等層面，也透過倫理諮詢員資格考量、倫理諮詢概念模式的考量和行動特徵等等討論，諮詢者應藉著建立當事人，如病人、家屬、法定代理人、健康照護提供者的倫理共識，來幫忙解決不同相關對象和團體間價值觀的不確定性或衝突。之後，本文將醫療倫理核心議題歸納綜合爲：一、生命倫理的理論、常識和議題；二、健康照護系統的知識、組織、制度、政策和法律等兩大方向來述說，並引介美國生命倫理諮詢社群聯盟（SHHV-SBC）認爲倫理諮詢員基本上至

少需具備倫理衡鑑的技能（skills of ethical assessment），以及運作和人際的技能（process and interpersonal skills），整理攸關臨床倫理諮詢實際困境的建議。最後作者提出國內外倫理諮詢員的角色和特質，與攸關倫理諮詢特質的教育訓練和養成環境建議，期待組織應聘任足夠員額的諮詢師，使諮詢師之間可以互相支持、諮詢與督導，也可以長期聘用專家學者來擔任督導，協助諮詢員從事輔導工作。

　　法政背景出身，任教於中華大學行政管理學系的曾建元導引我們思考〈對於醫病關係基本法律概念的認識〉與〈醫療行為的醫事法律規範〉，從醫病關係的基本架構著手，去看中華民國法律如何定位醫病關係中醫護人員和病人的角色，他們有哪些權利和義務？以及在違背義務的時候，會受到什麼樣的處罰？本文簡介民事法、刑事法，與行政法等基本原理，提醒讀者根據法律規範的有無或者規範的目的不同，可能同一種行為要同時擔負著民事法、刑事法和行政法上的法律責任，或是只有兩種或任一種的法律責任。以此為基礎，導引我們了解法律要求行為人的行為決定是在完全自由自主的正常情況下作出，並要求其對於行為的決定所導致的後果負起責任，這個行為的決定過程如果有任何的瑕疵、疏失或受限於環境的條件而無法自由選擇，則法律會相對地減輕行為人的責任。之後本文介紹〈醫師法〉、〈醫療法〉等醫事特別法中有關臨床醫病關係上，醫師義務和病人權利的規定，爾後則分就民、刑、行政三種法律範疇提出建議，認為對於醫病法律關係的認識，首先應檢視其成立的基礎是否合法。合法的醫病關係，應建立在〈民法〉的契約關係或無因管理關係之上。醫病關係如果不合法，醫師在民事上則構成侵權行為，應該賠償病人財產和人格權上的損失，刑事上構成傷害罪，行政法上則構成不正當招攬病人或業務上

不正當的行為，而醫師和醫院均要受到行政裁罰。其次，若醫病關係為合法，則醫療行為應遵守法律上的義務，違反義務的部分，亦構成侵權行為、業務過失致人於死或業務傷害罪，並且應受行政罰。第三，若醫病關係為契約關係，則醫病雙方可以另就契約內容自由為約定，如果約定內容在法定義務之外，則任何一方違約的行為，在民事上乃構成債務不履行，債權人可同時尋求財產和人格權上的損害賠償。刑事責任要看具體違約的行為是否觸犯具體罪名而定，行政責任則可從醫學倫理的標準移付行政院衛生署醫師懲戒委員會加以判斷。

第二單元包括〈生命醫藥的基本道德原則與道德規則〉、〈行為能力與病人的抉擇〉、〈知情同意〉、〈不施予心肺復甦術的倫理議題〉、〈生前預囑〉與〈無效醫療〉等六篇文章。李瑞全所撰寫〈生命醫藥的基本道德原則〉一文，主張人類道德的共通性仍遠高於差異性，這種構成我們日常道德行為規範的法則，即是一種普遍認可和客觀的道德原則。這些原則可被統整為若干基本的道德原則，以自律、不傷害、仁愛和公義等四個基本原則為主，而其下則可再細分一些重要的道德規則，包含諸如諮詢同意原則、保護主義、保密、誠信等道德規則。本文首先簡介主要原則和規則的基本意義和內容，說明自律原則的基本內容是「每個人對具有自律能力的行動者都必須賦予同等的尊敬與接受其自律的決定」；不傷害原則基本上是要求我們不應對任何人或物做成傷害，但是，有時防止罪惡或傷害、消除罪惡或傷害，以致促進善事等，都成為不傷害的內容；仁愛原則之內容為「我們應當促進他人必須而且重要的利益」；公義原則為「對於同等者予以同等對待，不同等者不同等對待，即是公義；對於同等者予以不同等對待，不同等者同等對待，即是不公義」；這些組合成為可用而貼

切人類道德經驗和感受的道德分析和判斷的系統。之後本文將上述四個基本原則具體化為一些較重要的規則，如「諮詢同意原則」（principle of informed consent）、「保護主義」（paternalism）、「保密原則」（confidentiality）、「隱私權」（right to privacy）、「誠實原則」（veracity）與「忠誠原則」（fidelity）等六條道德規則，是前述四個基本道德原則所引申出來之較低層次的原則，作為日常道德生活中可用的行為規範。

曾建元、李瑞全與陽明大學副教務長陳祖裕醫師共同完成的〈行為能力與病人的抉擇〉一文，指出醫療倫理問題之所以在當下受到重視，主要是因為病人權利意識的崛起。藉由回顧歐美各國醫界對於病人尊重與人權保障觀念晚近的演變趨勢，本文深入比較〈醫療法〉與〈安寧緩和醫療條例〉對病人權利的規約，發現雖然兩法案對於手術和安寧緩和醫療承認病人有知情同意權，然而對於病人本身是否對於知情同意權擁有最終的決定權，從法律文字觀之，卻有著南轅北轍的結論。呼應著李瑞全所長的見解，曾教授認為在歐美文化主導下形成的國際醫療倫理規範，基本上是以病人個人的自我決定權為中心建立起來的，但此一理念移植到我國，卻使得〈醫師法〉、〈醫療法〉和〈安寧緩和醫療條例〉顯示出中西兩種法律文化和倫理觀念的重大差異，進而主張「使得病人自我決定權在我國的落實，不得不思考揚棄西方國家的立法經驗，而在我國特殊的文化環境中設法另闢蹊徑。」本文因而建議，醫療倫理委員會與倫理諮詢專員在醫病關係中的法律諮詢角色，首先即是協助醫病雙方找出當事人，特別是病人一方，由務實的經驗出發，形成合適的醫療倫理諮詢制度。

在〈知情同意〉一文中，陳祖裕定義知情同意（或稱告知後同意，

informed consent）為醫師將決策權與病人分享（攤）的一種實際行動。藉由實際案例的導引，本文界定告知病人的內容包括(1)病人罹患疾病的診斷（或臆斷）及此疾病的本質；(2)病人將要接受的診療步驟之內容；(3)各種診療步驟可能涉及的風險；(4)目前所期待的結果；(5)不進行這些步驟可能帶來的結果；(6)是否還有其他的治療或處理方法，來呼籲促成醫病共同決策的過程。這主張的理論基礎在於：尊重病患的自主權、增進病人的福利、強化醫病關係與履行法律的規範，知情同意的執行過程中包含了三項要件：(1)醫師與病人討論疾病相關的資訊；(2)獲得病人對照護計畫的同意，以及(3)病人是在沒有受到脅迫的情況下進行。此外，本文亦檢討一般錯誤的觀念與相關法律的介紹，並簡介攸關知情同意例外的狀況，期待醫師的角色並非單純的資訊提供者，而是與病人並肩作戰的夥伴，並且擔任共同決策的促進者。

由陽明的蔣欣欣與榮民總醫院護理部蘇逸玲督導共同完成的〈不施予心肺復甦術的倫理議題〉，定義心肺復甦術目的為預防非期望與突發意外的死亡，並澄清當病人決定在生命最終的時刻不要被急救，也就是當他簽署不予急救的意願書，這並非意味著他需要停止一切照顧，反而需要將照顧的重點由維持生命的延續，轉為保障人生最終時刻的生命品質。本文詳述不施予心肺復甦術的告知過程與時機，解釋在〈安寧緩和醫療條例〉中不施予心肺復甦術的法源問題，說明不施予心肺復甦術的實作策略，並討論處理不施予心肺復甦術的抉擇過程與基於互為主體立場的反省。本文強調「不施予心肺復甦術，表面上只是一項近年來因應醫療科技發展而興起的醫療照顧活動措施，實際上，它衝擊著社會文化價值體系，以及各種倫理關係。每個生活在社會歷史文化脈絡下的人們，如何看待自己的死亡與

他人的死亡，如何理解生命的尊嚴與死亡的尊嚴。在這樣複雜的情境中，醫護人員如何參與面臨此抉擇者的生活經驗，是一項重要的課題。」也因此，蔣欣欣與蘇逸玲共同呼籲改革護理教育的重要性，培育護理人員對人尊重的能力，以及對不同生活經驗所孕育價值能有不同的敏感度。

在〈生前預囑〉一文中，郭素珍界定「生前預囑」是「預立指示」（advance directives）的書面形式，讓病人可以在健康時，或還沒病到沒有能力表示意願時，即以書面表示臨終時的抉擇，最重要的是接受或拒絕施行心肺復甦術（CPR）。其法源基礎在於〈安寧緩和醫療條例〉，第一條即明白宣示制定條例之目的是為了尊重罹患無法治癒疾病之末期病人的權益，在第四條中又明白指出末期病人可依其意願立自願書選擇緩和醫療而拒絕接受心肺復甦術的急救。生前預囑的目標在幫助病人獲得控制感，減輕對所愛的人的責任，加強或是結束與所愛的人之間的關係，以及滿足病人文化的價值。隨後本文依序討論接受生前預囑的困難、生前預囑在作決策時所扮演的角色、參與生前預囑計畫的人員、執行生前預囑有關的注意事項與生前預囑的倫理困境之後，藉由實際的個案討論，郭素珍提醒「醫護人員必須教育病人在可能的治療或與他們溝通什麼是他們所需要的，而什麼是他們所不需要的，這會幫助醫護人員避免對不願接受心肺復甦術的病人作心肺復甦術。同時，也能考慮儒家文化的特殊性，重視家庭成員的意見，有充分的溝通，做到尊重病人和家屬的自主決定。」

陳祖裕藉由實際的案例討論完成〈無效醫療〉一文，指出無效醫療並非國內特有的現象，這詞首先是由 Schneiderman 等人在 1990 年提出，當時正值病人權益最受到重視的年代，他們提出這個論點確實在醫界、法界以及倫理學者中造成頗大的震撼，但是早在遠古時代，希波克拉底

（Hippocrates）和柏拉圖（Plato）等人就已經提及無效醫療的概念。本文提醒讀者，無效醫療如果沒有受到應有的規範，將會造成醫療浪費和末期病人加倍傷害兩方面的影響，這些是醫療工作者必須面對及嚴肅思考的問題。透過各界對無效醫療批評的討論，陳教授勾勒出無效醫療概念與政策推行所面臨的種種障礙，包括社會及文化障礙、法律上的障礙、倫理上的障礙、經濟上的障礙和醫療上的障礙等，爲了克服這些障礙，陳教授以三個問題爲導引：(1)死亡是否即將來臨？(2)如果治療獲得成功，最佳的可能結果會如何？(3)能得到最佳可能結果或至少是良好結果的可能性有多少？作者嘗試發展符合邏輯的過程中逐步分析處理原則，再來界定病人的醫療是否「無效」。文中提醒：「打算推行『無效醫療政策』的醫療機構，首先應有一套積極的『預防性倫理守則』及『倫理照會程序』，除了使單向撤除無效醫療得到合法化，更要避免『無效醫療政策』變得殘酷而又無情，同時成爲那些不與病人及家屬面對面討論的醫療照護者一個規避責任的途徑。」陳祖裕對倫理委員會發揮相關功能有著深深的期待。

面對國內各大醫學中心風起雲湧的倫理委員會組織風潮，我們以製作專題的形式分享初步的研究心得與成果，期待對時局有所幫助，也希望進一步集結同好，以務實的方式重塑臺灣理論與實踐連結的可能，豐富目前臨床倫理諮詢相關研究的範圍與深度。本書最後提供攸關前述議題的臨床實際案例，供各位參酌討論，透過理論與實務的探索，我們希望建立一個具有全球視野，又能夠兼顧臺灣在地社會情境與歷史文化脈絡的倫理委員會運作模式。誠然，初步的思考必然有所不足，期待各界的批評指教，更期待有心人能夠加入我們的探索旅程，共同分享激盪研究成果。而本書規劃有所不周之處，忝爲主編的我們，有機會優先欣賞團隊好友橫溢的才

華，實爲幸事，然而享受愉悅的同時也對自己才疏學淺有所自覺，在此先對本書規劃的不周延之處，先行致上眞摯的歉意，不過團隊友人的恢宏見解足以稍補缺憾，我們互相分享研究心得的同時，更懇請各位讀者給予我們適切的回應指教，在此先行感謝。

蔡輝堅

目錄

第一單元

倫理諮詢與法律規範

第一章 倫理諮詢理論與模式

前言

在醫療上的倫理諮詢（ethical consultation）工作，主要是針對病人在進行醫療時所發生的倫理議題，對醫病家屬提供專業的倫理解說、分析和疏解；對病人和家屬提供合理的倫理忠告；以及指引醫護人員在執行職務時，如何能謹守專業倫理要求和爲病人提供最佳服務。由於現代醫療科技常可提供多種醫療選擇給予病人，病人及家屬擁有一定的自主權利作出選取，其選取可以是醫護人員所不認爲病人自身最佳利益的一項，但醫護人員有道德與法律的義務，尊重及執行病人及家屬的決定。其中涉及醫護人員如何確定病人的決定是其自身自主自願的選取，而不是受到有形或無形的不當影響，或是在不具有行爲能力（competency）之下的決定。這在西方醫療倫理和生命倫理的研究中，主要是在自律（autonomy）及行爲能力的概念之下的論題。

西方醫療倫理中所被接受的自律原則（principle of autonomy），主要是一種消極保護病人不受其他不當影響，甚至摒除醫護人員和家屬的意見之左右，以保障病人所作的選擇純粹是病人自己的決定。同時爲了避免發生指導性的忠告，醫護人員常迴避重要的醫療決定，而不給予病人積極的協助。這種模式的背景是西方自由個人主義，以尊重病人的自主自律決定爲第一優先取向。這種模式一方面固然能相當地保障病人的權益，但另一方面卻常使病人在疾病中肩負這種重要選擇的重擔，把與病人密切相關的家庭成員分割，使病人更缺乏適當的支援，在重病中更感無助，許多時候反

而不免受到醫護人員有意或無意的宰控。這種模式和對自律的構想，近年來在實務上和理論上都受到相當強烈的批判。以下我們首先說明此一自律模式的意義和內容，評估其優劣點，參酌相關的批評，重構合理的自律模式，以更符合本土的價值取向和醫護工作上的實務需求。

自律原則之意義與重評

當代的自律原則主要是依據西哲康德（Kant）所提出之自律道德，所引申出來的一個醫療倫理主要原則。[1]依康德的理論，真正的道德是出於當事人自由自主自律的表現。具有如此道德表現能力的人乃是理性存有，也因此而具有自身為目的價值，即是具有人格尊嚴價值的人格個體（person）。由於具有這種自由自主自律的能力，一個人格個體所作的決定才可能是道德的決定，由此而行動的是道德行為。但這並不表示當事人所作的決定是隨意的或純粹是主觀或自我中心的價值偏好。自律的決定是一種遵行或實現普遍道德法則的表現。因而，自律所表現的乃是站在所有理性存有或人類的立場上作出的決定。由於這種道德表現和價值把一切其他價值都貶抑下去，因而其決定即具有不可交換的絕對價值。康德依道德的表現，分析出具有自由自主自律地位的個體，其所依據的道德原則乃是定然律令（categorical imperative）。定然律令有三種程式（formula），分別是普遍程式、目的程式和自律程式，主要的意涵均指出道德行為必須具有普遍性，視自己和他人為同一目的，和依據道德理性而行，也不可強加

---

1 參閱 Barbara Secker 之"The Appearance of Kant's Deontology in Contemporary Kantianism: Concepts of Patient Autonomy in Bioethics"及所引述之相關文獻。此文刊於 (1999). *Journal of Medicine and Philosophy*, Dordrecht: Swet & Zeitlinger, Vol. 24, No.1, pp.43-66.

或強制他人的合理決定。因而一個具有自律能力的個體，在不涉及其他人的權益範圍內所作的決定，不可被其他人所排拒或抑制，否則即有損其作為人格個體的尊嚴和價值，即被貶抑為其他人的工具或附庸。因此，自律原則所要求的尊重當事人之自律決定，正是尊重當事人這種自身為目的價值和地位。在康德的理論中，所有人原則上都是理性存有，但一個個體能否實現出理性存有的自身作為目的的價值，則視其是否能依其理性能力來作決定和行事。一般成年人是此種個體的典範例子，因此通常被接受為具有自律原則所保障的權利和受到尊重的待遇。這並不表示成年人不會有違背其道德自律要求的行為，即作了不道德行為的時候，但並不因此而被否定其作為個體人格的地位。當然，在一個人作出不道德行為時，他即侵犯了其他人或生命的權益，而應受到相對的道德譴責和制裁。當行動者沒有辦法表現出理性的行為能力時，例如當事人昏迷、成為植物人，或精神失常、未成年、嚴重老化等，其自律的權利會受到剝奪，而不受到相對的尊重。當然，這並非表示在這種情況下的個體不再是理性存有，或者可被無限制的利用或傷害。因此，在康德意義的自律概念下，剝奪當事人的自律權利正是為了保護當事人或其他相干的人或生命，不致被其不理性的決定所傷害。然而，在合理解除當事人的自律權利時，代理人所作的決定必須以當事人的最佳利益，即不傷害和仁愛原則為基本的指導原則。換言之，當事人的理性決定才是其決定被尊重與接受的主要關鍵。對當事人明顯有傷害或嚴重傷害的決定，其他人有理由加以否決或拒絕執行。當然，其中可以容許當事人有其獨有的價值偏好，而不必與其他人相同或一致。此一理論背景提供一個個體免受社會組織和制度的不當干涉，在解除傳統社會和制度對個人或弱勢族群的不公平對待和剝削方面，具有不可磨滅的貢獻。在醫療體制中，對病人的權益也發揮巨大的保障功能。

　　康德的自律原則主要指人類的道德行為特質和價值，其理論並非意味

是一種個人主義的理論所主張的一種個人權利。道德上的自律結合個人主義，主要是現代西方社會政治發展的結果，特別是對個體自主和自由的論述，後者也與功利主義（utilitarianism）相關和作了某種組合。因此，在醫療倫理當代論述下的自律原則所意指的不必是康德原有的主張或範疇，很多時候衍生多種甚至是不相容的不同意涵。用於醫療情境中，此原則在不同學派和學者之論述下，其主要共同內容大體上是尊重當事人的自主或自我決定（self-determination），特別是強調當事人的決定在其切身的醫療選擇上，不應受其他人的影響或阻撓。而且，當事人的決定即是最後的，不容許任何其他人的挑戰，縱使其選取可能違反其最佳利益或不理性，除非有理由相信當事人在作出決定時不具有行為能力。然而，這一構想不但與康德自律理論應有的內涵不完全相應，且缺少了其主要的普遍和理性表現的前提。更重要的是，當代這種自律原則所意涵的自由個人主義，並不能在理論上或實踐上符合當事人作為真實個體人格的特質。其中最為學者批判的是，這種自律的構想假定一個人是可以與其他所有人完全分隔而獨立的存有，與其他人純是一種自願合約式的關係，而這種關係可以隨意捨離而不影響其自身同一性或自我認同。但是，一個個體人格的自我同一性不可避免地與其他非自願結合的關係具有不可分的關係，特別是家庭中的父母子女和兄弟姊妹的關係。這種家庭關係在個人生長發展中實伴隨我們的人格同一性成為不可分的部分。在這一方面，每個家庭成員可說是由於共同分享生命的歷史，成為互相依靠互為主體的成員，在感情上、價值上、心理上、人格上成為互相依靠不可分割的整體。當然，在某些極端情況下，一個人可以與家人斷然分離，或採取不同的價值觀，但其人格同一性仍不可避免的具有相互影響的深層結構。進一步，透過自願結合，如婚姻、結義或共同生活，相關的人所具有的親密關係也可以成為我們人格同一性不可分的部分，雖然這種關係可以透過自願解除而免去相互的權利

和義務。因此，一個個體實處於與許多其他相關之人的各種關係網絡中，不可能是一種原子式的個體。引申來說，個體所處的社會、國家、民族和歷史文化，都構成我們人格同一性不可分割的部分。[2]因此，當代許多學者，特別是女性主義者，都嘗試以一種關係式的概念，如母子、朋友、姊妹等關係方式來重建醫病關係，以引進一種關係式的自律（relational autonomy）概念。[3]但這方面的論述未能進到根源上，以當事人之人格同一性來論述何種關係，或某一種關係是個體在自律表現上所應有的一種概念，是其理論不足的主要地方。

女性主義者這種強調個體與個體之間的關係，無疑點出每個人所不可或缺的特質，也是一個現代人常有嚴重失落感的情況。強調個人獨立自主式的自律原則與自我決定，無疑是把一個人從不可分割的人際網絡中抽離出來，成為空頭的個體，此所以是抽象而不真實的個體之概念，也產生許多在醫療境況中不合理和難以解決的道德困惑。另一方面，女性主義者在使用各種關係概念重構自律原則時，卻常不自覺的受到所處的當代西方社會脈絡所影響。這種影響主要表現在對家庭關係的欲迎還拒上。因為，西方現代社會的發展，由於個人自由主義之深入人心，家庭不但已解體，

---

[2]　更廣地來說，人類與其他生物也具有不可分割的關係，即脫離整體生物界，人類也難以定位其自己。這部分議題在環境倫理的課題中是一重要的論題，但在醫療倫理決定上，可以暫且不論，而不直接影響以下所要論述的價值與抉擇的論斷。

[3]　參見 Tom L. Beauchamp and James F. Childress, (2001) *Principles of Biomedical Ethics*, Fifth Edition, Oxford: Oxford University Press, pp. 60-61；詳論請參閱 Anne Donchin 之 "Autonomy, Interdependence, and Assisted Suicide: Respecting Boundaries/ Crossing Lines"，此文刊於 (2000) Bioethics, Vol.14, Number 3, pp.187-204；及其 "Understanding Autonomy Relationally: Toward a Reconfiguration of Bioethical Principles"，此文刊於(1999) *Journal of Medicine and Philosophy*. Dordrecht: Swet & Zeitlinger, Vol. 26, No. 4, pp.365-386。

家庭成員間的關係也逐漸變得若有還無。同時，女性主義者也特別敏感於傳統家庭對女性的不平等和壓抑的情況，因此，對家庭的倫理地位不能正視，而寄望於平等的朋友或姊妹式的關係。但是，這種平等的關係常只是一種互相外在的關係，只是一種平等的公民關係的反映，既不能說明個體之關係特質，更不能確立成員間不可分割的內在關係。而在醫療倫理方面，這種關係的份量顯然不足以提供原則上的必要性，使相關成員的參與成為病人自律表現的重要構成部分。至於社群主義者（communitarian）所強調需由社群來理解個體和重視傳統價值之重要性和特殊性，固然有其針對自由個人主義的批判性，但這種論點不能正視現代社會對個人的保障，自由主義在解除傳統社會不合理的制度、權力和價值差異方面的貢獻，也無法提出真正能在醫療上對個體和整體有利的自律觀念。因此，我們必須透過這種關係模式進一步改造自律的概念，並引入家庭的地位，使病人的權益和照護得到適當和合理的安排。

病人中心之倫理自律

在儒家倫理思想影響下的社會，常表現出強調家庭作為生命共同體的一個基本單位，家庭的倫理關係是一種人與人之間內部不可分的關係。這種內部關係不但是一個個體自身同一性不可分的部分，也是個體賴以定位其自我的一個整體，和得以安身立命的最後歸宿之處，也常是個體對抗外在的社會、國家或世界的堡壘，是一個自成一體的單位。在現代世界中，傳統社會逐漸解體，但東亞地區明顯保留遠強於以美國為代表的西方社會的家庭結構和內在關係。這種關係對個體所提供的保護，固然可能形成對個人自主性的抑制和傷害，但卻常是個人得到最佳保護的場所。這在個人自主能力不足時，如在患病等情況下，家庭常能提供病人難以從社會或國家所提供的照護與關懷。因此，適當調整個人在家庭的自主權利，以排除

可能有的家庭內部壓迫或暴力，在病人的醫療抉擇中引入病人家屬的參與，順應個人與家庭不可分的關係，和善用家庭的功能，可以對病人提供最佳的醫療服務，和解決醫療上可能出現的倫理困境。

　　我們以家庭之倫理關係作為人格個體之自身同一性之不可分關係，由此引進自律作為一種「倫理關係自律」（ethical relational autonomy）。[4]「倫理」一詞在此主要指一種不可分割的內在關係所標示的相互道德之權利與義務，特別是當事人與親人在一種家庭生活中，構成一種不可分割的生命共同體。此一自律概念的特點，首先，展示出倫理關係在個體自律原則上的首出性和不可割捨性，確認這種關係對於一個個體的人格同一性和身分認同，並不是一種隨意的選取；進一步而言，這個理念表示家庭成員之間的互相依靠及結合，成為親密的利益共同體，家庭任何成員的決定或行動，都不可避免地對其他成員產生密切的影響，因而個體不能無視家庭的共同利害，也使得家庭成員對一個個體的決定與承擔有參與的權利與義務。這種家庭共同決定常是超乎一個個體的個人自主式決定之上的一個理由。同時，在這個概念之下，基本上是以家庭為自主自律的單位，以家庭作為進行決定的整體，病人並不單獨享有自律的權利，而家庭的共同決定也常是外人對一個個體的決定是否接受的基礎。

　　在家庭內部，這種自律可以進一步明確化為以病人為中心的倫理關係式的自律。因為當事人是病人，任何相關決定或選取，自然應以病人的最佳利益為首要考量，因此，倫理關係自律是以病人為中心的。這一基本原

---

[4] 范瑞平在其"Self-Determination vs. Family-Determination: Two Incommensurable Principles of Autonomy" 提出東亞國家的一種以「家庭決定」為準的自律原則，與本文之論點有重疊之處，特別是在反映這種自律觀念與儒家理念的關係，該文也是本文參酌的一個主要依據。此文刊於(1997) Bioethics, Vol.11, Numbers 3 & 4, pp. 309-322。

則不但相對地保障病人的個人自主，在遇到家庭成員間出現爭執不能達成一致決定時，也可以作爲最後取捨的依據。這種倫理關係的模式是以家庭對當事人採取一種父母對子女的關係來理解其中自律的行使。但這種父母對待子女的模式，不是以全權代理的方式來進行，而是以一種母親育成子女的取向爲主，即以保護、孕育、促進當事人的獨立自主爲主。在傳統思想中，可說是取法於天地作爲人類之孕母，以孕育子女成長爲主的模式，而不是父權宰制的模式。理想上，這種內部共同決定是家庭成員在和諧的方式下取得的共同決定。如果這種內部和諧的決定是在眞誠公布的情況下達成，原則上是可以使各家庭成員間之自主自律權利和義務，得到充分的討論、默許和最高度的平衡。這對於病人或家屬無疑是在病痛中最佳的出路。但是，如果家庭成員不能取得和諧的共同意向，則需以當事人的合理願望爲依歸。縱使在子女或成員無行爲能力，不能自我作主時，父母和其他成員也需盡力去使子女的意願能被尊重，爲子女的最佳利益作出代理決定。換言之，如果當事人處於一種無行爲能力的狀況之下，家庭以父母對子女的保護主義之方式代爲決定，自是一可接受的模式。但是，如果當事人具有行爲能力，家庭的主要參與是對當事人的支持與保護，發生爭議時則以家庭之共同利益、和諧合作爲主。如發生不可避免的衝突時，按父母爲子女設想之取向，則以當事人的意願爲主要依歸。這一模式也可以延伸到醫護人員，涵蓋後者爲廣義的家庭成員的一份子，當然，醫護人員主要以病人的最佳利益爲依歸，包括盡量使病人的意願得到尊重和實現，但不能與病人或家屬意見相衝突，除非後者互相衝突或所作出的選擇對病人有不合理的傷害。至於若干和家庭或當事人有特殊關係的其他人，諸如長期共患難和共同生活而有密切關係的人，也可以被接受爲家庭的一份子，可以被容許參與家庭的協商，其意見也可以適當地被尊重。

　　此一自律概念及其相關原則主要是回應個體之眞實境況，使個體的最

佳利益得到保障。一方面不致使病人在最需要的時候得不到支援，特別是最親密的家庭成員的支援，和讓家庭成員在相關的共同利益和密切相關懷的對象，即病人之醫療決定上，得到應有的參與權利。另一方面，此模式保持病人為利益的主體，保障病人不致由於家庭因素或家庭權力結構而被宰制，使其應有的個人權益得到終極的保障。此一概念可以解除病人通常會在醫療決定上惶惶然的無力感和失落感，同時也部分解除醫護人員面對病人與家屬相互間意見分歧而難以決定的困境。當然，正如其他不可調和的道德或價值爭論，此概念並不能完全化解病人與家屬之間的差異或爭議，但透過病人與家屬的坦誠溝通，許多爭端較易化解，許多不必要的傷害也較易避免。在爭議無可避免時，而此一原則最後提供醫病解決爭議的原則：即以病人的合理意願為依歸。

倫理關係自律之下倫理諮詢的基本構成要素

倫理關係自律的模式可說相當於以病人之家庭成員為整體，來行使病人的自主自決權利。除了在病人沒有其他家庭成員而且被判為無行為能力的情況外，這一模式基本上在病人家屬方面常是具備足夠行為能力的情況下，進行相關的醫療選擇和決定。因此，醫護對於病人及其家屬所採取的態度，基本上是以一個有行為能力的整體來對待。一般而言，這種模式下，醫護人員可免除對於病人無行為能力時要代作決定的困難，除非發生病人與家屬有嚴重選擇分歧，此時醫護人員則需參酌病人的行為能力，進行適當的介入或仲裁。當然，為履行對病人的義務，防止病人受到家庭其他成員的抑制或瞞騙，醫護人員仍需掌握病人的意向，如是否有先行的意向表示、預立意願書或授權書等。醫護人員也需確保在重要的醫療選擇中，病人與家屬充分理解相關的療程、可能選項、風險和利益等。為了避免與病人或家屬之價值選取不相一致，醫護人員應在與病人充分溝通，了

解病人的價值、願望後，提出相關的可能療程、預後、風險利益分析等，使病人得以作出眞實諮詢同意下的自願決定。

醫護的主要工作是對病人及其家屬提供充分和適當的資訊，作出適當的說明，使病人及家屬在了解和不受壓力之下作出共同的決定。因此，醫護方面提供病人及其家屬的資訊，應以病人及家屬所需要的爲主，對後者所產生的不解或疑問加以解釋和說明，以達到適當的理解，保障病人及家屬不受外在壓力或不當影響。在這種模式下，醫護方面需適時地爲病人及其家屬召開眞誠公布的溝通，使病人及家屬所涉及的權益得到討論，和達成對病人及家屬可以接受的合理決定。爲了尊重病人和家屬的自主決定，醫護人員有必要讓病人和家屬有適當時間和機會進行內部的討論，不應介入或加以干涉。醫護人員原則上應接受病人及家屬所作出的合理決定。在絕大多數的情況下，醫護人員專業應能提供相當明確和無可爭議的最佳療程，病人及家屬所能作出的最佳醫療選擇也很明確，並非必要很多費時的說明和敘述，也很自然作出醫病雙方均可接受的決定。但是，當發生醫護人員對病人或其家屬所作的選擇有疑義，或是病人的決定不明確，或家屬要求的醫療實爲無效，或與病人的最佳利益不相容等，醫病雙方需要進行相當程度的溝通和協調。這種討論最適宜由倫理諮詢專員或倫理委員會的代表成員作爲召集人，使醫護人員與家屬及病人進行溝通和作出合理的決定。但醫護人員和倫理諮詢專員主要是解答病人和家屬醫療上的問題，及醫病雙方可能有的道德疑難。倫理諮詢專員需在病人權益受損時加以保護。

在嚴重病情被檢驗出來時，家屬可能提出病人會承受不住或產生嚴重後果，因而要求不告知病人病情，這同時也排除病人參與醫療的決定。醫護人員需要對病人作進一步的理解，包括其行爲能力、意願等，以保障病人的基本權益。除非有理由相信病人的行爲能力會受損，或已不具備行爲

能力，醫護人員原則上應要求家屬在適當的時機告知病人，與病人溝通和說明相關的療程及選擇。此種諮詢過程可以制定為一種醫療倫理程序，讓醫病和家屬得以遵行。至於較具體的倫理諮詢內容和程序，則可由各醫院進一步規範，由倫理諮詢專員或醫護人員執行。

倫理諮詢模式

在以家庭為整體倫理關係的自律取向之下，醫護人員在進行醫療諮詢時，可依以下的程序取得病人或家屬同意採用某種醫療方式或療程：

建立良好的醫病關係

在任何醫療情況中，良好的醫病關係都是醫療素質的一個重要成分。由於醫療機構是病人生病時才進來的地方，主觀感覺上已不會是愉悅的，加以需要接受許多是第一次接觸的陌生人之各種檢查，許多研究都指出醫療機構的環境，常會使病人覺得有壓力、疏離、不舒適，及因此作出受到扭曲的決定或不知如何選取等情況。因此，如何使病房多一點人性化的味道，如柔和的設計、輕鬆的音樂、生日或節日的氣氛、悠閒的情調等，使病人有一種賓至如歸的感受，不但會增強醫護與病人家屬的關係，也對病人的病情和心情產生良好的效果。一些增強的行動，如醫護人員進場時帶點可愛的小花、作親切的招呼、為病人整理用品、探問所需等等，都可讓病人家屬感到受關懷，使雙方有良好的開始，創造日後良好的互動和信任。

醫護人員應把握與病人初次見面的機會，建立良好的第一印象。醫師雖然較繁忙，與病人接觸的機會和時間較短，但在初診時多花點時間，不但是了解病情所必須，且由此了解病人的意向和價值，取得病人和家屬的信任，實是醫療上必須提供的服務。護理人員則會有更多時間與病人和家

屬接觸，也常是病人和家屬所諮詢的對象，因此，護理人員常是病人所最信賴的人，護理人員更可藉此建立良好的關係，並擔任病人和家屬與醫師之間的橋梁。當然，醫護人員應恪守一般醫療倫理的專業規範，諸如守密、保護病人的權益、忠誠等，使病人確信醫療機構中的人都是全心全力照護自己的專業人士。另一方面，醫護人員也得在各方面表現出以專業的知識技能來盡心盡力照顧病人、體諒病人在患病中的不良情緒和反應，讓病人能無所擔憂而樂於表示自己的意願等。

了解病人之意願

醫護人員應在初步接觸中開始理解病人的意願和價值取向，特別是與病人日後病情相關的選擇和決定。病人和家屬之意願常根據所知的病況來作決定，因此，如何提供病人和家屬適當的關於病人病情的知識，特別是可能的發展，是了解病人意願的第一步工作。這方面可考慮以交談或小冊子的方式來傳達所需的訊息。透過病人及家屬的學習和可能有的疑問，而帶領病人理解其可能要作的選擇和決定，同時藉此了解病人的意向和價值，以供日後之參考。

病人和家屬的意願和選擇常受過去經驗所影響。有研究指出，查詢病人在過去經歷親友的醫療情況，及病人當時的言談等，常可以發現病人的意向和價值取捨。這些情況或價值反映，雖可記錄，但為避免誤解或記憶錯誤，應取得其親友的佐證方可確立，以作為病人的真正意願表示。這對於日後當病人失去行為能力，而需要家屬代理時，可作為檢視後者是否真能反映病人意願的參考。當然，如有需要和在適當的情境下，也應直接和明確地取得當事人當前的意願和決定。

雖然國人目前尚不習慣於預立意願，但詢問病人及家屬有關病人是否有預立 DNR 和其他意願書，應是正常的醫療程序，且應在病歷上註明。當

然爲了避免病人和家屬有不必要的疑懼，醫護人員應說明此種意願書的目的和醫療機構之政策，不但不會影響且更能提升醫療品質，和達到病人理想的要求。如果能把這種查詢作爲入院的日常程序，定出明確的規範作爲醫療政策，則可避免病人或家屬有不必要的聯想。如果病人之前無任何類似之預立意願書，則請病人和家屬予以考量，也是一種可以了解病人意願的途徑，使病人和家屬有一種心理預備，不致事變時不知所措。

對於病人的意願，也常可透過與家屬溝通而得到了解。依據我們的理論模式，家屬的意願對未來的療治和療程也是一個重要的決定因素。及早與家屬溝通是避免發生病人與家屬意向不一致，而使醫療決定陷入進退兩難的境地。當發現家屬與病人有不同調的情況，除了理解病人的眞正意願外，醫護人員需對雙方應有的權限及合作得出共識，以進行適當的溝通和協助，如提供相關的醫療知識和資訊、法律與倫理的分析、坦誠的意見交流機會，醫護人員在必要時也得要陳述明確的立場。一般而言，在醫護人員進行較積極的溝通理解之下，許多爭議會事先化解，以及較能達到病人以及家屬的心願。

確立病人的行爲能力和權利

在一切醫療決定之中，病人的行爲能力（competency）是最重要的根據。具有行爲能力的病人應具有對自己病情醫療方式的最後決定權。因此，醫護人員應在病人進入病房時即評估其行爲能力。這種評估可分爲正式的和非正式的。非正式通常在確立病人具有行爲能力時採用，因爲，這樣無損病人的基本權益。但在懷疑病人可能沒有行爲能力時，則應進行正式和較嚴謹的評估。換言之，在一般的情況下，如果病人表面正常，無相關可以使病人失去行爲能力的病情下，病人即被視爲具有全面的行爲能力。在病人具有行爲能力之下，確定病人在日後相關的可能病情發展中會

採取何種價值或意向，將可確保病人的意願不致被歪曲。如果發覺病人病情有異，或屬於通常被認為行為能力有損的情況，如精神異常等，則應進行較嚴格的行為能力檢定。

　　一般檢討病人是否具有行為能力包括三方面：當事人是否具有一般的溝通和理解能力、是否能作適當的推理、是否具有個人所認可的一組價值。[5]醫護人員可按這三部分內容對病人作適當的評估。評估結果，如有可能，應在病歷上註明。在當事人對醫護人員所提供的醫療選擇進行諮詢同意的結果時，如果病人的選取對其病情不利或與醫囑相距甚遠，如採取不需要又明顯對自己不利的療程，或拒絕醫療等，醫護人員有需要進一步的了解，及採取某種調整行為能力的要求。前者較屬於病人和家屬意願的理解，後者則是進一步檢視病人行為能力的變異，考量病人所作決定的重要性而調整所需的行為能力表現，特別是病人的理解能力和推理能力，是否真能相應所要作的決定之嚴重性或複雜性。

　　在我們所採取的模式之下，由於是以病人與家屬共同為自律的整體，原則上一切的醫療決定都出自病人及其家屬的共同決定，醫護人員不必要作為代理決定人。因為一般而言，家庭作為整體總有可符合具備行為能力的表現者。只有兩種情況是醫護人員需要進行代理決定的工作：一是當事人既無行為能力而家屬尚未能及時知會；二是當事人具備行為能力而家屬相當強烈反對病人的決定。前者則依常規由醫護人員以病人最佳醫療利益來代作決定；後者則需要醫護人員進行溝通協調，協助病人與家屬取得共識。如果最後沒有共識，而病人決定是具備行為能力，則只能以病人之自願決定為依歸。最後的決定應有病人簽署之意願書，而其中種種情況則應

---

[5]　參閱Allen Buchanan and Dan W. Brock, (1989) *Deciding for Others: The Ethics of Surrogate Decision Making*, Cambridge: Cambridge University Press, pp.23-25；同時請參閱本書第八章〈行為能力與病人抉擇〉之分析與討論。

通知家屬及記錄在病歷上，以免日後紛擾。

與病人及／或家屬進行諮詢同意

　　雖然一般所採用的諮詢同意（informed consent）主要是以個人自主自律的角度來論述，但其中所涉及的過程和主要環節，實與倫理關係自律的方式相同，只不過把個人伸展為以家庭為單位，因此，西方的諮詢同意程序實立基於此。

　　諮詢同意的方式主要包括兩部分[6]：一是資訊（information），二是同意（consent）。前者包括所提供的資訊和病人及家屬的理解（understanding）；後者則包括行為能力和自願（voluntariness）的問題。在提供資訊方面，可以有三種模式，分別是：醫療專業、理性的人和病人主觀需要等三種。此三者各有利弊。一般而言，主要是以醫療專業輔以病人主觀需求為主。原則上，醫護人員需對病人和家屬提供相關的醫療資訊，包括診斷、可能的醫療方式或程序、各種療程之預後、費用等，再依病人之詢問而作出書面或口頭的說明。資訊回答病人和家屬的提問，主要是使後者理解所涉及的醫療和選擇。由於理解和最後達成決定總需要一些時間和家屬商議，故應保留足夠的時間讓病人和家屬消化和理解所涉及的資訊。行為能力則如上所述，由病人與家屬商議而得出結論。在選取方面，醫護人員應避免影響及操控病人和家屬的情況出現，而在保障病人意願不致為家屬所宰控時，醫護人員也應加以留意和確認。

　　如果在診斷方面涉及病人可能會與家屬產生分歧或破裂的情況，如某

---

[6]　參見Tom L. Beauchamp and James F. Childress, (2001) *Principles of Biomedical Ethics*, Fourth Edition, Oxford: Oxford University Press, Chapter 3, pp.132-170；此書第五版變動一些項目的編排和說明，可參閱；又，請參閱李瑞全，1999，《儒家生命倫理學》，第五章，臺北：鵝湖出版社，頁72-74。

些隱私疾病如愛滋病,或病人事先有保密之要求等,則醫護人員有必要先就病人個人進行諮詢,取得病人同意方可與家人共同進行諮詢。在合理範圍內,應依病人所要求對家屬作適當的不予以揭露。

以上的倫理諮詢程序,主要是一種建議,目的是確保病人和家屬之權益得到保障,以及免除病人獨自承擔過重的醫療決定,使醫療的素質得到提升;其中的項目或程序則需醫護人員加以適當和對應個別情況中病人和家屬的需求來調整,而非一成不變的。

參考資料

1. 李瑞全，1999，《儒家生命倫理學》，臺北：鵝湖出版社。

2. 范瑞平，（1997）"Self-Determination vs. Family-Determination: Two Incommensurable Principles of Autonomy", *Bioethics*, Vol.11, Numbers 3 & 4, pp.309-322。

3. Allen Buchanan and Dan W. Brock, (1989) *Deciding for Others: The Ethics of Surrogate Decision Making*, Cambridge: Cambridge University Press.

4. Anne Donchin, (2000) "Autonomy, Interdependence, and Assisted Suicide: Respecting Boundaries/Crossing Lines", *Bioethics*, Vol.14, Number 3, pp.187-204.

5. Anne Donchin, (1999) "Understanding Autonomy Relationally: Toward a Reconfiguration of Bioethical Principles", *Journal of Medicine and Philosophy*, Vol.26, No.4, pp.365-386.

6. Barbara Secker, (1999) "The Appearance of Kant's Deontology in Contemporary Kantianism: Concepts of Patient Autonomy in Bioethics", *Journal of Medicine and Philosophy*, Vol.24, No.1, pp.43-66.

7. Tom L. Beauchamp and James F. Childress, (2001) *Principles of Biomedical Ethics*, Fifth Edition, Oxford: Oxford University Press.

8. Tom L. Beauchamp and James F. Childress, (2001) *Principles of Biomedical Ethics*, Fourth Edition, Oxford: Oxford University Press.

第二章　鋪陳臺灣臨床倫理諮詢的實踐場域[1]——結合社會運動與專業自覺的臺灣生命倫理學發展

前言

　　晚近生命與醫療倫理學的發展，主要是因應高科技所產生攸關生命價值與選擇的難題，也因此生命倫理學促使醫療專業以更謙虛的方式，協助專業與社會大眾來形成共識、化解爭議。由此衍生出來的臨床倫理諮詢技巧、醫院裡的哲學家等相關角色的扮演，其中倫理學不再僅是專業人員執業時所信奉的理念，或是個人層次的行為準則，而是在互相保有自身生命敘事的前提下，嘗試建立共識，在這過程中，醫院裡的哲學家扮演著共識催生的助產士，產生爭議相關人士的邏輯都被充分地尊重著，不管是醫師、護士、社工人員、其他相關醫療團隊成員，還是病人與其家屬，這樣的實踐大幅顛覆了醫院裡所謂醫病不平等的權力關係，生命倫理學家在這樣的場域中所扮演的角色，也顛覆了現代建立在「知識就是力量」的專業概念與想像。[2]如此的共識建立過程，更是建立在以同情共感的相互了解基

---

[1]　這篇論文仍是非常粗略的草稿，引用前請先徵詢作者獲得最新的修正版本。

[2]　這方面的探討，詳見李察・詹納（Richard M. Zaner）著，蔡錚雲與龔卓軍譯，2004，《醫院裡的危機時刻——醫療與倫理的對話》；尤其是其中龔卓軍與許敏桃所寫的序可為重要的導引，類似的見解也呈現在另一位醫院裡的哲學家 Stephen Well 訪臺所進行的多次演講與實地參訪的過程中，相關的見解彙整與蔡篤堅為中央大學哲研所出版之《應用倫理研究通訊》所編之醫療倫理委員會的專輯之中（2003 年，第 25 期）。

礎上，所達到認同形塑與意義賦予能力的提升。對於每一個參與者而言，這都是將心比心之後，所共同產生出以創造性想像為基礎的敘事認同形塑結果。[3]其中對於知情同意的注重，更可理解專業者扮演的是與疾病當事人共同掙扎，在深刻的心靈感知範疇，賦予患者生命抉擇的機運與生命價值塑造的意義。在這過程中，重新塑造病人及其支持網絡、與相關醫療人員的關係，建立新的團體動力與認同，進而促成超越之前環境與人際關係侷限的認同轉變。臨床倫理諮詢可說是這方面認同形塑的催化劑或是觸媒，不過這一切共識凝聚的成果，是以原來具有爭議的參與者之各自的生命敘事為基礎，促成將心比心的互動之後所達成的。呼應著龔卓軍與許敏桃所提出的後現代倫理思考：「後現代倫理思考並不反對現代理性，而是站在現代理性的最核心之處，要求現代理性不要再把自主性無限上綱，而能夠以更謙卑的態度，面對他者各種意想不到的差異、慾望脆弱者與權力關係。」[4]在此，邏輯推理不能踰越將心比心的範疇。

　　放寬我們的視野，不難發現，不僅是臨床倫理諮詢本身，有著顛覆原本知識就是力量的現代學科專業期待；醫療院所中倫理委員會的組成，更是見證了新時代專業內涵的改變。在晚近形成的醫療或是臨床倫理委員會中，醫師的成員往往不超過三分之一，甚至整體醫療護理相關人員都相對稀少，人文社會學科領域的學者以跨領域專家的方式加入，還有相關的社區領袖、病友團體代表與宗教等相關代表參與，並趨向在醫療倫理委員會

---

[3] 可參閱蔡篤堅所著 2004，〈敘事認同與臨床倫理諮詢〉；關於互為主體的個人敘事形成的描述，可參閱 Donald E. Polkinghorne 所著 *Narrative Knowing and the Human Science* 一書之中 Psychology and Narrative 章節（1988, pp.101-123）。

[4] 龔卓軍與許敏桃〈無盡的倫理　難眠的理由〉，李察·詹納（Richard M. Zaner）著，蔡錚雲與龔卓軍譯，2004，《醫院裡的危機時刻──醫療與倫理的對話》，頁5。

中占有多數，這意味著醫療倫理時代的變革。[5]不同於沿自希波克拉提斯誓詞以來，醫者以自身的規約取得社會的信賴與公共承諾，現代的醫學倫理多了務實操作的內涵。一百年前由美國引領的現代專業社會轉型的過程中，這樣的規約透過醫師公會，以制定統一收費價格表的方式作爲團體規約的展現，獲得國家權力分享的醫療專業團體的出現，也代表醫療倫理進入團體規約的時代。[6]然而晚近醫療相關機構倫理委員會發展的趨勢，更有著新的時代意涵，即當代的醫療專業必須擴大公共的參與，來塑造自身專業的價值，才能獲得社會的認同與信賴。這樣的醫療倫理委員會，負責的是教育、訓練與政策的制定，可說是握有塑造醫療專業風貌的權力，然而其多元的組成意味著，醫學界也必須與一般大眾和不同領域的學者專家共同塑造專業的內涵與倫理守則。這也意味著在我們這個時代，即使是專業知識，也不再容許僅由圈內人來定義或是賦予其意義，這不僅是醫療倫理發展的新趨勢，更是劃時代的專業認同與知識生產模式的變革。知識是分享的，權力是參與的，這樣的信念不僅成爲六〇年代以後醫療發展與體系轉型的新趨勢，也是國內醫學人文教育改革運動重要的主張之一。[7]

　　因應時代的發展，生命或是醫療倫理委員會的運作模式，可說是這方面發展最重要的時代見證，然而這一切在國內卻需要更多的努力。以歐

---

[5] 郭素珍，2003，〈倫理委員會的形成與運作〉，《應用倫理研究通訊》，第 25 期，頁 19-24。

[6] 有關美國醫療體系與文化的變化，可參閱 Paul Starr(1982), Brown(1979), Burnham (1977, 1985), Campion(1984), Larson(1977), Rayack(1967), Wiebe(1995)；關於臺灣與美國的比較研究，可見 Duujian Tsai(1996)。

[7] 六〇年代醫療發展的新趨勢，詳見 Paul Starr(1982), Sardell(1988)；有關這方面醫學人文教育改革的趨勢，可見蔡篤堅，2004，〈展望新時代的專業人員角色──以醫學人文教育的理論架構爲例〉，於潘慧玲主編《教育研究方法論──觀點與方法》，頁 275-308。

美、日本主要的經驗來說，諸如代理孕母等生殖科技的接受與否、保險給付項目的選擇，以及生物科技銀行的建制，都由各個不同層級的倫理委員會來界定，而醫療專業方面的代表往往少於三分之一，可見相關的社會大眾參與和共識的凝聚，成為晚近生命倫理學發展的常模。[8]呼應之前的描述，以美國的經歷為例，醫院內哲學家的興起，所謂的臨床倫理諮商，更是扮演醫療團隊與病人之間共識凝聚的助產士，知情同意與自主選擇成為醫療倫理的新標竿。反觀國內的發展，倫理委員會的發展才剛起步，健保給付項目的訂定完全沒有相關社會共識促成的機制，醫界動輒上街頭抗議的現象，可見自律的機制蕩然無存；中研院召開記者會宣布將抽取五十萬國人血液樣本時，完全沒有相關倫理的考量與討論；健保的給付機制與項目在沒有專業本身的共識與社會大眾共識的基礎上強行運作，不僅破壞醫療體系，也成為臺灣醫德蕩然無存的主要元凶之一，這是推動臺灣生命倫理所面臨社會情境與國家制度方面的難題。於是如何以務實的方式來探討目前醫療體系面臨的困境，與各個不同層級的醫療院所之間，遇到了什麼樣的醫務管理上的難題？這些難題如何造成醫療倫理方面的困境？而我們是否能以凝聚共識和建立實證資料的方式，來發展有說服力的醫療倫理運作機制，使倫理共識成為醫療體系發展的基礎，進而導引健保的改革與相關制度的建立？這是我國推動生命或醫療倫理所面臨的重要課題。

　　所幸，結合政府、民間與學界的力量，將生命與醫療倫理共識的推動視為社會價值重塑力量的嘗試已然展開。在不同領域的有心人共同努力下，如何利用科學的原則務實地解決實務面臨的問題，以實務工作經驗結合科學的證據，協助共識的產生與相關倫理諮詢的推動，是這方面努力的關鍵。回顧過往，健保的體制嚴重破壞相關科學邏輯的設計與更廣大社會

---

[8]　楊哲銘，2002，〈國家醫學倫理政策暨指導綱領之國際比較研究〉結案報告。

共識凝聚的可能性，沒有科學邏輯為基礎的制度設計，更是破壞醫療倫理的主要原因，如將美國用來預估給付醫院的 DRG 系統，用來作單一個案或是項目的給付標準，不僅犯了生物統計學上所謂生態學的謬誤（ecological fallacy），不合理的思維與不符實際的想法嚴重破壞了醫療生態。而晚近為大眾詬病的「追求卓越計畫」，更是匪夷所思地將醫學中心抽離出整體的醫療體系，單獨給予總額，嚴重破壞總額支付制度的學理依據，更造成醫界內部的爭議與社會信譽的破產，促成的爭議大於共識。針對這惡劣的情境與臺灣醫療體系面臨的危機，高高屏醫療網的主要成員，包括健保局高屏分局、高雄市衛生局、長庚醫院高雄分院、高雄市立聯合醫院、屏東基督教醫院、高雄旗津醫院等實務單位，由生命倫理學會結合臺北醫學大學、陽明大學、成功大學、中國醫藥大學、美和技術學院、高雄醫學大學等不同學校管理學與倫理學的學者群支援團隊，協助各層級衛生醫療實務單位成立倫理委員會，初步訂定各層級倫理委員會的運作守則，以及未來如何由倫理委員會的共識發展，導引醫療體系正常發展，並依權責相符的共識凝聚原則改革健保體制，協助建立專業自律與民眾協商的機制。[9] 這樣的機制將不僅能夠協助我們解決健保面臨的難題，使財務支付制度回歸到以社會共識為基礎的醫療體系中運作，而非片面地藉由財務獨斷的便利措施扭曲醫療體系，破壞醫療倫理，而這樣的共識機制不僅可設定健保涵蓋的範圍與項目，因應高科技快速發展的過程中資源符合社會正義的分配，更為未來生物資訊銀行（bio-bank）的發展，建立符合倫理共識形成的社會基礎。以如此的方式促成最主要的共識，是將生命與醫療倫理學視為一個以醫療專業自覺所引領的社會與醫療體系重建運動，透過不同層級倫理委員會的成立，一方面將不同的專業與相關的社會代表導入倫理共識形成

---

[9] 陳順勝，2004，「醫院經營管理與醫學倫理守則研議共識會議」成果報告書。

的機制，協助專業自律；另一方面透過衛生局與健保局的衛生行政動員，協助醫療專業團體、社區民眾與相關病友團體參與或是形成相關的倫理委員會，協助整體民間專業與非專業間共識的形成。而在這共識形成的過程中，參與者以作中學（learning by doing）的方式互相支持學習，藉由科學的方法協助實務問題的解決，進而凝聚共識，是實驗計畫中生命倫理學作為一項社會運動與醫療專業自覺運動最重要的內涵。

這樣的努力將以實務工作所遇到的問題為主要的議題，而相關的學者專家將提供方法學或是學理的支援，協助促成醫務管理相關的共識，以此為基礎研議訂定倫理守則。在目前臺灣醫療環境中嘗試思考這樣的守則，初步的構想在於思考如何促進醫療團隊專業文化的形成？如何形成促進醫病良好互動的管理機制？如何人性化地將醫療體系作垂直與水平整合？不過這些議題僅供拋磚引玉之用，2004 年在高雄長庚醫院副院長陳順勝教授主持之「醫院經營管理與醫學倫理守則研議共識會議」，邀集了高高屏地區衛生行政體系的領導人、健保局經理，以及各層級的醫療經營管理者與會，交換彼此相關的經驗與心得，之後促成每個單位形成相關的計畫或是實驗，團隊本身則作為不同單位與層級之間交流的平臺，由生命倫理學會負責籌募部分的經費來運作。此過程中，該計畫以實際參與醫務管理工作的事項為主，而與會的學界不同人士則提供相關的學理、方法、諮詢意見，或是資料分析作為團隊運作的後勤支援，也可協助每個單位依各自需要形成倫理委員會與運作守則。計畫以南部高高屏地區為實驗區，各合作單位以各自單位的資源參與計畫，以自主性的籌備經費來引進各地資源進行整合，並在衛生局與健保局的層次，促成醫療體系與社會共識的凝聚機制。由這樣的經驗出發，發現臺灣醫療倫理諮詢必須涵蓋醫務管理的範疇，加上醫院裡哲學家的雙重功能，才能務實地解決臺灣醫療倫理推廣所面臨的問題。

背景說明

　　臺灣生命倫理學的發展，特別需要結合醫務管理與臨床倫理諮詢兩個專業內涵的主因，在於國內過去對於醫務管理或是醫務管理視野過於侷限的結果。現代醫療行為的發展是一個逐漸趨向複雜的過程，也促成新的專業分工與學科領域的誕生。根據臺灣醫學史，本地現代醫學的興起伴隨著基督教傳教士來臺傳教，第一個現代醫療的設施就是這樣建立的（楊志良，1990；蔡篤堅，2002）。爾後醫療服務漸漸由個別開業醫師的診所轉移至醫院，公私立醫院的建立成為臺灣現代化過程中的重要見證。晚近科技發展與需求的增加更促使醫療業務日漸龐大，醫療專業人員也不斷增加，醫院管理因應而生。

　　伴隨醫療專業發展而生的醫院管理學科專業領域，與其他醫療相關的範疇有著截然不同的意義發展可能。回顧歷史我們可以發現醫療照護是一種社會責任，它提供民眾的醫療需求並負起全民健康之責任，在南丁格爾的時代，醫院管理理念則是秉持醫學倫理原則有效落實此一社會責任。然而，隨著不同歷史時期醫療風貌的演化，產生不同的相關管理方式，有著不同的道德意涵。從早期教會醫療、大陸遷移來臺，包括協和等名校師資的國防醫療體系、日據時期的殖民醫學傳統、由洛克斐勒基金會（Rockefeller Foundation）等美援所奠立的潮州瘧疾研究所等公共衛生及現代醫學體系，到了晚近財團醫院的興起與全民健康保險的實施，醫療體系所伴隨的管理概念在不同時空背景之下，產生了不同醫學倫理問題，反映著迅速轉變的臺灣社會。從農業社會轉向工商業社會，醫學科技及儀器日新月異，醫療服務順應社會潮流轉向商品化，尤其醫療體系走向企業化後醫療市場越顯競爭激烈。此外，資訊發達，人權意識抬頭，病人的需求相形增加，政府也隨之介入人民健康課題，擬定「全民健康保險政策」設立

「健保局」，意味著政府在緩解人民過重的醫療經濟負擔上，對醫療人權所提出的承諾；而為保障消費者（病人）權益而通過了「無過失責任」，更是直接介入醫療人權的保障，而相關法律和政策也引起更為複雜的管理與道德問題。在此錯綜複雜的環境下，醫院管理不再只是單純秉持負起社會責任的論述，還必須兼顧到經營問題，以求機構存活。兼顧社會責任及永續經營的同時，我們亟需面對日益複雜的醫學倫理問題，值得大家深思並共同尋求解決的方案。

複雜的醫學倫理難以引發我們警覺面臨處境的艱難，解決這樣的難題需要了解歷史文化脈絡演變的趨勢，才能賦予目前的社會情境意義，創造合適的行動邁向未來。因此，我們首先勾勒臺灣醫療發展史上各時期的道德意涵，之後提出相關的行動綱領作為結合醫務管理與臨床倫理諮詢的依據。

教會醫學

早期外國傳教士為了順利傳道，他們透過醫療作為媒介在臺灣建立教會，所以當時的醫療工作和傳教是緊密結合的。教會醫院的經營理念在具體的表現上是解除病人的肉體病痛，特別是幫助貧苦無助的人，這一切以傳道為目的，醫療與濟貧的舉止提供誘因，促使宗教行為發生。[10]所以當時的傳教士特別注重門生的人格、道德以及學識能力，因此這種訓練也成為臺灣現代醫學教育的啟蒙和濫觴。醫療在此刻並未成為具有主體地位的價值，而是傳教的媒介，具有工具的性質，醫療道德為代表關懷整個人信仰

---

[10] 攸關國際環境中臺灣教會醫療理念與發展的討論，詳見蔡篤堅所著，2002，《臺灣外科醫療發展史》，頁35-41；至於此處所引述醫療為傳教目的而施行的觀點，是醫療傳教開始發展時的主要論點，當然以醫學為主體的觀點也在逐漸浮現（黃茂卿，1988）。

和操守的宗教道德所涵蓋。

協和醫學

　　協和醫學院爲美國洛克斐勒基金會所支持，醫學教育系統及醫療人員培養是承襲美式制度。協和醫學院成立於中國醫療傳道盛行的時代背景，但協和的經營卻蓄意與宗教脫鉤，賦予現代醫療專業價值上的主體地位，並期待由中國人的醫師來解決中國人的疾病問題，也是臺灣與中國醫療界專業與自主的傳承。更重要的是，洛氏基金會投入龐大資金的目的，在於訓練全中國的醫學教育師資，淘汰嚴格、紀律嚴明，因此形成醫師服從、忠實及守規矩的風氣。[11]誠如前衛生署署長施純仁教授（2001）曾在「臺灣醫學史傳承與道德演變」演講上提到，醫師必須要誠實（honest）、有責任感（responsibility）、努力工作（hard work），這些醫療人員的基本工作精神就是當時協和醫學院所傳承的精神。此刻醫療專業本身具有獨一無二的價值，無需附屬於宗教道德，自我要求與自律的呼籲成爲這個時期醫療倫理的主要內涵，也帶動著在推動國家現代化過程中建立新社會的期許。

日據時代醫學

　　日據時期由於臺灣是日本殖民，日本政府爲改善臺灣的公共衛生，維護日本人的健康以及鞏固殖民統治，因而在臺灣發展近代醫學，故當時醫

---

[11] 協和醫學院對於臺灣與中國醫學發展的影響，有協和耆老對這段歷史的回顧提供了解，可參考鄭家棟所著，1987，〈協和醫學院的創辦經過〉，於《話說老協和》，頁19-20。而約翰洛克斐勒在協和醫學院開幕典禮的講詞，可見陳勝崑的著作，1992，《近代醫學在中國》，頁148。至於協和醫學院師生如何透過戰爭而整合到國防醫學體系，於戰後來到臺灣的過程，可見蔡篤堅所著，2002，《臺灣外科醫療發展史》，頁61-66及96-104。

學是典型的殖民醫學（colonial medicine）。在當時政治社會環境下，臺灣的醫學體系有三方面特殊的表現，第一、醫師社會地位提高，以及形成全方位的醫者；第二、醫師的民族自覺覺醒，發起反殖民社會運動；第三、在預防醫學研究上，醫師也關切改善臺灣人群體健康。[12]臺灣醫師創造的歷史傳統是一種強烈社會責任感，與外來殖民政權抗爭，爭取臺灣人群體福祉與健康。如當年蔣渭水在 1921 年成立臺灣文化協會，及許許多多文化或社會政治運動。[13]醫療倫理在此刻，可說是國家與社會倫理的一部分，也可說是整個國家或是社會倫理的代表，一方面協助日本殖民政府建立有秩序的現代化社會，另一方面也在追求普遍人權與尊嚴的期待中，興起文化運動反抗日本殖民統治，醫學倫理蘊涵於社會倫理的發展。

瘧疾研究所與公共衛生醫學

　　日據時期，日本政府為了推展公共衛生工作而設立潮州瘧疾研究所，然而由於日據末期及臺灣光復初期時政局並不安定，戰事頻繁，民眾生活環境簡陋，流行疾病叢生肆虐且無防治方法，加上當時政府忙於軍事、政治，無暇於公共衛生工作，國家的權力不再有能力保障國人的健康品質，施政的道德不再有醫療的內涵。戰後不久，洛克斐勒基金會於屏東潮州設立瘧疾研究所，十二位臺北帝國大學醫學部和臺灣大學醫科前後期的畢業生，眼見臺灣環境衛生不佳，流行病肆虐，民眾身受其害，故紛紛投入流行病防治及研究等工作，結合美國的資金與科學研究的精神，並恢復日治時期所奠立臺灣社會基層疫病防治的基礎，締造了臺灣瘧疾根除的世界公

---

[12] 范燕秋，1997，〈新醫學在臺灣的實踐：從後藤新平的國家衛生原理談起〉。

[13] 陳君愷，1992，《日治時期臺灣社會領導階層中的醫生——於日治時期臺灣醫生社會地位之研究》，頁 50-125。

共衛生發展里程碑。[14]醫療道德在此呈現的是民主與科學爲基礎的社會秩序想像，在威權統治的年代以專業自律換取的社會發展，來帶動價值提升的運動，是由專業倫理進而開創新社會責任與實踐的契機。

國家政策介入現代醫學

由於醫學科技日益進步，醫學研究及技術使許多疾病可以治療成功，醫學儀器如呼吸器延長人類壽命，甚至最近新興的生物科技如基因治療，解答了幾世紀人類難以解決的醫療問題，造福患有遺傳性、新陳代謝或癌症等患者；另外，全球化影響，全民知識開化，近幾年來人權越來越受國人重視，病人的意識也逐漸抬頭，需求也逐漸增加。此外，隨著人們對人體健康的認知轉變，健康觀念不再是傳統的治療疾病而是預防疾病促進健康，根據世界衛生組織（WHO）2000 年對健康的定義，不僅只針對個人身體的健康，更提升至包括個人心靈與社會性的完整健康狀態描述（Health is a state of complete physical, mental, and social well-being and not merely the absence of disease or infirmity.），健康被視爲是人類基本的權益，因此政府不得不介入醫療照護市場中立法保護病人權益。這也是世界各國在福利國家的轉型過程中發展健保政策的緣由，而臺灣也在 1995 年開辦全民健保，可是介入醫療體系的國家保險制度，也帶來新的問題，造成臺灣醫療界機構倫理發展的倫理困境。

---

[14] 蔡篤堅、梁妃儀，2003，〈瘧疾研究所代表的臺灣醫學倫理發展意涵〉，於余玉眉、蔡篤堅合編，《臺灣醫療道德之演變——若干歷程及個案探討》，臺北：財團法人國家衛生研究院。

由時代變遷反思臺灣機構倫理的發展可能

　　醫療機構與行為的複雜化往往造就倫理上的難題，這些爭議提醒世人現代醫療不是個單純的營利事業，醫療的內涵意義建立在未曾言明，但卻人人信以為真的公共承諾之上。只是這樣的承諾太容易被視為理所當然，不經意就被忽略，可是千夫所指的、不能容忍的意外卻時時造訪我們，讓我們對現代人的操守深感無力。本文認為這樣的倫理道德視野，事實上是阻礙人們了解現代社會現實的意識形態，讓人們忽略務實地從組織面和制度面落實道德實踐的重要與可貴，每當意外來到的時刻，一切的疏失卻又顯得那麼的明確，以至於似乎沒有必要太深入的公共討論，委諸個人的操守與德行似乎就可解決。於是尋找個別的道德典範與對不道德的個人施予更為嚴厲的法律制裁，成為當前臺灣提振道德呼籲的主流視野。這當然是錯誤的意識形態，因為這樣的認知忽略了在惡劣的環境與法律制度之中，個人在不經意中就會步入犯罪的陷阱，如同大文豪雨果所描繪《悲慘世界》的場景，有罪的是社會與誘人於罪的法律和制度，而非個人。而社會上每每欲求以嚴刑峻罰來落實倫理道德制約的呼籲，實際上卻是道德敗壞最明顯的寫照。

　　遺憾的是，意外的災害往往促動人們期待集權主義凌虐的道德訴求，而以道德之名導致無限上綱地剝奪專業和個別公民自律的可能之時，煽動了燎原的集體恐懼，促成了政治疫情大於媒體疫情，而兩者皆大於生物疫情的 2003 年臺灣 SARS 流行的特殊景觀。這其中的政治疫情在於和平醫院的隱匿疫情與不當的封院措施，造成了 SARS 案例快速上升的結果，人謀不臧所造就的災情大於疫病自然衍生的能力。而中央政府與地方政府在塑造團結合作的氛圍中，可以在毫無科學證據的情形下，進行憲警封街與封區的行動，塑造民眾恐慌，而接下來化學兵部隊頂著大太陽在馬路上噴

灑消毒水的行動，可說是完全與 SARS 在紫外線照射下存活不久的生物特性相違背。而大眾傳播媒體也配合借題發揮，過度誇大渲染疫情的恐怖，報導襯托著抗疫英雄的形象。此時，在國家法律代表唯一的道德衡量尺度時，院內感染管控的複雜性被過度簡化了，認為升斗小民的自保可以協助院內感染為主的疫情控制，更為遺憾的是專業的自主與公民的自由，乃至於人權的思量都被擺到一旁。

　　在道德上，當我們嘗試為社會中陳腐的制度定罪，而將個人盡可能的除罪化時，積極的道德意義才得以彰顯，人們不能僅是自顧自的投入防範個人犯罪的共犯結構中，而應積極形成促使人們免於犯罪的組織與制度。因為在步調快速的現代社會中，以防弊的心態來處世，正彰顯著社會道德的怯弱，倚靠類似於法西斯集體濫情心智起舞，交錯著刻意壓制心靈恐怖的氛圍，造就了道德墮落的人。墮落的原因在於自我奴役，而類似的情感結構則造成集體的奴役，對權力沒有能力說「不」，只是無奈的期待受害者不是我，而有機會則去壓迫更為弱勢的人們，一方面彰顯自身的道德處境沒有爭議，另一方面強化自身的認同與受害者截然相左，利用攻擊道德上的異己，往往只為了自己相信在可預見的未來不步入敗德的陷阱，可惜這樣的信念無異是迷思。[15]於是社會秩序越混亂，道德的訴求越高，而每個人所感受到的無力感更深，社會因而進入充斥謊言與敗德的惡性循環，或

---

[15] 關於法西斯主義集體心智的相關討論，詳見米蘭‧昆德拉，《被背叛的遺囑》，臺北：皇冠出版社；Shoshana Felman, & Dori Laub，劉裘蒂譯，1997，《見證的危機：文學‧歷史與心理分析》，臺北：麥田出版社；Marcause, Herbert, (1955) *Revolution and Revolt, Toronto: Beacon Press*；蔡篤堅，2001，〈生命科技、衛生政策、與市民社會：臺灣醫療文化霸權移轉之倫理意涵〉，《臺灣社會研究季刊》，第 40 期，頁181-223，收錄於 2001，《當代臺灣衛生福利政策論述的解構與重塑》，臺北：唐山出版社。

許這正是人們怯於務實地面對現狀改變必須挑戰所造成的。其實，這正是
臺灣社會目前道德發展所呈現的整體困境，也是我們醫療場域攸關道德淪
喪問題的癥結。

　　凡是委諸個人，缺乏攸關社會整體的思考，以致造成個人孤零零地墜入
敗德的陷阱，正是缺乏機構倫理觀念的表現，更是導致造成前述惡性循環的
關鍵。所幸以組織與系統的力量來力挽時代道德淪喪的狂瀾，已然成為晚
近醫界最大的努力方向，過去在衛生署成立「醫療倫理委員會」，和國家衛
生研究院成立「論壇生命暨醫療倫理委員」，而醫院評鑑暨醫療品質策進
會更將有無設置醫學倫理委員會納入醫院評鑑項目，並以積極的態度面對
快速的社會轉型與醫病溝通惡化的困境。在臺灣，連同過去設立各種類似
臨床試驗、人體試驗委員會等機構倫理組織的奠立，應該從兩方面來理解，
一方面是整個國際社會面對基因科技時代道德全球化的最新發展趨勢來理
解，另一方面則應該從戰後臺灣醫療專業發展深受美國影響的歷史脈絡來
看。[16]不過為協助這些足以帶領臺灣迎接全球化挑戰的努力，更能夠發揮作
用，解決臺灣社會目前面臨的道德困境，我們首先回顧曾喧騰一時的北城
醫院事件、崇愛診所事件，和健保支付協商破裂等事件，解析其所蘊涵的
倫理道德意義。這些令臺灣醫界最為人所詬病的事件，主流報紙的新聞分

---

[16] 其實過去我們對於全球化的見解多侷限在市場經濟的演變，其實單純市場經濟的演
　　變並不足以解釋整個全球化的過程，更適當的是以帶動整體社群生活改變的角度
　　來理解，將全球化的趨勢包括市場經濟的全球化、政治制度的全球化，以及道德
　　的全球化等向度，這方面的討論詳見：麥可‧哈德（Michael Hardt）與安東尼奧‧
　　納格利（Antonio Negri），韋本、李尚遠譯，2002，《帝國》，臺北：商周出版
　　社；而攸關戰後臺灣醫療專業發展深受美國影響的歷史脈絡，可參閱 Duujian Tsai,
　　(1996) *Transformation of Physicians' Public Identities in Taiwan and the United States: A
　　Comparative and Historical Analysis of Ambivalence, Public Policy, and Civil Society*, Ph.
　　D. Dissertation in Sociology, University of Michigan, Ann Arbor。

析稱之爲「醫德淪喪」。[17]

北城醫院事件

　　2002 年北城醫院誤將肌肉鬆弛劑 Atracriun 當作 B 型肝炎疫苗施打於新生兒，事發當時立即造成一人死亡，六人生命垂危，引發報紙對臺灣醫界整體的質疑：

> 　　今天這起事件其間可能的問題疑點重重，但可確定的是，臺灣醫界的醫囑執行、監督機制是否落實？此外，長久存在的密護問題也是可能隱憂。還有一點，北城醫院之前因為削價競爭導致周邊其他婦產科開業診所生意一落千丈的結果，讓該院患者因為低價求診，相關單位可有盡到監督責任？一般人，事一多，注意力即會出現問題，人命關天的醫療事業怎能容許注意力不集中？相關單位長久以來，放任一些醫事人員超量看診、超時工作的問題，可有想辦法避免？[18]

　　這篇名爲「醫療專業信賴瓦解」的新聞分析，從整體醫療生態的觀點來提出質疑，並指陳事件的發生有其組織缺失上的必然性，反對將罪過推給少數當事人承擔，反而爲超量工作的醫事人員喉舌，質疑「相關單位長久以來放任一些醫事人員超量看診、超時工作的問題，可有想辦法避免？」提出全面的檢討，目前臺灣醫界醫療模式的呼籲。由此可見機構倫理的維繫，是重建醫界公共承諾的重要課題。

---

[17] 《中時晚報》，2002 年 12 月 14 日。
[18] 《中時晚報》，2002 年 11 月 29 日。

崇愛診所事件

　　在臺北縣北城醫院發生護士打錯針事件十一天後，屏東的崇愛診所發生給錯藥事件，誤將降血壓藥 Euglucon 當成感冒糖漿 Periactin 給了病人，這造成百餘人受害，十多位嬰幼兒需要緊急救治的醫療失誤。輿論指出「南北醫療單位相繼在藥品使用上出問題，出事單位有醫院、有診所，這絕不是巧合。這是對國內長期被忽視，甚至是被有意輕視的藥政管理的一個重擊，醫療行政主管單位不能再迴避了。」而報導更指陳目前臺灣醫界習慣的倫理認知已然造成管理的困境，並據以提出質疑：

　　　　照國內的醫界倫理，負責看診、開藥的醫師一直是位居醫療生態體系的頂層，醫院的管理階層一定是名醫出身，連歷任衛生署長都必須是名醫出身，就像教育部長，多必須有國立大學校長的資歷一樣。理由無他，醫療是一個高度專業的體系，專業上沒有兩下子，說話就沒人服氣。可是，「專業」和「管理」之間，未必能畫上等號。醫師獨大的結果是，也經過嚴格藥理專業訓練的藥師，在醫院裡的發言權極低；相對的，醫院對藥品管理所應投資的專業人力、硬體設備也連帶降低。在北城醫院的案例中，我們看到，藥品沒有放在專用藥櫃裡、被打錯的肌肉鬆弛劑其實早在八月已經過期，種種事實都顯示，醫療單位的藥品管理，已經鬆弛到令人震驚的地步。民間的醫療改革委員會甚至公布一份數據指出，國內病人死於藥品反應不良的案件，一年高達八千件，這個數字如屬實，實在令人心驚。[19]

　　而當提出管理的觀點來審視目前醫療倫理視野的侷限時，合理專業分

---

[19] 《中國時報》，論壇〈正視藥政管理的專業地位與重要性〉，2002 年 12 月 11 日。

工與管理機制成爲建立機構倫理必須正視的課題。同一篇報導也指出，對醫療生態影響更爲深遠的健保議題，更成爲造成這一連串醫療疏失關鍵的因素：

　　醫療單位連續疏失，社會大眾不免會問，是否和健保有關？尤其，近幾年已經成為「健保之痛」的藥價黑洞是否是幫凶？嚴格說，目前的藥價給付是要負一點責任。根據健保制度的設計，對診所的藥品給付是採簡表制，也就是說，三天的藥，一律給付七十五元。這也許是健保控制藥價支出一個機制，但如此一來，診所為了壓低成本，於是採取大量進藥，然後再進行分裝。從管理的觀點看，多一個動作、多一層風險，再加上診所又不願意多聘具有藥學訓練的專業人員，抓錯藥也就不是新聞了。[20]

　　這篇新聞分析生動地勾勒出醫德之所以敗壞，醫療失誤之所以發生的機制，也提醒我們機構倫理的建立與維繫，必須兼顧管理的技能和政策的推行，否則一切都是空談。

健保支付協商破裂

　　然而晚近常常淪爲千夫所指的臺灣醫界，對自身角色所需的反省和所可能面對社會大眾的質疑卻是毫無警覺。話說從頭，自從 1995 年健保實施以來，醫界和整個臺灣社會見證了健保制度驚人的影響力，不僅使得醫師們大部分的薪資直接攤在陽光下，整個給付制度的申報作業，更讓所有醫界資金流向的機制有著全面曝光的機會。然而，在政治劇變中推展的健

---

[20] 《中國時報》，論壇〈正視藥政管理的專業地位與重要性〉，2002 年 12 月 11 日。

保，受限於政治妥協的困境，經費預估原本就處處受限，而父權政治妥協的後果，卻要先天體質不良的專業團體來全面承受，用查弊的眼光來審視過度曝光的金錢流向，優點是強迫醫界進入一個理性化的營利或是資源分配模式，但以抽象的數理邏輯思考爲基礎的財務給付設計，並未將醫療的不確定性納入適切的考慮範疇，於是不僅醫界的專業自主性大受影響，更爲整個社會過度醫療化的趨勢提供了強而有力的誘因，以廉價的服務來傾銷商品，成爲最有競爭能力的醫療管理手段，醫療服務生產線化，沒有獲利能力的技術與人員被殘酷地淘汰，而如何開發和招攬有獲利能力的民眾成爲病人，就成爲臺灣醫療體系運作的常態。推諉塞責的國家體系延滯了重建現代國家政體與專業社會發展的可能，父權政治與資本主義商品的連結，在臺灣建立了前所未有的醫療從業人員剝削機制，也成功地出賣了一般民眾，讓他們在毫無身體自主權的系統保障下，很自然地就成爲過度消費的顧客。也就是在這樣的脈絡之下，醫界成爲眾矢之的，而要求醫師們加強自律的倫理委員會也是在這樣的情境下誕生。

其實要求醫界自律的具體措施早已出現，取代多元保險人而以民間力量爭取而來的總額支付制度，就是促成醫界自律的歷史發展契機。這方面的構想包括將給付制度的設計與查核權力由健保局移轉到醫界手中，以實際的組織和管理能力來促成醫界的自律。在這樣的自律發展過程中，醫界與代表一般民眾的社群形成策略夥伴關係，發展社區化的醫療體制，各個基層的社區形成醫界與民間共識形塑的基礎，民眾提出需要，醫界提出服務，兩者針對保費進行協商，將這樣的協商基礎擴大到健保各分局的層次，可爲臺灣的專業民主建立全新的社會基礎。在這樣的過程中，健保局成爲仲裁機構，大部分的編制與人員應該整併到醫師公會，或者是具有協商能力的民間機制之中，完成搭配新時代社區民主機制的政體再造運動。

在這樣的政體再造工程中，醫界應有所警覺，不能侷限於過度僵化的

由下而上或是由上而下的視野，而應該在由巨視到微觀的社會結構中，開創足以連結政體再造理念聚合的中介（in-between）場域作爲施力點，這需要開創足以涵蓋不同場域的關鍵大眾（critical mass）。健保總額制度的推行建立了創造這些場域和關鍵大眾的機制，雖然距離成功地建立重塑新典範的願景還是非常渺茫，可是這是一場攸關臺灣社會發展與新政體建立的關鍵運動，也是攸關臺灣醫界自新文化運動以來，興衰關鍵的重要戰役。

成立倫理委員會的時代意義

因此應將醫界新成立倫理委員會的趨勢，視爲政體再造基礎的一部分，將之成爲醫病之間共識生成的媒介，讓病人自主成爲醫療專業實踐的一部分，如此才能在政體劇變的過程中，樹立新時代道德與社會發展的機制。在這過程之中，我們應該理解時代已經從彰顯人爲主體的世界觀，以知識爲權威方式的診斷和治療是醫病關係常態的時代，轉變到多元，互爲主體的世界觀將成主流，全球化的資訊網路形成，醫者的角色將由知識權威的指導者轉變爲促成自主知識催化者的時代，在這樣的轉型過程中，臨床倫理諮商將扮演在多元的生活互動經驗中，形塑醫療道德的重要角色。「人人都是哲學家」成爲新時代的基本價值，重新導引我們思考情感（feelings）、了解（understanding）和知識（knowledge）發展的序列關係，以專業人員爲增能的媒介，重塑過去有機知識份子（organic intellectuals）和特殊知識份子（specific intellectuals）的角色，讓專業者的角色扮演傳承既有的知識份子風格，也讓身體政治的主導權回歸民眾和今日我們所謂的醫療求助者，成爲必然的趨勢。

於是倫理委員會必須扮演諮詢、政策擬定與教育的功能，導引醫療機構迎接新時代環境的倫理需求。在這樣的環境下，倫理委員會的成員應該扮演促成共識的催化劑，讓所有相關人物能倚靠著各自敘事脈絡形成共

識，而非道德、更非法律的仲裁者。藉由這樣無數共識的形塑，我們也將逐步地將集權的機構倫理維繫模式改變成具有民主與自律性質的機構倫理形塑機制，累積如此的共識生成協調經驗，藉由研究教育使之成為新時代的倫理準則，以這樣的方式來運作倫理委員會，也將促成符合新時代需求的機構倫理成形。

臺灣機構倫理形塑的展望

在此我們必須釐清，機構倫理絕不可矮化為人體試驗委員會，也不等同於倫理委員會，而應是政體再造基礎的一部分，是醫病之間共識生成的媒介，讓病人自主成為醫療專業實踐的一部分，如此才能在政體轉變的過程中，樹立新時代道德與社會發展的機制。而人體試驗委員會與倫理委員會則都是在全球化的過程中，以民主自律的原則達到道德全球化的指標機制，而這兩個委員會要有效運作，都與社會變遷中新倫理形式的呈現息息相關。也因此，這兩個委員會在運作時，都應有著引領機構倫理邁向專業社會與資訊社會形塑的視野，重新塑造臺灣醫療界之專業的與社會的制約和承諾，而在這過程中，藉由尊重個別的敘事倫理來成就新的醫療論述形成，才能讓這兩個委員會有效地發揮功能。簡而言之，人體試驗委員會與倫理委員會可說是新時代機構倫理形塑的媒介，而機構倫理則包括專業自律與社會公共承諾等更為遼闊的機制與範疇。

展望資訊時代的醫療論述，機構倫理應由「個人的就是政治的」這樣的認同歧異認知基礎出發，促成彰顯敘事倫理的組織媒介，以此促成社群與個人的自覺，達成公民身分與專業身分的再協商與確認。這樣的機構倫理，將可落實增能取向的醫療論述，有助於塑造新時代攸關身體政治的統治藝術，有助於形塑後國家的新政體形式。總結來說，我們對於機構倫理的訴求與期待，不應在於既存制度的模仿或是委諸個人的傳統道德呼籲，

而應更爲積極地以自覺反省的方式,創造新的觀點視野與開創足以承載這些觀點視野的民主自律力量,來重新協助醫療界在劇變的時代贏得大眾的信賴,成就新時代所需的社會道德。

結語:當前健保制度下的行動可能

健保總額制度的推行建立了創造這些場域和關鍵大眾的機制,雖然距離成功地重塑新典範的願景還是非常渺茫,可是這是一場攸關臺灣社會發展與新政體建立的關鍵運動,也是攸關臺灣醫界自新文化運動以來,興衰關鍵的重要戰役。

由醫界透過倫理自覺而自發的努力,2004 年在高高屏地區進行,成功地透過會議來凝聚共識,促使健保局高屏分局、高雄市政府衛生局、高雄市立聯合醫院、高雄長庚醫院、屏東基督教醫院等成立倫理委員會,未來這些倫理委員會的運作模式可供各相似層級的機構作參考,達到建立由倫理來帶動健保回歸醫療體制之實驗示範區的目的。這樣的實驗計畫,也透過衛生局來動員衛生所,促成社區健康營造中心與基層衛生行政的連結,希望透過基層衛生所之改造,強化社區營造中心與相關病友團體的組織運作能力與代表性質,如此培訓出來的代表可參與各個層級的倫理委員會,強化倫理委員會共識凝聚的功能,將目前醫療專業導向的倫理委員會成員轉向非醫療專業爲主的成員,充實倫理委員會中非醫療專業的成員與能力。

根據過去的會議,也達成後續發展之共識,將協助各類相關醫療專業團體如醫師與護理師公會等成立倫理委員會,促成專業自律與專業組織的健全。亦將邀請高雄縣衛生局、屏東縣衛生局與澎湖縣衛生局共同加入本共識凝聚計畫。各衛生局將在衛生行政的層次,除了協助各醫療院所、專業團體、一般社區或是相關病友團體參與,或成立生命(或醫療)倫理委

員會外，更促成相關倫理共識垂直與水平整合，結合醫務管理與倫理諮詢兩項職責，發揮相關政策制定、教育訓練，與輔導諮詢所轄之相關倫理委員會的功能。

這計畫同時也已達成健保局設立倫理委員會的共識，健保局倫理委員會的設立是一項重要的健保改革工程，希望健保制度的發展能夠符合專業自律與社會共識兩項原則，有助於塑造支持符合醫療倫理實踐的大環境。目前本計畫所涵蓋之倫理委員會（包括健保局的倫理委員會），均為過渡性質。首先透過醫療機構與衛生行政組織率先建立示範運作模式，並漸進培育足夠關鍵的改革人力（critical mass），而後將倫理委員會推廣到一般醫療專業團體，並協助社區健康營造中心與病友團體的整合，產生足以代表一般民眾健康需求的機制，由下而上地健全各縣市衛生局倫理委員會的運作。最後在健保高屏分局所屬的範圍，凝聚成為醫療提供者的代表機制，與由社區健康營造中心和病友團體為基礎的一般民眾代表機制，之後建立符合專業自律與民眾共識的健保運作機制，讓健保局轉型成為仲裁機構，支付機制轉由醫療團體依自律的方式來運作，與有組織的民眾代表機制協商。這樣由倫理共識為基礎的健保運作機制，也將是臺灣生物資訊銀行建立時需要獲得目標人口群團體共識的運作機制。

根據實驗區計畫共識的決議與初步運作的成效，我們建議以三年的時間來完成高高屏醫療網各層級生命（或醫療）倫理委員會的建構，而後以此共識凝聚的模式與機制，由下而上地改革我國的醫療體制與健保制度，這樣的過程也可發展適合各層級與情境兼顧醫務管理的倫理守則，導正我國目前醫療體系與健保制度的缺失。在這過程中，首先應完成倫理的法制化，先建立遵從法治的習性，而如此的法治發展應該以信任和自律為前提，之後責成他律，並制定以信任為基礎的評估鑑定機制，此外也應將自我團體的經營管理能力，作為專業自律發展的基礎。有此觀念之後，健保

的支付制度應該由醫療提供者自行來分配，因爲這是專業自律的重要元素與精神，有了法治與經濟自律的基礎，才有倫理共識運作的空間。因爲倫理攸關符合尊嚴的機會選擇與公平的分配，其中團體的共識大於個人自由的選擇，而透過多元參與所達成符合社會共識的團體自律，也是現代醫療倫理發展重要的理論與方法學基礎。最後，結合醫務管理的倫理共識凝聚，必須要有全面的思考，全方位的規模，無法以化整爲零的方式逐步達成，而是一項帶動整體社會提升的價值重塑運動。

參考資料

1. 小田俊郎著，洪有錫譯，1994，《臺灣醫學五十年》，臺北：前衛出版社。

2. 《中國時報》，論壇〈正視藥政管理的專業地位與重要性〉，2002 年12 月 11 日。

3. 中華經濟研究院，1997，「我國全民健康保險改革方案之再評估」，行政院衛生署委託，4月15日。

4. 江東亮，1991，〈醫療照護問題〉，於楊國樞和葉啟政編，《臺灣的社會問題》，臺北：巨流圖書公司，頁 429-452。

5. 江東亮，1994，「臺灣地區的醫師人力政策，海峽兩岸衛生經濟研討會」，北平：大陸衛生經濟學會，1994 年 9 月 1-3 日。

6. 米蘭·昆德拉（Milan Kundera）著，翁德明譯，2004，《被背叛的遺囑》，臺北：皇冠出版社。

7. 行政院，1997，「全民健康保險法修正草案總說明暨條文對照表」全，7月10日，第二五三五院會通過。

8. 行政院衛生署，1997，「全民健康保險法：答客問」，10月14日。

9. 余玉眉、蔡篤堅合編，2003，《臺灣醫療道德之演變——若干歷程及個案探討》，臺北：財團法人國家衛生研究院。

10. 吳基福，1980，《中國醫政史上的大革命——醫師法修正始末》，臺北：中華民國醫師公會聯合會。

11. 吳聖芝，1959，〈醫藥團體對醫藥分業政策影響之分析〉，臺北：國立陽明大學衛生福利研究所碩士論文。

12. 李玉春，1995，〈全民健保支付制度如何提升醫療服務效率、控制費用上漲並確保醫療品質〉，《研考雙月刊》，第 18 卷，第 1 期，頁

24-31。

13. 李玉春，1997，〈健保支付制度〉，楊志良編，《健康保險》，臺北：巨流圖書公司，頁 68-113。

14. 李察‧詹納（Richard M. Zaner）著，蔡錚雲與龔卓軍譯，2004，《醫院裡的危機時刻──醫療與倫理的對話》，臺北：心靈工坊。

15. 杜聰明，1959，《中西醫學史略》，高雄：高雄醫學院。

16. 范燕秋，1994，〈日據時期臺灣之公共衛生──以防疫爲中心之研究〉，臺北：國立師範大學歷史研究所碩士論文。

17. 范燕秋，1997，〈新醫學在臺灣的實踐：從後藤新平的國家衛生原理談起〉，論文發表於「醫療與臺灣社會學術研討會」，中研院史語所，6月 26-28 日。

18. 張珣，1989，《疾病與文化》，臺北：稻香出版社。

19. 莊逸洲、黃崇哲，2000，《組織經營》，臺北：華杏。

20. 郭文華，1997，〈1950 至 70 年代臺灣家庭計畫：醫療政策與女性史的探討〉，新竹：清華大學歷史研究所碩士論文。

21. 郭素珍，2003，〈倫理委員會的形成與運作〉，《應用倫理研究通訊》，第 25 期，頁 19-24。

22. 陳君愷，1992，〈日治時期臺灣社會領導階層中的醫生──於日治時期臺灣醫生社會地位之研究〉，臺北：師範大學歷史所。

23. 陳勝崑，1992，《近代醫學在中國》，臺北：橘井。

24. 麥可‧哈德（Michael Hardt）與安東尼奧‧納格利（Antonio Negri），韋本、李尚遠譯，2002，《帝國》，臺北：商周出版社。

25. 黃茂卿，1988，《臺灣基督長老教會太平境馬雅各紀念教會九十年史（1965-1955）》，臺南：臺灣基督長老教會太平境馬雅各紀念教會。

26. 黃達夫，2002，〈醫院經營的標準答案是什麼？〉，《遠見雜誌》，

2002，10月號。

27. 楊志良，1990，《公共衛生新論》，增訂版，臺北：巨流圖書公司。

28. 楊哲銘，2002，〈國家醫學倫理政策暨指導綱領之國際比較研究〉結案報告，行政院衛生署委託計畫。

29. 葉金川，1993，〈我國健康照護體系〉，楊志良編，《健康保險》，臺北：巨流圖書公司，頁 111-151。

30. 熊秉眞、江東亮，1990，《魏火曜先生訪問記錄》，臺北：中研院近史所。

31. 臺大醫學系學會，1982，「臺灣醫學的過去、現在和將來」，1982 年 5 月 3-21 日。

32. 蔡篤堅，2001，〈生命科技、衛生政策、與市民社會：臺灣醫療文化霸權移轉之倫理意涵〉，《臺灣社會研究季刊》，第 40 期，頁 181-223。

33. 蔡篤堅，2002，《臺灣外科醫療發展史》，臺北：唐山出版社。

34. 蔡篤堅，2004，〈展望新時代的專業人員角色──以醫學人文教育的理論架構爲例〉，潘慧玲主編，《教育研究方法論──觀點與方法》，頁 275-308。

35. 蔡篤堅，2004，〈敘事認同與臨床倫理諮詢〉，第四屆「國際生命倫理學研討會」，6 月，中央大學。

36. 鄭家棟，1987，〈協和醫學院的創辦經過〉，於《話說老協和》，北京：中國文史。

37. Bendix, (1970) "Tradition and Modernity Reconsidered", in Embattled Reason, *Essay on Social Knowledge*, Oxford: Oxford University Press, pp.250-314.

38. Brown, E., (1979) *Richard Rockefeller Medicine Men: Medicine and Capitalism in America*, Berkeley, Los Angeles and London: University of California Press.

39. Burnham, John C., (1985) "American Medicine's Golden Age: What Happened to It?", in J. W. Leavitt and R. L., *Numbers' Sickness & Health in America: Readings in the History of Medicine and Public Health*, Wisconsin: The University of Wisconsin Press.

40. Burnham, John C., (1977) *Organized Medicine in the Progressive Era: The Move Toward Monopoly*, Baltimore and London: The Johns Hopkins University Press.

41. Campion, Frank D., (1984) *The AMA and U.S. Health Policy Since 1940*, Chicago: Chicago Review Press.

42. Dodd, Lawrence C. and Calvin Jillson, (1994) *The Dynamics of American Politics: Approaches and Interpretations*, Boulder, San Francisco, Oxford: Westview Press.

43. Felman, Shoshana & Dori Laub，劉裘蒂譯，1997，《見證的危機：文學‧歷史與心理分析》，臺北：麥田出版社。

44. Foucault, Michel, (1991) "Governmentality", in Graham Burchell, Colin Gordon and Peter Miller eds., *The Foucault Effect: Studies in Governmentality with Two Lectures by and an Interview with Michel Foucault*, Chicago: The University of Chicago Press.

45. Foucault, Michel, (1980) *Power and knowledge: Selected Interviews & Other Writings 1972-1977*, New York: Vintage Books.

46. Foucault, Michel, (1979) *The History of Sexuality*, Vol. 1: An Introduction, London: Allen Lane.

47. Foucault, Michel, (1977) *Discipline and Punish: The Birth of the Prison*, London: Allen Lane.

48. Foucault, Michel, (1975) *The Birth of the Clinic: An Archaeology of Medical*

Perception, New York: Vintage Books.

49. Gramsci, (1971) *Antonio Selection from the Prison Notebooks*, New York: International Publisher.

50. Kloppenberg, James T., (1986) *Uncertain Victory: Social Democracy and Progressivism in European and American Thought, 1870-1920*, New York and Oxford: Oxford University Press.

51. Kuhn, Thomas S., (1970) *The Structure of Scientific Revolutions*, Chicago: Univerisity of Chicago Press.

52. Larson, Magali Sarfatti, (1977) *The Rise of Professionalism: A Sociological Analysis*, Berkeley: University of California Press.

53. Latour, Bruno, (1987) *Science in Action: How to Follow Scientists and Engineers Through Society*, Cambridge, MA: Harvard University Press.

54. Leavitt, J. W. and Numbers, R. L. ed., (1995) *Sickness and Health in America: Reading in the History of Medicine and Public Health*, Wisconsin: University of Wisconsin Press.

55. Lo, Ming-Cheng, (1996) *From National Physicians to Medical Modernists: Taiwanese Doctors under Japanese Rule*, Ann Arbor, MI: Ph. D. Dissertation (Sociology).

56. Ludmerer, Kenneth M.,(1985) *Learning to Heal: The Development of American Medical Education*, New York: Basic Books, Inc., Publishers.

57. Marcus, (1981) *Isabel Dollars for Reform: The OEO Neighborhood Health Centers, Leington*, MA: Lexington Books.

58. Morone, James A., (1990) *The Democratic Wish: Popular Participation and the Limits of American Government*, New York: Basic Books.

59. Morone, James A. and Gary S. Belkin, (1994) *The Politics of Health Care*

Reform: Lessons from the Past, Prospects for the Future, Durham and London: Duke University Press.

60. Pernick, Martin, (1985) *A Calculus of Suffering: Pain, Professionalism and Anesthesia in Nineteenth-Century America*, New York: Columbia University Press.

61. Polkinghorne, Donald E., (1988) "Psychology and Narrative", in *Narrative Knowing and the Human Science*, New York: State University of New York Press, pp.101-123.

62. Rayack, Elton, (1967) *Professional Power and American Medicine: The Economics of the American Medical Association*, Cleveland and New York: The World Publishing Company.

63. Rothman, Sheila M., (1978) *Women's Proper Place: A History of Changing Ideals and Practices, 1970 to the Present*, New York: Basic Books, Inc..

64. Sardell, Alice, (1988) *The U.S. Experiment in Social Medicine: The Community Health Center Program, 1965-1986*, Pittsburgh: University of Pittsburgh Press.

65. Starr, Paul, (1982) *The Social Transformation of American Medicine: The Rise of a Sovereign Profession and the Making of a Vast Industry*, New York: Basic Books.

66. Taussig, Michael, (1992) *The Newvous System*, New York and London: Routledge.

67. Tsai, Duujian, (1996) *Transformation for Physicians' Public Identities in Taiwan and the United States: A Comparative and Historical Analysis of Ambivalence, Public Policy, and Civil Society*, Ph. D. Dissertation in Sociology, University of Michigan, Ann Arbor.

68. Petersen, Alan and Robin Bunton eds., (1997) *Foucault, Health and Medicine*, London and New York: Routeledge.

69. Wiebe, Robert H., (1995) *Self-Rule: A Cultural History of American Democracy*, Chicago and London: The University of Chicago Press.

第三章　倫理委員會：倫理諮詢組織、功能與運作

前言

　　由於人類社會的發展與現代化，醫療工作不再是個別醫師行醫的方式，而是整個醫療制度的運作，涉及相當廣泛和不同專業與職務的人員，包括醫院的行政管理人員、社會工作者、政府相關的部門和制度，如健保和保險制度等，醫師與病人只是其中兩個焦點。同時，由於醫療科技的急劇改進，可提供的醫療選擇相對增加，而病人的權益與自主性的加強，使得醫師在治病時，不能只靠醫療專業的權威即可全權主導和決定療程，而必須面對病人及其家屬各種可能的要求，和所屬醫院或醫療制度的要求，此時往往產生許多複雜的醫療倫理問題。這些醫療倫理問題，一方面可能不是個別醫師能獨立解決或裁定，例如需要一定的倫理和法律的諮詢；另一方面醫師的決定也可能涉及公平性和客觀性的問題，如是否有隱藏的利益等。因此，醫師以及病人需要有獨立而可提供相關知識技能的一組第三者，以協助解決此類問題，避免產生不必要的醫療糾紛，使醫師得以放心為病人進行醫療，而病人得到最佳的醫療服務。這種工作即是醫療倫理諮詢服務。

　　換言之，醫療倫理諮詢的工作主要是針對醫護人員在執行醫護工作時所發生的倫理爭議或困惑，由第三者提供醫病雙方所需的倫理分析、說明、提議等。這種倫理諮詢要求通常是由病人的主治醫師主動提出，但也可以由護理人員、病人、家屬等提出。而接受這種要求和提供倫理諮詢服

務的是醫院所設的倫理委員會，或倫理委員會指派的倫理諮詢專員。倫理諮詢主要是提供病人以優質醫療的一種積極服務，不是對任何人或主治醫師的挑剔或控訴，許多時候實是作為溝通橋梁，可以解答和解決在醫療選擇上出現的爭議或困惑。因此，醫護人員或病人家屬都應善用這種服務，以改善醫療的品質。

倫理委員會之發展與功能

倫理委員會何時出現並不很明確。在發展的過程上，二十世紀初開始有若干涉及遺傳病人，特別是精神病患，是否要被強制進行絕育手術的專家委員會，其後也有關於是否要強制墮胎的委員會。二十世紀六○年代，由於洗腎機的出現，使得原來不能治療的腎病得到延長生命的機會，以等待器官移植，但由於洗腎機有限，裁決何人得使用則變成涉及生與死的決定，不是任何醫師個人所可能承受的重擔。因此，醫院開始組成委員會來審查申請，以決定誰可用、誰不可用。其後，由於器官移植手術更加改良，而可供移植器官永遠是不足供給所有的病人，如何決定這些醫療資源的使用，已成為倫理委員會的主要工作。

事實上，以委員會的模式來處理涉及多方面的問題和爭議，也是現代社會的產物。醫療上的倫理委員會通常組合各種專家來處理某些不是某一專科所能獨自完成的工作，特別是超乎專業專技範圍之外的事項，如移植器官之分配、醫療資源的使用、病人在各種不同價值選取下的醫療決定等。由於現代醫療選擇可以提供的可能性增加，多元社會下的各種價值的不一致、病人及家屬的自主權利高漲等，許多爭議都不是主治醫師個人所能決定，而相關的價值差異和爭議，也常非醫護專業所能理解或解決的。七○年代中期以後，由於美國法庭開始引用倫理委員會的制度作為醫療糾紛的依據，使得倫理委員會的重要性被認可，之後，倫理委員會日漸成為

醫療機構的一個必要的組織。九○年代初，美國的保健照護機構認證聯席委員會（Joint Commission for the Accreditation of Healthcare Organizations, JCAHO）提出認證的條件之一，是醫療機構必須具備解決醫療倫理爭議的機制，而倫理委員會常是滿足此一要求的具體組織。因此，由各專業組成委員會來共同處理這些倫理問題，成為現代醫療服務和保障醫療品質的一個必要部分。

倫理委員會的組織、功能和權力

由於倫理委員會的成立和發展並不是一個特定規劃的結果，各個不同機構是由各種不同機緣或需求而誕生，因此在組織、功能和權力上都沒有統一的標準。然而，倫理委員會已逐漸成為保障醫療素質不可缺的部分，實可依此而確立其地位和職能。簡言之，倫理委員會作為醫療機構中統籌醫療倫理的組織，其基本職分乃是為病人之最佳醫療提供無私的服務。原則上，這一職能與醫療作為「仁術」原無二致，實可與醫療工作結合作為現代醫療實現仁心仁術不可割離的一部分。但是，由於現代醫療蘊藏多元價值和多元目的的可能性，在多元社會中醫病家屬及社會都可以具有不同的價值和取向，醫療與倫理並非自然融和。倫理委員會一方面隸屬醫療機構中，一方面卻又可能會在若干情況之下需要為維護病人權益而批判，甚至指證醫護人員的缺失。這種情況一方面固然會使倫理委員會可能陷於進退維谷之中，也常使其他醫護人員產生對立、疏離或不信任的態度。然而，倫理委員會作為醫療機構的自我監督組織，和積極的事前協助和疏導，實不會有這類狀況出現。如果真有損害病人的情況，我們正需要倫理委員會的秉公處理，以保障病人權益，鞏固病人家屬和社會對醫療機構的信心，和使不良的醫療行為絕跡。倫理委員會可說是醫療機構之仁心的標記。

　　在醫療倫理諮詢的功能上，倫理委員會通常包括三個主要部分：個案的倫理諮詢、制定醫療的倫理政策和推廣醫療倫理教育。醫療個案的評審和諮詢是倫理委員會最主要的日常工作，此可以包括是否要按病人的意願而不施予復甦急救（DNR）、應家屬要求不予告知嚴重病情、停止無效或具有嚴重痛苦的侵入性治療，甚至醫療資源，包括可供移植器官和稀有醫療器材之分配和使用等。由於醫護是接觸和回應病人或家屬的各種詢問或要求的第一線工作人員，不可能每次都報請倫理委員會來決定，而且許多個案的處理需要有一些統一的原則或政策，以便各級人員知所依循，故倫理委員會需要制定相關的政策，以便醫護人員和病人家屬等知曉，以免臨事不知所措或互相推卸責任，或醫病互相之間產生不必要的誤解等。而醫護人員常處於第一線的崗位，如果有良好的倫理諮詢訓練，常可以即時解決相關的倫理困惑或爭議，作出良好的判斷，可免除絕大部分不必要的倫理爭訟，因此，倫理委員會需要適時安排各醫護人員進行倫理諮詢的學習。這種學習也有必要適當地提供給病人和家屬，甚至社區中人，使醫病雙方能較有共識，較能彼此理解和溝通，以達到共同認可的醫療程序等。

　　依此而論，則倫理委員會應是獨立於各別專科或行政部門的單位，而直屬醫療機構的最高主管或主管組織。它通常由機構內各個不同部門的專業代表人物組成，也常有一定數目的護理和社工人員，以及代表社會的公正人士；醫院的法律顧問和生命倫理專家也常是其中的重要成員。一般而言，為了順利推行工作和取得機構內外的信任，其主持人應具有相當高度的地位，是院內外同仁的尊崇專家。倫理委員會需要各個不同專業的代表是因為要提供產生倫理諮詢需求的個案或事件可能涉及不同的醫療科技，各種社會、政治、法律、倫理和價值問題。倫理學家的存在正是為了提供委員會最需要的倫理知識、理論、分析和建議的工作。因此，倫理委員會的組織一般都相當龐大。所以，日常的倫理諮詢工作常由主席或委員輪流

當值來處理，也有由專職的倫理諮詢專員來執行。

　　倫理委員會是一個多學門的團體，經由教育、諮詢和檢視與發展政策而探討倫理議題，它尋求其成員不同的經驗和觀點，關於倫理議題廣泛代表會員的決定，以達到維持較廣與平衡角度的目標。因此，考慮組成成員的不同背景，例如倫理／文化的異質性、性別的異質性、年齡的不同、專業訓練的不同等。所有的成員對委員會都很重要，所以他們對成為委員的態度就相當重要，例如(1)興趣於倫理決策的過程，和繼續投入倫理的教育；(2)對不同角度和經驗保持開放的態度；(3)願意主動地和開放地表達倫理信念和意見，並願意討論這些理念；(4)承諾按時參加會議並樂意於委員會的其他活動；(5)樂意服務於倫理範圍的更廣大社區。

　　成為會員之前不一定需要有倫理的訓練，成員對探討健康照護倫理的興趣和承諾更為重要，此種興趣發展表現在許多方式，所以容許沒有特殊的經驗或背景的要求，會員需要願意參與會議，有時要為了委員會做額外的工作，也要閱讀和討論與生命倫理有關的資料，最重要的條件是願意投入開放的和盡心的討論，包括主動的傾聽和分享信念、作分析和結論，所有成員將接受那些符合其背景及需要的介紹和資料，會員被期望能參與會議，每一任期是三年，因為長期的承諾是很重要的，每個委員能熟悉委員會、組織和健康照護內倫理的困境等。

　　由於倫理委員會的職能主要是倫理諮詢，因此，它所作出的建議對機構內的醫療行為具有怎樣的約束力，也常是一個受爭議問題。有些學者認為醫療畢竟是醫師的專業職責和權利，不容其他人或組織來分割。因此，倫理委員會的裁決只能是一種建議，應由當事人的醫師來決定是否採納。但也有認為倫理委員會所處理的常是專業醫師在專業之外的問題，而倫理委員會具有更充分的整體能力、客觀性和代表性去作合理的裁決，因此，其決定應對第一線的執行人員具有約束力。事實上，倫理委員會在上述

所說的三個主要功能上的工作，可以有不同的權限。在個案之倫理諮詢方面，倫理委員會在倫理部分的裁決上應有約束力，因為，如果倫理委員會的裁決是具足道德倫理的話，則違背這一道德裁決即為不道德的行為。醫師或病人家屬的相反要求都不可以被接受。如果倫理委員會的裁決有涉及醫療的選擇或決定，倫理委員會有義務聽取醫護人員和病人家屬的意見，加以適當衡量才作出決定。由於醫療選擇涉及相關的醫師和病人家屬在內，倫理委員會應與兩造協商和尊重醫師、病人的合理選取。原則上，如果發生醫師或病人家屬有不能接受的決定，應容許後者作出申訴和參與諮詢。在制定醫療政策上，倫理委員會的建議應被視為重要的行政建議，經由適當的會議討論通過後，成為機構內必須共同遵行的規範。在推行醫療倫理教育工作上，這自是倫理委員會需全權負責和執行的職務。

倫理委員會的成立方式

由於倫理委員會在醫療機構中還是相當新生的組織，而其確實的行政和法律地位並不確定。在醫療機構中，倫理委員會成員對其職權和應具備的能力等不一定能理解，或有任何共識。因此，許多倫理委員會的組成並不理想，也很容易成為虛設，毫無功能等。如何組成一個成功的倫理委員會，需要有哪些人員或代表進入委員會之內，其內部的章程和職能、工作和活動等，都需要機構中成員的共同參與來建立。以下引介美國的經驗，提供一個簡要的成立步驟如下[1]：

1. 步驟一：決定機構倫理委員會成立的需要性。
2. 步驟二：討論機構決策者的需要。

---

[1] 引自 P. Winn 與 J. Cook 合著之 (2000) "Ethics Committees in Long-Term Care: A User's Guide to Getting Started"，此文刊於 *Annals of Long-Term Care*, Vol.8, No.1, pp.35-42。

3. 步驟三：召集機構作決策的研究小組。

4. 步驟四：確立機構、地區及全國性觀點。

5. 步驟五：對建立倫理委員會作文獻查證。

6. 步驟六：獲得機構決策者的授權。

7. 步驟七：確定倫理委員會的目的、功能和權威。

8. 步驟八：決定委員會的組成。

9. 步驟九：選擇委員會成員和召集會議。

10. 步驟十：對委員會成員教育。

11. 步驟十一：檢視委員會功能的政策和程序。

12. 步驟十二：把倫理工作納入機構的品質保證。

13. 步驟十三：決定持續的需要和重點活動。

這樣一個成立倫理委員會的程序，如果是透過機構內各個層面和各個部門的共同參與，提供意見和需求，一方面可以使機構內的人員認識和認同倫理諮詢的工作，另方面可以使得將要成立的委員會受到較佳的理解和支持。這個委員會日後較能發揮其功能和長期良好地運作下去。

倫理委員會的運作與評估

在運作中，倫理委員會需要考量幾個重要的選擇。首先是委員會會議的開放程度。除了委員外，會議是否開放給其他相關的人士，如主治醫師、護理人員、病人、家屬等。完全不開放固然可以使與會者較能暢所欲言，而不必要有太大的顧慮，但是，卻可能引致相關人士對裁決的公平性或合理性產生疑問，甚至不能接受。原則上，可在會議過程中讓不同意見和人士作不同程度的參與，和提供相關而重要的資訊，應可補救這種疑問。其次，會議的決定是否連同理由寫在病歷上，以告周知。有的以為這樣會使倫理委員會擔負法律責任，但也有認為不明確記載會造成醫護人員

之不理解或沒有採取一致的行動或決定,和病人家屬不能及時知道相關決定以作出同意與否的回應。由於倫理委員會的決定應是經慎重和多方面考量的結果,無理由不可公告。同時這攸關病人權益,應讓病人和家屬知悉,以作出是否反對或申訴的決定。

由於倫理委員會涵蓋多個不同專業,因此,通常在相關的醫療、法律和倫理的知識技能上都相當充分,但是,也有兩方面的隱憂被提出:一是由於這是大型的委員會,有學者認為會受到一種「小組思考」(groupthink)的不良影響[2],即這種委員會會使成員受到有形或無形的壓力,作出共識、避免爭議、低估風險與反對、不尋找其他選擇或更多的資訊等,因而實在沒有發揮其功能。這種缺失可以透過公開真誠的討論,沒有足夠依據前不作出匆促的決定等來避免。另一種問題是出於委員會人數眾多,召集不易,而充分的討論以達到共識,常是費時失事。因此,日常的工作常由主席或委員們輪流當值,或聘請專職的倫理諮詢專員來負責,委員會則是對這些代表人員的工作加以認同、支持或評估的後援工作。

臨床倫理諮詢工作之要點[3]

醫療倫理諮詢的終極目標與工作,自然以對在病床上的病人之服務為主,這種服務涉及醫療行為中的各個成員,即醫院、醫師、護士、社工、

---

[2]　參見 Bernard Lo 之 (1987)"Behind Closed Doors: Promises and Pitfalls of Ethics Committees",此文原刊於 *New England Journal of Medicine*, Vol.317, pp. 46-50;轉引自 Thomas A. Mappes and Jane S. Zembaty 合編之 *Biomedical Ethics*, Third Edition (New York: McGraw-Hill, Inc., 1991), pp.187-192。

[3]　此部分內容主要採自 John La Puma and David Schiedermayer 合著之 *Ethics Consultation: A Practical Guide* (Boston: Jones and Bartlett Publishers, 1994) 一書第一章。

病人、家屬等。因此，提出倫理諮詢服務要求的可以是來自各個不同成員所感受到的困惑或幫助。如上所述，這種服務可以由倫理委員會指派專人負責，或由倫理諮詢專員（以下簡稱專員）來執行。據美國近年的推行結果和評估，倫理諮詢專員的方式頗受到肯定。雖然這種專員所具備的各種專業知識和技能，是不及倫理委員會的廣度和深度，但是，經過適當的訓練和實踐，以具有充分生命倫理學訓練的專職人員來擔任，較能回應日常眾多而又需要在短期間內作出回應和提供倫理諮詢的需求。學界咸信這是一個可以接受和採用的倫理諮詢服務形式。

　　原則上，倫理諮詢專員不主動去提供諮詢服務，而是由當事人要求才展開工作。同時，由於主治醫師是病人的主要全權負責者，倫理諮詢應由主治醫師提出最佳。如果其他人提出，爲了表示尊重和取得配合，也需知會主治醫師有關的要求，但主治醫師不應拒絕，以免病人及家屬權益受損。同時爲了使這一諮詢工作得到認同及信任，諮詢工作的內容不能作爲對醫護人員的評績報告，需容許及保障專員保密的義務與權利。涉及醫護人員不當行爲的投訴，專員可協助交由相關的行政仲裁委員會處理。

　　根據有多年倫理諮詢實務工作經驗的專業人員的總結，倫理諮詢服務在受到要求後即開始進行，其大體程序如下：

開始諮詢

　　首先要求倫理諮詢的當事人作初步討論，以了解其問題，辨認所涉及的是何種倫理議題，評估其急切性，以訂定工作的時程。如果其問題不需進一步的分析，則應直接解答。如果要求諮詢的不是主治醫師，則應與主治醫師聯絡，了解病人的狀況：何時入院、家屬是否相熟、前一醫師之紀錄、病人曾有何意願表示、病人的精神狀況，及上任諮詢專員之意見等，並與住院醫師了解病房的基本狀況。但專員應避免在會見病人前作出建議。

預備會見病人

在會見病人之前，專員需了解病人之背景，而最重要的資訊來源是照護病人的護士：如病人什麼時候最清醒、家屬何時探病、病人與家屬和病人與醫師之互動情況，及護士與實習醫師對病情如何解讀等。專員需對所涉及的疾病有所理解，因此作一些相關文獻的閱讀或請教於駐院的專家是必須的；查閱相關的法例或政策文件或相關的倫理研究成果，都有助於問題的解答。第二步則是翻查和仔細閱讀病人的病歷，既可免除醫護們的長篇論述，又可從中理解不同解讀的關鍵等。此時，專員宜作一些個人的筆記，記下相關的重點或有待澄清的問題等。這時可以會見病人了。

會見病人

會見病人的目的，主要是觀察病人的具體情況，蒐集相關的資訊和數據，諸如精神和心理狀況等；建立與病人的友善關懷關係。專員宜先與病人單獨會面，然後才找機會與病人家屬一同見面，開始時可以讓護理人員陪同，以便開始對話；引介自己，說明來意；多運用開放性問題，讓病人多說，表達其意見與意願，避免打斷其思路。

主持家庭會議

經上述深入理解病人之狀況和相關資訊後，可以與病人及其家屬進行會談，以理解病人在家中的角色、地位和意向等。這種會議避免人數太多，通常只邀請主要的家庭成員和主治醫師。如果家屬帶律師，專員也適宜邀請醫院律師一同出席。專員主持會議，為成員解答相關的倫理議題或疑惑，醫師提供專業之解說，盡可能使之成為開誠布公的討論，以便病人及家屬的意願得以表達，期能達到和諧的共識和決定。

做出倫理分析

專員現在可以就所得到的資訊進行倫理分析，檢討病人的意願和行為能力、相關權益、風險利益、法律規範、醫院政策、道德考量等，評估的項目包括病人的目標與意願、可能的醫療方式、病人的決定能力、是否有適當的「不施予心肺復甦」的意願書或其他代理同意書、事前的意願書、與現行的法例是否有衝突等。

與主治醫師和要求倫理諮詢者討論

專員可就此初步倫理分析之結果與主治醫師進行討論，聽取其意見和意向，說明其中的倫理考量和結果。如果要求倫理諮詢者不是主治醫師，則需與當事人會談及說明倫理分析的結果。這種會談應在一種合作和諧氣氛之下進行，以取得當事人和主治醫師的合作與支持，使後續的建議得以落實。

作報告和建議

專員最後需把整個諮詢過程和結果寫成書面報告，收於病人之病歷內，作為醫護人員以及病人家屬參考和執行的依據。報告的內容應明確回答所提出的問題，作出建議及提供參考文獻。建議宜多於一種以上，說明其利弊，以供醫護人員和病人家屬作出選取。

後續跟進

經諮詢後，專員應於一、二日內跟進後續發展及執行的情況。因為病人的病情可能一直變化中，或新的資訊會影響病人原先的評估等。在後者的情況下，可能要即時作出新的評估。至此，這一工作算是完成。

倫理委員會最主要的概念就是以病人為中心，倫理委員會創立的目的就是要當一個顧問團體，解決病人及家屬的一些倫理困境。每個月倫理委

員會會舉辦一次個案諮詢會議，或是如果眞的有需要的話，在四十八小時之內，也可以召開一次臨時會議。

倫理政策工作

由於倫理規範許多時候並不在法律的限制之內，因此，每個醫院需制定相關的倫理規範和施行政策，以便醫護人員在一般情況下得到適當的指引，同時也使病人和家屬心理有一定的預期和默契，可以免除許多不必要的疑懼和彼此間的誤解。因此，這些規範和政策應該要簡明和放置於可以隨時取閱參考和閱讀的地方。事實上，這些政策文件也是醫療機構對病人或社區的一種道德宣示，培養病人和家屬對醫療機構和醫護人員的信任和配合，這樣明顯地可以減少許多誤解和可能有的爭執。這些政策的制定和宣示，都是倫理委員會的職責。如果這些政策文件在使用上出現含糊或需說明的地方，或詮釋上有爭議等，都應當由倫理委員會來仲裁。

倫理委員會應可訂定一些基本常見倫理衝突的處理原則，例如建立有關於無效性治療照護的處理原則，這些原則就是針對治療無效的個案，醫院是否應繼續使用維生系統的原則；如何提供較人性化的照護；相關人員的職責等。又如委員會可能會訂定一些指導方針或是政策的草稿，像是CPR/DNR、撤回治療、安寧照護或是需依賴呼吸器維生的問題等，這些都是在委員會內需要去發展的政策。同時，也需要訂定委員會的年度工作目標及未來的發展計畫等。有些委員會也會將研究視爲他們的責任之一，委員們會將倫理的爭議加以研究，例如院內員工、病人家屬對倫理爭議優先考量抉擇的因素爲何？倫理抉擇及處理結果對他們的影響是什麼？另外，有的委員會也會訂定每年的倫理相關研究重點等。

倫理教育工作

　　醫護人員雖然不是專職的倫理諮詢工作者，但由於是第一線的人員，直接面臨醫療上出現的倫理困惑，如果能對倫理諮詢和相關的政策有一定的常識，適時執行相關的政策，如取得病人之事前意願書或不予復甦等文件，將大量化解可能產生的爭議，或不知所措的困境。因此，讓醫護人員接受適當的醫療倫理教育和政策文件的學習和使用，需由倫理委員會適當的安排和確保醫護人員有基本的認識。這部分的教育工作，包括一些社區常見疾病的簡介，也可以推廣到社區去，這些未來的病人或家屬在理解相關的政策之下，自然較能配合和接受醫院的措施和充分的合作，或不致有不當的或是錯誤的期待。

　　為了能順利的推展教育工作，在委員會中選出至少五名各學科的成員，來成立一個教育小組，這樣可以建立最好的教育課程。小組的人員較少，比較容易安排課程計畫。教育小組委員會的成員是教育過程的「策畫者」及「執行者」，所以成員們都應該要有以上兩點特色。策畫者就是理想計畫者，他對於制度有一些想法並且知道國家及地區的一些倫理狀況及問題。在接下來的幾年，委員會會規劃成員教育的藍圖及目標。

　　執行者就是曾處理這些事情細節的有經驗者，這些人要在討論之前，先讓課程可以開始進行。他們會完成執行原則、建立執行流程、邀請演說的人、安排執行進行的細節、找出一些實用的文章提供大家閱讀、討論等。這個小組也需要祕書來幫忙一些像是影印、郵寄之類繁瑣的工作。必要時小組每個月都要開會，而且要在倫理委員會定期會議的至少前兩個星期前就開會了。

　　教育小組需了解，在這個委員會中，每個成員經驗及知識的層級都不同，所以他們會考慮到這樣的差異來設計課程。在設計課程時，可利用下

面幾種方式進行：每個月的會議、使用一些資源書籍、個案討論、專業之外的研討會。每個月的會議原則上時間不超過六十至九十分鐘，可用來討論課程的單元、每個單元上課時間等。

委員會的成員都應該要出席會議，參加會議會讓委員們互相影響，並且培養出一些對彼此的感覺，委員們必須敞開心胸、無所顧慮的發言，並且傾聽別人的發言。大部分的時間都是花在教育會員，讓他們了解爭論及倫理的術語。那些沒有參加定期會議的委員，應該要退出委員會。

倫理委員會可以發展適合該機構的倫理手冊，倫理手冊是要讓大家熟悉整個委員會的目的、組織、功能、任務、倫理衝突處理流程及倫理委員會過去處理的案例等，並且讓所有倫理委員會的成員有合適的資源可以使用。教育小組設計手冊的目的是提供一些必須的資訊，這本手冊在使用後每年可依情形加以修訂。每個會員都會分配到一本手冊，讓會員們在開會時、諮詢時、自修時可以使用。每本手冊都會標上會員的名字加以區別，當會員退出委員會時，這本手冊是要歸還的。這本手冊將不同領域的資訊分門別類編輯，為了方便使用及考慮經濟效應，手冊可以被設計成活頁紙的形式，以利於更新、移除、增加。

教育小組提供委員們的始業教育及**繼續**教育，倫理委員會的委員們在適應及訓練階段時，必須接受有關於倫理理論、倫理原則、在討論個案時使用的重要方法論等相關教育，以及在健康照護中各種的倫理爭議案例，例如不施予及撤回治療、尊嚴死亡及幫助自殺、接受及拒絕治療的相關資訊、預立遺囑及病人自主權等。這些主題的相關文章，都會提供給委員們討論。

倫理委員會的教育功能不僅僅著重於成員的教育，另一個目的是在教育醫院團體及社區，為了達到這個目的，教育小組也執行對醫院工作人員及其他健康照護提供者的教育，委員們定期會提供給醫院在職的工作人員

有關倫理爭議的教育課程，例如提供有關於 CPR/DNR、撤回治療這些爭論的相關教育等。

　　委員會所製成的課程表包括案例的討論聚會、每個部門的在職訓練、一年一次的主要會議等，可依情況對外開放。教育課程的主題以每年最熱門的話題爲主，會議的主題在於討論、觀察、研究趨勢、原則的改變、課程的評值等。

　　案例的討論聚會持續約一個小時，前三十分鐘是在介紹個案及處理經過，接下來的時間是開放討論的時間。案例可使用各式各樣的方式，包括電影、個案呈現、簡短的演講等。活動的設計進行可參考成人學習教育的原則加以規劃。

　　爲了達到更普及的社區教育，跳脫只有倫理委員會委員層面的眼光，也可舉辦一年一次的專業研討會。除了委員之外，出席的人士可擴及醫生、護理人員、教育者、宗教神職人員、學生及社會大眾等，課程活動設計包括各種形式及方法。另外，有些委員會會提供類似在職教育或會議，給其他機構照顧安寧病人的護士及居家照護組織等。如此擴大層面的接受參與者，不但可以增加社區民眾對倫理議題的關心，而且可以提升醫院的形象。

　　倫理教育是多方面的，延伸到文化上的領域、技術、研究、社區每個人每天的生活。與社區溝通也是教育的一個過程，一般大眾所閱讀的書籍不像醫療書籍那麼專業，社區的民眾可能是因爲他們的家屬、朋友碰到關於倫理方面的問題，所以很需要這方面的認識。因此，委員會的成員有可能會被不同的社區團體邀請去演講，所以委員會的成員也需要培養另一種比較不那麼專業的、大眾都可以聽得懂的演講方式。

　　倫理委員會也可以針對社區民眾設計一本小冊子，發給關心、參與過倫理委員會，或是有著生與死的抉擇之民眾，這本小冊子包括一些可以讓

民眾了解的定義、解釋；倫理委員會的功能；民眾可利用的資源等，這本小冊子在民眾接待處、等候室等都可以拿到。當倫理委員會有舉辦演講時，小冊子也可以被當成講義發給大家。

其他的考量

要成立委員會會面臨資源及資金的需求，而提供委員們訓練，就一定會有所花費。另外，提供給委員的手冊及文章也都需要經費，並且委員會需要有時間讓十二至二十個來自不同單位的委員來開定期會議，所以就會花費時間。另外，最困難的一部分就是，要讓社區代表安心的加入，若是失去了社區的參與合作，較易變成工作人員的討論而已。因此，讓社區了解此委員會的目的及功能等，進而願意成為代表參與委員會，是委員在運作過程中的重要任務之一。

委員會一定要提供給委員徹底及完整的教育訓練。訓練通常要花上一年的時間，並且委員的繼續教育會持續一輩子，但是，很重要的，是否有足夠的金錢及足夠知識的領導者？遺憾的是，許多委員會都因為金錢、其他資源或是時間的因素，只有短期的訓練，這些都會妨礙到委員會的工作。

在健康照護體系中，有許多工作人員會調動，因而導致倫理委員會的委員們流失，所以一直會有一些新進人員的加入。他們都需要再加以訓練、適應，並要有歸屬感成為委員會中的一份子，這些都需要時間及資源。

委員會能否順利發揮功能的最重要因素，是需要有一個人對問題追根究柢，並且在會議時要去統領整個過程，所以需要一位有力的主席，這位主席是一位關鍵性人物，能否選出這位領導人關係著委員會的成敗。

結語

醫院倫理委員會可以經由政策發展和個案諮詢，及間接的經由教育與經由信任所引起對倫理爭議的了解，而能改變臨床的實務。委員會要有效的發展，需要彼此密切的溝通、分享經驗和建立系統性的評價及研究基礎。醫院倫理委員會的主要角色，應協助工作人員、病人（住民）和家屬獲得健康照護需要，並確保倫理原則被遵循。倫理委員會的成功與否，其要素包括委員會結構、委員的持續教育、獲得合宜的人事和財物的支持、委員會工作確保守密、有書面政策和程序並加以遵守。一個成功的倫理委員會可以變成機構內或社區的教育和諮詢的領導者。

參考資料

1. Bernard Lo, (1987) "Behind Closed Doors: Promises and Pitfalls of Ethics Committees", 此文原刊於 *New England Journal of Medicine*, Vol.317, pp.46-50；轉引自Thomas A. Mappes & Jane S. Zembaty 合編之 (1991) *Biomedical Ethics*, Third Edition, New York: McGraw-Hill, Inc., pp.187-192.

2. Puma, John La & David Schiedermayer, (1994) *Ethics Consultation: A Practical Guide*, Boston: Jones and Bartlett Publishers.

3. Winn P. & Cook J., (2000) "Ethics Committees in Long-Term Care: A User's Guide to Getting Started", *Annals of Long-Term Care*, Vol.8, No.1, pp.35-42.

第四章　倫理諮詢員的知識、技能與角色特質

前言

在現代化、醫療高科技的情境脈絡下，健康照護體系中面對的問題和處理的方法繁複，會使得病人、醫護人員在面對決策時更加的困難，再加上潛在多重價值的不確定性，會使得衝突不斷的持續上升。是以因臨床醫療照護情境所衍生的倫理諮詢，即針對個別病人或案例及單位的特殊需求，經多方位通盤思考及討論後，所作出最佳倫理考量和行動的需求將隨之提升。回顧國內外有關諮詢的文獻和實務走向，多以個別或團體的心理諮詢或治療爲主，其中部分文獻會探討諮詢的倫理，如我國中國輔導學會（Taiwan Guidance and Counseling Association）於 1989 年即公布「中國輔導學會諮商專業倫理守則」，但以倫理爲主題的諮詢爲主要概念之探討則較少。倫理諮詢的概念和技能已在世界隨著生命倫理、醫療或健康照護倫理專門領域的發展漸漸普受重視。國內近年來也開始對這方面的概念和技能多所注意，如李瑞全、蔡篤堅教授所領導在 2003 年應用倫理期刊第二十五卷，以「醫療倫理委員會」爲專題發表對倫理諮詢一系列的相關著作；許敏桃與蔡錚雲教授於 95、96 年度合作進行行政院衛生署之計畫「臨床倫理諮商制度本土化模式建立之探討：本土臨床案例的倫理推論」；以及許樹珍從 95 至 97 年度之國科會計畫「由現象學徑路──探索和建構本土倫理諮詢和關照倫理的內涵」等。

美國生命倫理諮詢社群聯盟（SHHV-SBC）於 1996 年起經由群策群

力,結合一大群健康人員的集思廣益和討論,兩年內召開六次連續三天的密集會議,試著要為生命倫理諮詢定出一套可依循的標準,討論的草稿超過一千四百份文本,再向生命倫理界學者及相關人士蒐集意見,該小組的使命在於探索健康醫療倫理諮詢的內容,並相信倫理諮詢者在其工作上有義務和能力確保提供病人、專業醫療人員,或其他涉及者相關的協助。這個社群聯盟(SHHV-SBC)首先由專精於生命倫理諮商的兩個專業組織:美國健康及人類價值社群(Society for Health and Human Values, SHHV)和生命倫理諮詢社群(Society for Bioethics Consultation, SBC)組成一個聯合任務小組,來研究制定這個領域應具有標準之內容(SHHV-SBC, 2002)。這些學者包含二十一位各自擁有不同的專業背景,如醫療、護理、法律、哲學和宗教研究的健康照護倫理和健康政策領域的專家學者等。小組成員又代表各個不同的組織來參與,這些組織包括保健照護機構認證聯席委員會(Joint Commission on Accreditation of Healthcare Organizations, JCAHO)、美國醫療協會(American Medical Association, AMA)、美國醫院協會(American Hospital Association, AHA)、榮民事務部門(the Department of Veterans Affairs, VA)、開普蘭大學(the College of Chaplains)、美國緊急照護護士協會(American Association of Critical Care Nurses, AACN),這些指定小組的工作成員再加上美國生命倫理協會(American Association of Bioethics)某些成員,後來又合併為美國生命倫理和人文社群(American Society for Bioethics and Humanities),曾經聯合發布〈健康照護倫理諮詢核心能力〉一文(Aulisio, Arnold, & Youngner, 2003)。

他山之石,可以為鑑,本文主要即以其內容為依循,焦點集中於對倫理諮詢員角色特徵、功能和訓練之內涵作介紹;另再簡要針對本土倫理諮詢員相關議題作討論,以便國內人士參考之用。以下即分段呈現所截取其有關倫理諮詢員之重要內容。

倫理諮詢的目標、定義和對象

倫理諮詢的目標和定義

　　健康照護倫理諮詢的目標，首在能確認、分析諮詢背後價值的不確定性或衝突，以尊重、謹慎的態度協商和解決特殊臨床個案的道德議題，這樣的過程是能注意到關係人的利益、權利和責任，以促進所提供健康照護的品質。成功的諮詢因透過找尋倫理問題的發生原因，在設法增進倫理規範和溝通一致性標準的過程中，形成制度上的成果，包括政策發展、服務品質提升和資源適當的利用，同時亦能提供健康照護的倫理教育，協助個人處理現在和未來的倫理問題。

　　健康照護的倫理諮詢可簡單被定義爲：「一種由個體或團體在病人、家庭、照顧者，或其他相關涉入者面臨與健康照護相關之不確定性和衝突時，提供諮詢服務的協助」（Aulisio, Arnold, & Younger, 2003, p.168）。

倫理諮詢的對象和關係

　　倫理諮詢的對象可能涉及個別一對一、家庭、專業人員間、機構內和機構間與社會等層面。倫理諮詢員可能需要面對和處理臨床複雜的關係和問題，大約包括以下四類：

1. 病人和健康照護提供者的關係（patient-provider relationships），如病人或健康照護者彼此的能力權益、自主權、知情同意以及隱私權等。
2. 病人的家庭、法定代理人和健康照護提供者的關係（family/surrogate and patient-provider relationships），如決策權、最佳利益等。
3. 機構照護者與健康照護人員（institutional-provider），或機構與病人、家屬，或法定代理人的關係（institutional-patient, family and/or surrogate relationships），如醫療無效、資源分配、不施予心肺復甦

術、出院或轉介安置等問題。

4. 諮詢者也可能是面對醫護者間的關係（provider-provider relationships），如醫師和護士的關係、服務時的爭論以及溝通問題，或不同團體的關係，如一個特殊的社區價值與機構的使命、互動，或廣大社會價值觀的歧異等。

倫理諮詢的最佳模式

　　傳統的生命醫學倫理雖然已提供了許多堅實的理論基礎，並著重倫理原則的分析與討論，卻多僅止於理論的層面，當實際面對臨床情境的處理時，則顯然仍有所不足。早在十五年前，國外著名倫理學者 Walker（1993）即已檢視回顧過往五十年來在倫理專業問題相關文獻的走向，作者認為已從內容議題形態走向重視過程的展現，作者提出倫理學者應從省思「知道什麼？」進展到「倫理能做什麼？」因而，我等皆應試圖將實務的醫療倫理與一般哲學倫理接軌，也就是思考倫理「是什麼（what）」到思考與執行倫理「怎麼做（how）」的實際問題。以下即從倫理諮詢員的考量、倫理諮詢概念模式和行動特徵等方面做介紹：

倫理諮詢員資格的考量

　　人的因素和條件本身在組織規範中占有絕然重要的角色。國內目前對醫療機構中成立倫理委員會的共識已興起，然而對個別臨床倫理諮詢員的角色和制度尚未清楚建立。究竟成為一名倫理諮詢員需具備什麼樣基本條件才算合理化？在美國生命倫理諮詢社群聯盟（SHHV-SBC）2002 年發表的聲明中，認真考究其對倫理諮詢員的資格規定，以其開放的觀點和見識分析下述三種不同資格認定形態的優缺點：「學位認證」、「考試合格」、「志工意願」，最後因為考量美國社會的多元性和倫理諮詢本身應

擁有的寬容和包涵性，該會建議合適倫理諮詢的人選資格應採用「志工意願」形態，而非學位認證或考試合格者。Sherwin（1994）認為若採取證照式作法，不僅誰有資格揭發健康倫理諮詢員專業證照會是一爭議的問題，此外恐怕也過度強調專業化亦會導致官僚化體制的增強，反而不能達到問題真正的解決。因此自助的模式更勝於專家諮詢的模式，證照本身傳遞的信念往往會讓人相信諮詢員必須受過無可替代的專業訓練才算有資格。然而，諮詢員究竟應具備什麼樣的能力和特質，即便如今正試著擬出標準和初步共識，但其內容仍在不斷補充和探討中。

　　Walker（1993）強調將一般倫理哲學與實務醫療倫理接軌的可能性和重要性，主張倫理學者應由理論的層次擴展到實務界。作者表示一些早期文章評論倫理學者或諮詢者在專業醫療機構中的出現，常被視為陌生者（strangers）或局外人（outsiders），反映出倫理諮詢員的角色困境。作者將倫理諮詢員的角色比喻為健康照護體系中「倫理道德空間的建築大師」，他們同時也需具備在此空間中引發對話和交談的「仲裁者」角色，一個好的仲裁者能夠在解決問題時，同時將風險謹慎清楚地評估，使得關係人能夠清楚知道決定後的種種結果，倫理諮詢員不應只是機構中的陳列品，身為倫理諮詢員有其特殊的責任來進行持續及開放的活動。作者認為倫理諮詢不僅需要概念性的工具和訓練，也需要有一種本能去維持並創造道德的空間。臨床倫理專家所要討論的不應只是倫理的法規化或是道德守則；他或她甚至在特定機構的限制下，仍能設法去建構出一個具有統整性和包涵性道德協商的過程。

倫理諮詢概念模式的考量和行動特徵

　　倫理諮詢在概念模式或意識形態方面，國內近五年之文獻中已可搜尋到某些學者試著提出適合本土的倫理諮詢概念模式，如李瑞全教授提出的

關係自律倫理諮詢模式（李瑞全，2003）、余德慧教授為首的學者群表達之本土倫理療癒（余德慧、李維倫、林耀盛、余安邦等，2004），以及蔡錚雲教授強調情境倫理與現象學方法間的特殊關係（蔡錚雲，2006）等。在國外文獻中可搜尋到某些內隱的倫理諮詢概念模式，如有些學者提出實用模式（pragmatic model）來面對和解決倫理困境，Woody（1990）提及影響倫理決定的五項基礎為：倫理理論、專業倫理守則、專業理論前提、社會的脈絡以及個人與專業認同。美國諮商協會（American Counseling Association, ACA）在 1996 年時即對公眾發布實務者倫理決策指引手冊（A practitioner's guide to ethical decision making），企圖提供思考架構協助實務者面對臨床複雜情境時倫理決策之挑戰。該會研擬相關倫理決策處置的七步驟，包括⑴確認問題；⑵運用 ACA 倫理守則；⑶決定困境的本質和向度；⑷產生可能的行動；⑸考慮行動可能的各種後果而作選擇；⑹再評估選擇之行動；⑺執行該系列行動（Forester-Miller & Davis, 1996）。不少學者企圖透過以案例典範和實際臨床情境描述與分析，來促進對臨床實務的決策能力（Devettere, 2000; Jonsen, Siegler, & Winslade, 2002）。

Walker（1993）以隱喻來表達一位倫理專家猶如道德空間的建築師，可以扮演如中介者的角色在健康場域促進對話，開發建構道德空間。Betan（1997）提出詮釋模式（hermeneutic model），作者認為假若單以專業標準或倫理原則為考量，會出現與對象妥協或討好對方的情形發生，因此強調治療性關係和治療者主觀的反映，需在倫理處置和詮釋上成為基本的考量點。另外，除個人主義及自主性的觀點外，女性主義者會再強調提出關照倫理的觀點（Clement, 1996；許樹珍，2001）；某些較積極之女性主義者則認為，一位倫理諮詢員可以不只是扮演技術性的指導者或促進者之身分，單純地去作道德理論或價值意義之澄清說明，甚至強調其可以扮演社會改革者的角色，有義務責任對社會或公共政策不平等正義之處，予以消

弭和顛覆，因此也會強調對權威和關係動力需有所敏感和掌握（Sherwin & Baylis, 2003）。另外，也有些著作強調生命倫理調解（mediation）的系列概念，而與服務對象共商對策（Dubler & Liebman, 2004），及注重道德生態與組織文化的觀點來探討健康照護組織倫理（organizational ethics）等概念和策略（Boyle, DuBose, Ellingson, Guinn & McCurdy, 2001; Spencer, Mills, Rorty, Werhane, 2000）。

美國生命倫理諮詢社群聯盟（SHHV-SBC）工作小組（2002）提出講究品質的促進模式（qualified facilitation model）是最適合他們社會的，因為這樣的概念最符合多元主義的社會現實，和能支持個人可擁有道德價值的政治權力，這樣的促進模式在進行諮詢過程中的核心特徵為：諮詢者應能幫助確認和分析諮詢背後價值的不確定性或衝突的本質所在。

倫理諮詢員在確認和分析倫理衝突之過程，可簡要分為以下四個步驟：

1. 蒐集相關資料，如檢視醫療紀錄或其他相關的文件，以及經由與不同對象的會談和團體的討論。

2. 澄清倫理相關的概念性議題，如保密、隱私權、知情同意及最佳利益等。

3. 確認連帶的一般性社會議題，如法律、道德規範的適用性和機構對個案相關的政策制度等。

4. 幫助確認在此倫理醫療的情境脈絡下，道德上可接受和可選擇的範圍與程度。

總而言之，諮詢者應藉著建立與當事人，如病人、家屬、法定代理人、健康照護提供者的倫理共識，來幫忙解決不同相關對象和團體間價值觀的不確定性或衝突。這樣的共識達成，應深切掌握以下三大目標：

1. 確保當事人的聲音都能被聽到。

2. 協助當事人澄清他們自身的價值觀。

3. 在該情境下協助推動並建立道德上可共同被接受的承諾、共識或了解。

倫理諮詢的核心知識

我們不難發現在目前所處多樣化的社會中，健康醫療科技的發展引起了多面向的倫理議題。臨床典型的醫療倫理議題包括生殖科技的問題，如流產、人工受孕、胚胎的基因檢測；臨終安寧醫療問題，如放棄積極治療、安樂死、幫助自殺；其他又如器官捐贈和移植、性傳染病等等問題。這些醫療倫理的議題牽涉到道德和法律的面向，包括保障當事人的認知行為能力、保密和知情同意的權益、醫護專業者的權利、醫藥的資源分配，或是法定代理人的決策等。實際上，臨床面臨的個案或情境，還牽涉到複雜的情感與人際面，如對所親近者的疾病或死亡感到罪惡，照顧者間意見的不一致和可能的利益衝突，以及對醫療系統的不信任等等，其後也隱藏著一個複雜的背景，包括不同的政治、社會、社區、學會和專業，或個人生態間的多元價值體系和觀念。

美國生命倫理諮詢社群聯盟（SHHV-SBC）認為有九類知識在倫理諮詢中是需要的，包括倫理的理論、病人和一般大眾的信念與觀點、一般相關於生命倫理和健康照護的議題和概念、健康照護系統、地方健康照顧制度、地方健康相關政策、相關組織的倫理規則和技術指導，以及相關的健康法律。本文在此將其歸納綜合為：一、生命倫理的理論、常識和議題；二、健康照護系統的知識、組織、制度、政策和法律等兩大方向來述說。

生命倫理的理論、常識和議題

諮詢者需盡可能培養本身對健康照護相關的生命倫理理論和有關議題

等概念，同時也需對病人和一般大眾的信念與文化觀要有所認識和具備相當的敏感性（SHHV-SBC, 2002）。

生命倫理相關理論

倫理諮詢相關的倫理理論，包括後果論（consequentialist）或非後果論（non-consequentialist）、功利主義（utilitarianism）等理論，其他相關的理論策略如美德（virtue）、敘事（narrative）、女性主義（feminist approaches）、決疑詭辯論（casuistry）、分配的公平正義性（distributive justice）等。

健康照護生命倫理的議題和概念

臨床倫理諮詢者經常遇到需考量病人和照護者的權利和責任，與尊重病人自主權等相關議題，如知情同意、拒絕和隱私的權利、真相的告知和欺騙、進階的照顧計畫、法定代理人的決策行為、臨終決策行為、生產技術和懷孕決策（如代理孕母）、遺傳學篩檢與諮詢、利益衝突的解決等議題。諮詢同時需具備醫藥學等研究倫理、新的治療技術、實驗性治療、器官捐贈和移植等一般知識，並在社會建構向度中對「健康」和「疾病」，以及資源分配有深入和不同的了解。

病人和一般大眾的文化信念與觀點

在現今複雜的社會中，健康照護隱含多元的文化，不同的病人、家庭、宗教及政治團體，會使得諮詢知識包含不同文化和信念，諮詢員有必要深入了解服務對象個人的價值觀及文化背景之不同。

張景然（2001）綜合歸納近年來美國諮詢員教育的新趨勢，強調諮詢員的工作必須具備文化敏感度，因社會的演進將導致個案的類型更歧異，諮詢員的訓練需在個人的價值觀上尊重不同的文化。作者並引述 Erikson 學者對諮詢員工作能力的期待，包括具備環境系統觀點、短期諮詢、人生（lifespan）的發展觀點；能處理個案由常態到異常的問題、具覺察文化差

異、關鍵思考能力,以對諮詢倫理問題作決定;此外,諮詢員並能保持自己的心理健康和個人成長;與同事建立良好的合作關係;能夠取得各類資源;以及從事教育和預防等工作。余德慧在《醫院裡的哲學家》一書的序中,反省臺灣心理治療的處境,正與多數醫學知識一樣,能敏銳的抓住問題,尋求技術的解決,然而卻缺乏了人文社會的見識,有必要將醫療所帶來的人文問題放回到人情義理來解決。余強調倫理的了解遠比任何心理諮詢有效,許多心結並非心理的,關鍵卻在日常生活的倫理義理間。

健康照護系統的知識、組織、制度、政策和法律

由於涉入臨床醫療的倫理諮詢,諮詢員對健康照護系統、臨床常使用的醫學名詞,或地方健康照顧相關制度、政策以及法律應該要有基本的了解(SHHV-SBC, 2002)。

健康照護系統和相關的倫理規範、技術指導和組織結構

大多數能從事倫理諮詢工作者,由於本身長期浸潤投身在健康照顧的情境下,多均能漸次獲取政府及一般健康照護體系內密集或長期、緊急和創傷等,不同醫療照顧模式的基本知識和運作形態,對某些不常接觸的人則可提供他們健康議題的導論或是自我教育的方法。個體倫理諮詢員或團體裡至少需有一位成員,必須知道可以用何種方法獲得健康照護的進階知識。另外,諮詢員對地方健康照顧專業組織,如醫學、藥學及護理學會,或護士工會等的重要章程法規和技術指導規則,和病人的責任與權利相關規定需有所了解。在國外尚有如 Hastings Center Reports, President's Commission 等組織會發布重要專業和共識的倫理準則。

臨床特殊名詞

諮詢員對基本的人體解剖或臨床醫療問題,如診斷、治療和病情進展,會使用許多特殊的名詞或縮寫簡稱來描述代稱,需有所了解。

地方健康照顧制度

諮詢員對地方健康照顧制度的任務聲明，部門的、組織的和委員會制度結構的基本知識、倫理諮詢的資源、醫藥研究、醫藥紀錄如病歷需有所認識，另外亦能熟悉機構的服務和傳遞轉介系統。

地方健康相關政策

倫理諮詢可能涉及知情同意（informed consent）、持續或放棄維生治療（life-sustaining treatment）、協助自殺或安樂死（euthanasia）、法定代理人（surrogate / guardianship process）、不施予心肺復甦術（do not resuscitate, DNR）、醫藥無效（medical futility）、保密和隱私權（confidentially and privacy）、器官捐贈和取得（organ donation and procurement）、人體實驗條例（human experimentation regulations）、入出院或轉介（admission, discharge and transfer）、不當醫療者或醫療失誤（impaired providers or medical error）、利益衝突（conflict of interest）、良知條款（donscience clause）、生殖科技（reproductive technology）等政策。

相關的健康法律

臨床倫理諮詢涉及生殖議題、器官捐贈、藥物保護法（medical guardianship）、隱私權和告知、同意書和報告書的相關法律、成人的法定年齡、死亡的合法定義、法定代理人的決策。進階的指導性法律包括預立遺囑（living will）、互惠條款、不同意條款，臨終法律包括營養（nutrition）和給水（hydration）等條款或政策。

倫理諮詢的核心技能

從事倫理諮詢的能力和形態，包括個人諮詢者、諮詢團體、倫理委員會等三種諮詢形態，本質上並沒有特殊不同的立場，然每一種形態各有其

優缺點,例如委員會的形式可以容納廣泛不同的觀點;個人諮詢則較缺乏委員會中多樣化的觀點,適合作即席的臨床諮詢(bedside consultation);小型的團體諮詢則可能綜合上述兩者的優缺點。倫理諮詢的品質保證和提升,重要的是倫理諮詢者本身是否具備足夠的知能,以及相關的教育和訓練,這包含其專業背景、經驗和個人品格。美國生命倫理諮詢社群聯盟(SHHV-SBC)認為,倫理諮詢員基本上至少需具備倫理衡鑑與運作和人際的技能,以下將分別描述這兩類技能。

倫理衡鑑的技能

倫理諮詢員需有能力確認、找出並分析價值的不確定性和衝突是必要的(SHHV-SBC, 2002)。

確認的技能包括以下三要素:(1)分辨、蒐集相關資料,評估個案的社交和人際衝突,如權利關係、階層結構和文化差異等情況。(2)區辨該個案和其他個案倫理向度的差異,以及重疊類似的部分。(3)找出在此案例中不同關係人的假設,如對價值觀的假設、生活品質、風險承受度,以及未清楚說明的事項。

分析的技能,則除了容易獲得倫理諮詢等相關知識,如生命倫理、法律、制度政策或與個案相關的專業慣例外,亦需具澄清倫理原則相關概念的能力,如保密(confidentiality)、隱私權(privacy)、知情同意(informed consent)、最大利益(best interest)等概念。在時效上,倫理諮詢員並具備緊急評估的能力,可運用生命倫理、法律、學會的政策(如:DNR 政策)及專業的慣例等,有效地研判於不同的個案上。簡單歸納而言,這樣分析能力的原則包括:

1. 利用相關道德考量幫助分析這個個案。
2. 找出一些道德可接受範圍的選擇與結果。

3.提供證據或辯論來支援或反對不同的選擇。

Rieter-Theil（2001）文章中提及，倫理學者因為有能力確認和分析照顧對象或關係的倫理衝突面向，適切地提供相關的法律、慣例等訊息，使衝突點可以充分地被討論，以幫助關係人達成共識，如此的倫理諮詢便能對醫療從業人員、病人與家屬顯現其價值。由於諮詢往往發生在醫療情境中，不同人或不同團體之間的衝突，倫理學者需能有效地調節衝突、進行心理輔導，偶爾也需展現有危機處置（crisis intervention）的能力，因此有效地臨床倫理諮詢仍需具備一些特殊的專業知識、態度和技能。

運作和人際的技能

倫理諮詢的焦點集中在能解決價值的不確定性和衝突，與心理諮詢員有其共通之處，所不同的是討論的議題和概念，更集中於群體文化和道德倫理的面向。以下分別以運作的技能（process skills）和人際的技能（interpersonal skills）兩方面來說明（SHHV-SBC, 2002）：

1.倫理諮詢運作的技能包括：

⑴協助正式與非正式的會議。

⑵建立道德共識。

⑶利用機構結構和資源，提供資訊或工具供其選擇。

⑷具導引諮詢過程中回饋的能力，如此一來處理才能被評價。

2.倫理諮詢員人際的技能包括：

⑴良好的傾聽、溝通，給予支援、尊重和同情心。

⑵有效地教育關係人，尤其是個案的道德倫理面向。

⑶引導出不同關係人的道德觀點。

⑷呈現不同關係人的觀點給其他人。

⑸使關係人有效地溝通，並使大家的聲音都能被其他人聽見。

⑹辨認和解決溝通中不同的關係性障礙。

臨床倫理諮詢實際困境

當代醫療照護倫理所涉及的課題非常廣泛，諸如病人的權益、醫師之保護主義的權限、醫病之互動、病人家屬的參與等，這些議題常同時交錯地出現在臨床中醫護專業人士與病人及其家屬的諮詢活動之中，因而使臨床倫理諮詢的工作非常不容易達到明確而有益的互動，也常使病人感受到被宰制、忽視、矇騙等，而不幸有意外狀況時則衍生許多醫療糾紛。目前在國內臨床倫理諮詢並沒有任何明確的規範，更沒有詳細內文和情境可以作爲醫護專業倫理諮詢的守則和指引，提供醫病雙方均有規範可遵循。這固然使病人覺得醫療權益沒有被尊重，或被侵犯，而醫護健康照護人員也可能因爲沒有這方面足夠的訓練或指引，而無意地忽略本身專業倫理的素養或侵犯了病人應有的權益。因此，臨床倫理諮詢的問題和困境是本土現代醫療倫理工作重要的研究，不但有助提升醫療品質，也有助醫病雙方溝通和互動，避免各種可能的誤解、侵權、指控或濫用自主權等。

一般助人專業者多能意識到有責任恪遵倫理的規範，以保障當事人的權益，然而實際實行的情況如何，相關的研究非常有限。倫理諮詢員不只要從倫理原則或諮商角度分析臨床兩難情境，也必須熟知臨床者的特別需求。醫師一向被認爲是臨床健康人員中最核心的角色和擔負最重要的職責和任務。DuVal, Sarorius, Clarridge, Gensler 和 Danis（2001）在美國各州隨機選樣三百四十四位內科、腫瘤和急症加護的醫師以電話訪問作調查，除了一般個人基本資料與其接受醫學及倫理訓練的相關資料外，主要調查內容尚包括執業上倫理兩難類型和特色的描述，以及導致諮詢需求的可能因素。研究結果發現所遭遇倫理困境中需諮詢最多的是末期生命的決定、病人自主性，和臨床衝突的倫理議題，其中有一半以上的醫師（一百九十

位）反映其有倫理諮詢的需要，他們出現尋求諮詢情況的優先順序爲：(1)
需要尋求衝突的解決；(2)需要協助與一個難溝通的家庭、病人或法定代理
人互動；(3)協助幫忙作決定或擬定照顧計畫；(4)紓解情緒問題。其中，弱
勢或少數民族的醫師在人口五十萬以下的社區執業，或在美國接受訓練的
醫師相對地較多會表達他們有倫理諮詢的需要。作者也結論情感議題會較
認知性的衝突更迫切需要倫理諮詢。因此，當倫理諮詢者以臨床醫師爲服
務對象時，需有能力調節其衝突和協助其處理情緒的困擾，甚而教導其如
何避免衝突和如何發展調解與協商的技能。

Rieter-Theil（2001）提出五個對欲從事倫理諮詢者的建議：

1. 認眞看待敏感的議題，如臨終議題等，儘管當其他同事避免處理這
   類問題時。
2. 溝通、幫助他人以適當方式表達他們的倫理價值觀與目標。
3. 創造一個脈絡（context）或情境，幫助病人與其關係人準備面臨倫
   理問題的挑戰，如臨終照顧的規劃。
4. 試著發展有益於倫理諮詢的契機，此舉有助於解決衝突。
5. 盡可能與一些具體的臨床倫理研究計畫合作，它可以增進我們的知
   識，幫助我們改進臨床倫理支持系統。

倫理諮詢員的角色特質和訓練開發

確定倫理諮詢員擁有好的特質和訓練，對人們在健康諮詢中的表現是
很重要的。以下即針對倫理諮詢員的角色和特質，與其教育訓練和養成環
境作介紹：

倫理諮詢員的角色和特質

美國生命倫理諮詢社群聯盟（SHHV-SBC）文件中在提到此相關議題

時，特別表示其並非暗指倫理諮詢員必須要比其他專業人士有優越的特質，但倫理諮詢員的特質在諮詢當中確實有其重要性。基本上，一位倫理諮詢員的確需要擁有某些的態度和價值，如耐心、公平和寬容地去接納遭遇困難的人們，使關係人能夠感受到被尊重、完全地被傾聽了解。諮詢員憐憫的態度最好必須以理性形式表現，如此才可以在身處悲傷的情境中，仍能有建設性地工作。另外，諮詢員誠實和坦白的特質是很重要的，在面對不同利益和觀點衝突時，誠實，甚至是勇氣都是需要的，這樣才可以避免資訊錯誤的解讀，亦能更有效掌握不確定性和提出解決方案之所在，同時有能力從討論中洞悉彼此的價值觀，會如何反映將影響諮詢的過程。當一位倫理諮詢員能誠實並謹慎地面對自身能力的限制，以及追求更多的知識，才能期待要求倫理諮詢品質的精進（SHHV-SBC, 2002）。

目前國內健康照護體系中對倫理委員會的設立已有共識，也成為醫院評鑑的項目之一，然而對倫理委員會的組成設置，尤其倫理諮詢員的專屬角色尚未有明確清楚的定論，未來倫理諮詢相關的概念和操作，是僅由臨床心理師或社會工作人員負責，或也涵蓋其他特殊專業角色來擔當，將會是國內重要而有趣的議題（許樹珍，2003）。國內相關文獻仍多以諮商員的專業倫理（professional ethic），即作為一位諮商員本身所應謹守的倫理準則和角色為主要的陳述，強調諮商倫理的存在是為了維持專業角色的品質和形象，尤其是保護個案權益與福祉（田秀麗，1997；周玉眞，1997；林家興，1999a、b；張景然，2001）。諮商倫理或倫理諮詢所面對的大都是模糊的灰色地帶，廣受時空條件、文化脈絡的影響。然而健康照護倫理諮詢所需正視和設法處理的，即是以倫理價值本身的衝突為主，此時較不能以劃清界線、轉介和關係的結束作為諮詢的終點，它反而是問題的開始，也因此倫理諮詢相關的倫理委員會或小團體，就擁有支援和決策重要的角色（許樹珍，2003）。

健康照護的倫理諮詢時，助人專業如保密、眞相告知，或任何醫療處置所產生的問題，可能會有不同層次的態度和應對策略。林家興（1999a）指出任職於諮詢或醫療機構中，通常比較容易維持一個清楚而較高的標準。當諮詢員個人的價值觀或組織的價值觀，與個案價值觀不一致或相衝突時該如何處理？作者表示普遍的原則爲不應濫用特權推銷自己的價值觀來影響個案，諮詢員應該保持價值中立、尊重個案的價值觀，可是組織中的諮詢師往往負有維護組織價值觀的責任，在忠於組織與忠於個案之間，要如何作選擇，有待諮詢師個人的智慧與經驗。美國生命倫理諮詢社群聯盟（SHHV-SBC）認爲，諮詢員要保持觀點的完全中立是不可能的，重要的是諮詢員在提供個人的道德觀點時，應該也要讓其他關係人能清楚提供他們的道德觀點與理由。諮詢員本身必須能夠確認並清楚表達他們自身的道德觀點，並且了解自身的觀點會如何影響關係人和此諮詢的過程。因此也有需要不斷地教育所服務的組織，使其更加尊重具有多元文化與多元價值的組織成員，才有助於組織的長遠利益。

倫理諮詢特質的教育訓練和養成環境

儘管美國生命倫理諮詢社群聯盟中的成員，對於「特質是否爲人的行爲基礎」有不同的意見，但他們均同意好的特質是可以後天培養的，是應該可以被教導與塑造成功的。究竟健康照護機構要如何提供一個好的環境，以便使倫理諮詢員本身好的特質得以持續？以下即提出他們在臨床健康照護中有關倫理諮詢之教育與訓練，他們主張在相關倫理諮詢的學門中，教育者應該要注意（SHHV-SBC, 2002）：

1. 選擇倫理諮詢員時，即把人格特質考慮進去。
2. 鼓勵特質與人格發展的關係和反映。
3. 教導人的特質對臨床倫理諮詢的相關影響。

4. 有效運用一位具有優良特質的導師帶領學生。

5. 諮詢導師會樂意在諮商上給予學生回饋和意見。

6. 促使倫理諮詢員有責任和能力對自己的行為負責。

此外，健康照護機構應該提供一個優良的環境，使倫理諮詢員好的特質得以養成，下列提供一些對此過程的參考意見：

1. 諮詢員在接受教育、訓練和指派任務的過程中，需給予清楚的流程說明。

2. 將臨床倫理諮詢之行動與個人視野和權益分開。如此一來，臨床倫理諮詢員將視過程為一個可以助人的資源，而非僅為其個人或學門間的行動。

3. 讓所有的工作人員、病人和家屬均有接受倫理諮詢的機會，並保護他們免於受脅迫。

4. 明確指示倫理諮詢委員會或團體裡面的律師之工作目的，也是要促進病人的利益，而不只是代表機構的利益。

5. 盡力使臨床倫理諮詢員對處理個案倫理議題的直接責任能最小化。

6. 極力擁戴和尊重倫理諮詢的價值和倫理委員會的政策提議權。

獨立的倫理諮詢師或委員會中的成員在感到自身遭遇心理或價值矛盾時，以及碰到決定、討論和輔導困難的案例時，是否能夠作出合乎專業倫理的判斷與安排，並有同儕與督導人員作支持，且具持續和相關的在職訓練，這對醫療照護整體品質的保證和提升非常重要，他們所面臨的會比心理諮商倫理議題擔負更大的挑戰（許樹珍，2003）。組織中的諮詢師，可能由於機構本身並不是諮詢專業機構，因此組織中諮詢師往往是勢單力薄，在專業工作上往往是獨立作業，缺少同儕的支持與協助，再加上組織中的主管往往不是諮詢專業人員，所提供諮詢與行政督導，常常違背專業原則與諮詢倫理。遇到困難，得不到所需的訓練、諮詢與督導。在理想的情況

下，組織應聘任足夠員額的諮詢師，使諮詢師之間可以互相支持、諮詢與督導，也可以長期聘用專家學者來擔任督導，協助諮詢員從事輔導工作。

結語

　　倫理困境或諮詢的發生往往面對的大都是模糊的灰色地帶，廣受時空條件、文化脈絡的影響。美國生命倫理諮詢社群聯盟（SHHV-SBC）坦誠現今組織和倫理諮詢的知識仍在初期，不像臨床心理諮詢已有規模，在面對這類議題時需要更多的知識和訓練，如從健康照顧組織的經濟、管理行政結構和流程、財金機制、損益比分析，和經濟分配等等觀點出發，所以我等應鼓勵更多實證和理論研究的努力，來使組織倫理和倫理諮詢的輪廓更清楚。尤其我國與西方文化民情上不同，需要更多的努力和配合來作各方面的檢視、評估和研究，例如有無通俗廣被接受的定義，如何生產、決定，和運用本土化的倫理諮詢理論模式和方法，到底需要學的和教的是哪些呢？課程或理論模式是否以本土為基礎和特色？是否有文化的包容性或真能適用？我等仍需努力去發覺哪些是可以改變和創作的。同時，我們也必須去思考倫理諮詢員的培育訓練本身是否符合倫理，若僅期望由督導系統去解決倫理的議題或困境一定是不足的，最好擁有多重理論和實務的觀點和角色介入，如此才易作比較和分析，以發展出合乎本土國情的觀點和立場，以科學知識和社會人文精神為基礎，提供臨床健康照護實務相關的訊息和實際的行動，來為堅實真正提升健康照護的品質而努力。

＊致謝：本文感謝國科會計畫經費的支持（計畫編號：NSC91-3112-H-010-001, NSC92-3112-H-010-001 及 96-2411-H-010-001），以及李瑞全老師於 2002 年 7 月邀請 Dr. Stephen Wear 來臺組成讀書與案例討論會等所給予的刺激和學習。

＊本文並已投稿《醫學、歷史與社會》創刊號，將於 2008 年 9 月發行。

參考資料

1. 中國輔導學會（Taiwan Guidance and Counseling Association）之「中國輔導學會諮商專業倫理守則」，網址：http://www.guidance.org.tw/ethic.shtml 2008/2/28。

2. 田秀麗，1997，〈諮商員訓練實習課程中的倫理議題〉，《諮商與輔導》，第 136 期，頁 13-15。

3. 余德慧、李維倫、林耀盛、余安邦、陳淑惠、許敏桃、謝碧玲、石世明， 2004，〈倫理療癒作爲建構臨床心理學本土化的起點〉，《本土心理學研究》，第 22 期，頁 253-325。

4. 李察‧詹納著，譚家瑜譯，2001，《醫院裡的哲學家》，臺北：心靈工坊文化。

5. 李瑞全，2003，〈倫理諮詢理論與模式〉，《應用倫理研究通訊》，第 25 期，頁 24-30。

6. 周玉眞，1997，〈專業能力與個人經驗的倫理矛盾與處理〉，《學生輔導》，第 53 期，頁 54-59。

7. 林家興，1999a，〈組織中諮商師常見的倫理衝突〉，《學生輔導》，第 61 期，頁 108-113。

8. 林家興，1999b，〈心理諮商師的專業倫理守則〉，《應用倫理通訊》，第 9 期，頁 8-11。

9. 張景然，2001，〈新世紀美國諮商員教育的幾個新趨勢〉，《諮商與輔導》，第 181 期，頁 2-25。

10. 許樹珍，2001b，〈護理專業與關照倫理之現象探討〉，《哲學雜誌》，第 37 期，頁 104-135。

11. 許樹珍，2003，〈國內醫療照顧體系中的一個具有新興挑戰性的角色──

—倫理諮詢員〉，《應用倫理研究通訊》，第 25 期，頁 40-45。

12. 蔡錚雲，2006，〈情境倫理、現象學心理學與質性研究〉，《哲學與文化》，第 33 卷，第 2 期，頁 51-65。

13. Aulisio, Mark P., Robert M. Arnold and Start J. Yougner, (2003) *Ethics Consultation from Theory to Practice*, Baltimore & London: The Johns Hopkins University Press.

14. Baylis, Francoise E. (Eds.), (1994) *The Health Care Ethics Consultant*, NJ: Hamana Press Inc.

15. Betan, Ephi J., (1997) "Toward a Hermeneutic Model of Ethical Decision Making in Clinical Practice", in *Ethics & Behavior*, *7*, Issue 4, pp.347-365.

16. Boyle, Philip J., Edwin R. DuBose, Stephen J. Ellingson, David E. Guinn and David B. McCurdy, (2001) *Organizational Ethics in Health Care: Principles, Cases, and Practical Solutions*, San Francisco, CA: John Wiley & Sons, Inc.

17. Clement, Grace, (1996) *Care, Autonomy, and Justice: Feminism and the Ethic of Care*, Boulder, Colorado: Westview Press.

18. Devettere, Raymond J. (2nd ed.), (2000) *Practical Decision Making in Health Care Ethics: Cases & Concepts*, Washington, DC: Georgetown University Press.

19. Dubler, Nancy N. and Carol B. Liebman, (2004) *Bioethics Mediation: A Guide to Shaping Shared Solutions*, NY: United Hospital Fund.

20. DuVal, Gordon, Leah Sarorius, Brian Clarridge, Gary Gensler, and Danis Marion, (2001) "What Triggers Requests for Ethics Consultations?", in *Journal of Medical Ethics*, *27,* Supplement 1, i24 - i29.

21. Jonsen, Albert R., Mark Siegler and William J. Winslade (5th ed.), (2002) *Clinical Ethics: A Practical Approach to Ethical Decision in Clinical Medicine*,

McGraw-Hill Company, Inc.

22. Rieter-Theil, S., (2001) "The Freiburg Approach to Ethics Consultation: Process, Outcome and Competencies", in *Journal of Medical Ethics*, *27*, Supplement 1, i21-i23.

23. Sherwin, Susan, (1994) "Certification of Health Care Ethics Consultants: Advantages and Disadvantages", in Francoise E. Baylis ed., *The Health Care Ethics Consultant*, NJ: Humana Press Inc, pp.11-24.

24. Sherwin, Susan and Francoise Baylis, (2003) "The Feminist Health Care Ethics Consultant as Architect and Advocate", in *Public Affairs Quarterly*, *17*, Issue 2, pp.141-158.

25. SHHV-SBC Task Force on Standards for Bioethics Consultation. Discussion Draft of the SHHV-SBC Task Force on Standards for Bioethics Consultation, 網址：www.mcw.edu/bioethics/DISDRFT4.html.2002/6/25.

26. Spencer, Edward M. Ann E. Mills, Mary V. Rorty and Patricia H. Werhane, (2000) *Organization Ethics in Health Care*, NY: Oxford.

27. Walker, Margaret Urban, (1993) "Keeping Moral Space Open", in *Hasting Center Report*, *23*, Issue 2, pp.33-40.

28. Woody, Jane Divita, (1990) "Resolving Ethical Concerns in Clinical Practice: Toward a Pragmatic Model", in *Journal of Marital and Family Therapy*, *16*, Issue 2, pp.133-150.

第五章　對於醫病關係基本法律概念的認識[1]

前言

生病了，去看醫師、給醫師看、給護士照護──醫病關係的成立。

每一項醫療行為，主要是以醫護人員和病人之間的關係爲其核心而展開的。生病了去看醫師、給醫師治療，並接受護士的照護，病人和醫師與護士合作的最終目的，都在於把病人的病醫好，好恢復病人的健康。當病人找上了特定的醫師求診，而醫師又答應病人實施治療時，一個特定的醫病關係便形成了。在這個關係當中，醫師和病人都有他們應當扮演的角色，醫師實施治療，護理人員進行護理照護，病人則在同意進行治療後，應遵守醫護人員的指示服藥、禁食或爲復健，他們各有在醫病關係成立之後種種相應而來的權利和義務，這種種權利和義務，有的是來自於個人自願的選擇，有的則來自倫理或法律規範的強制要求。如果醫病關係中的任何一方違反了他所應當履行的義務，則他都將要承擔一定法律上的責任，

---

[1] 本章與第六章曾合爲〈醫病關係與醫療行爲的一般法律規範〉一文，宣讀於《健康產業科技與管理》，2004，健康與管理學術研討會《醫院管理與公共衛生》組，新竹：元培科學技術學院，2004 年 10 月 30 日，並刊於《萬竅──中華通識教育學刊》，第 2 期，新竹：中華大學通識教育中心，2005 年 11 月 1 日。

換句話說，就是受到法律的制裁。

　　通常的情況是病人看病，會選擇他所信任的醫護人員或機構、團隊，但當病人病情危急的時候，他沒有時間或精神去選擇醫護人員，這時，在場的醫護人員依〈醫療法〉的規定，仍要對於眼前的病人施加醫療行為，這也成立了醫病關係。

　　本文從醫病關係的基本架構著手，中華民國的法律怎麼看待醫病關係中醫護人員和病人的角色，他們有哪些權利和義務，以及在違反義務的時候，會受到什麼樣的處罰。醫療行為的法律分析架構，目的是在幫助人們找出在醫病關係座標中的定位，知道自己的法律責任在哪裡。

　　在進入到醫病關係的討論之前，有一些基本的法律觀念，要先作一點簡單的介紹。

對於一般法律規範的認識

什麼是法律？

　　什麼是法律？法律和其他社會規範的最大差別，在於法律這種規範，是以國家的強制力作為後盾的，只要違背法律，不管是哪一種法律，不管違法者如何遁逃，最終都要在國家公權力的監督下受到制裁。但違反其他形式的規範，國家公權力就不見得會介入了。

　　這種與國家公權力介入的制裁相聯繫的社會規範，就是法律，所以法律不一定是以立法院三讀通過的立法形式呈現出來的，法院的判決，也是法律，行政部門受立法授權制定的行政命令，也是法律，社會團體獲得國家承認的自治規章，也是法律，人們之間的口頭約定，也是法律，它們之間的差別，只在於效力的高低。〈憲法〉效力最高、立法院的立法次之、行政命令更次之，契約的效力則又更低，同一位階層次的法規之間的效力

高低，則依特別法高於普通法、後法優於前法之原則來解決。大家都知道法官要依法審判，法官審判的依據從來就不是只有立法院制定的法律，由此可知，對於法律的認識，不能執守於立法院通過的法律，而應當從公權力與強制力的觀點，去掌握法律規範與一般社會規範之間的差異。

法律與道德、倫理的關係

法律是以公權力的制裁爲其特徵的社會規範，其作用主要在於拘束人們的外部行爲，而以「義務」的形式，強制規定了人們必須遵守而當爲或不可爲的事項；另一方面，法律也以「權利」的形式，保障人們可以對於特定事項選擇要作或不作的自由。因此，在法律義務當中，尊重他人的權利，也是極爲重要的部分。道德和法律不同的是，它的作用更主要是在支配人類內在的良心、動機。道德只講求義務，道德的義務是人們從自己的良心出發，經過反省而對於自我行爲的強制要求，道德的標準當然免不了要受到外在社會觀念或慣例的影響，但主要還是來自於自我的規定，人們透過自我規定，再依此而爲的行爲去體現自身的人格，而道德的制裁，主要也同樣是來自於自己良心對於自己人格瑕疵的不安和懷疑，所以黑格爾（Georg Wilhelm Hegel）才說道德是主觀意志的法。[2]

人們也會以這種對於自己的道德要求去評價他人的行爲，即康德（Emmanuel Kant）哲學所謂作爲一理性存有（即個人），同時也爲一切理性存有（即所有人類或以上的生命）立法，人們會要求道德行爲必須平等施於一切人，這就展現出道德的客觀性和社會性，[3]在社會關係和社會生活中，每個個人的主觀道德原則中具有普遍性意義部分的總和，便會構成

---

[2]　黑格爾（Georg Wilhelm Hegel）著，范揚、張企泰譯，1985，《法哲學原理》，臺北：里仁書局，頁 130。

[3]　李瑞全，2000，《儒家生命倫理學》，臺北：鵝湖出版社，頁 31。

社會道德,而每個人在社會生活關係中所要依循的社會道德原則,即是倫理。在許多時候,倫理被視爲是與道德同義的用語。不過,當人們要討論客觀的道德秩序時,便會使用「倫理」一詞來加以指涉,像《孟子‧滕文公上》所說的五倫:父子有親、君臣有義、夫婦有別、長幼有序、朋友有信,指的是一種人際關係的秩序,[4]倫理也指社會群體爲自己內部成員與外在環境間之關係所規定的行爲規範,也就是社會群體的自律,如職業倫理、校園倫理、學術倫理、醫療倫理、護理倫理、律師倫理、新聞倫理等等,黑格爾則以倫理來指社會整體,[5]是主觀的善和客觀的善之統一,他說到道德向倫理過渡時,也就是賦予客觀性的社會規章制度以道德上的意義。[6]綜上所論,一言以蔽之,道德主內,倫理主外。[7]

前已言之,法律是以公權力的制裁爲其特徵的社會規範,違反道德的制裁是良心的不安,而違反社會道德亦即倫理要求的行爲,則在遭到自身良心的譴責之餘,還會遭到社會輿論對於其道德人格的批評。社會道德的制裁雖然沒有國家公權力爲後盾,但一旦人的人格遭到社會的質疑,人在社會群體中便難以獲得尊重與接納,人是社會性的存在物,這種被社會群體在心理、感情、社會關係上所孤立、隔絕和否定的感覺,是社會道德對於行爲人最嚴厲的制裁。而當國家願意用公權力來支持道德或倫理的制裁時,道德與倫理便成爲國家法律的一部分。但現代法律則企圖把法律和道

---

[4]　楊奕華,1997,《法律人本主義——法理學研究詮論》,臺北:漢興書局有限公司,頁145。

[5]　張世英,1995,《論黑格爾的精神哲學》,臺北:唐山出版社,頁141。

[6]　黑格爾著,范揚、張企泰譯,1985,《法哲學原理》,臺北:里仁書局,頁185-187。

[7]　蘇嘉宏、吳秀玲,2000,《醫事護理法規概論》,臺北:三民書局股份有限公司,頁21。

德、倫理的關係分離，這和國家的民主化、世俗化和理性化有關，國家公權力必須維持其在社會不同階層和多元團體中的中立角色，並且透過效率和專業化來樹立其統治的權威和公信力，所以法律只能集中處理最不具價值衝突和最具普遍性的公共秩序問題、容納最沒有爭議的道德、倫理規範，和承認各種不違反所謂公共秩序善良風俗的契約形式，包括各種以倫理爲名的專業團體自治契約，如醫護倫理等等。特定個人或社會群體的內在行爲動機的考察，只是追究法律責任時的減免事由而已，單純的動機，不能單獨成爲論處法律責任的事由。

法律的種類

法律多如牛毛。對一個人而言，在他的日常生活當中，乃無時無刻不受到三類法律的規範。這三類法律，一爲**民事法**、二爲**刑事法**、三爲**行政法**。它們都不能違背國家根本大法〈憲法〉，及其背後的社會所共同信守的基本價值或基本規範。

民事法的基本法理

民事法指有關於規範私人之間日常生活關係的法律。私人間法律關係的內容與其之發生或消滅，國家公權力並不介入操作，所以我們說民事法是私法。

私人間法律關係發生後，就會有權利與義務的發生。就私人間法律關係的發生而言，大致可分爲兩類：一是當事人雙方自願的、講好的，並且共同同意雙方彼此間權利與義務的分攤，這叫作**契約關係**，契約關係中的權利人（債權人）享有要求義務人（債務人）履行一定義務的權利，債務人的義務就是遵守契約的內容，依照債權人的請求，從事一定的行爲或不作爲；其餘的，凡是非出自於當事人之間自願發生的法律上權利與義務關係的，可稱之爲非契約關係，非契約關係中，則主要有**無因管理**、不當得利和**侵權行爲**三種。

　　所謂無因管理，是指未受委任，而為他人管理事務之行為（〈民法〉第一百七十二條），也就是俗話說的「雞婆」，即指人家沒拜託你幫忙，而你主動幫人家的忙；不當得利指沒有法律上的原因而得到利益，以至於他人受損害的事件（〈民法〉第一百七十九條）；也就是說，你沒作什麼事卻平白無故得到利益，但這個利益卻導致他人的損害；侵權行為，則指因故意或過失不法侵害他人權利或利益，而應負損害賠償的行為（〈民法〉第一百八十四條）。

　　〈民法〉要求私人契約的締結，不要違反法律上基於公平正義或國家政策的考量，所制定的種種強制規定就可以了；〈民法〉又對於人的人格權和財產權予以保障，要求人們不得隨便加以侵害；至於無因管理的「雞婆」行為，則要好事作到底，有善心也要有善行，為人家的權利和利益著想，不要幫倒忙，反而無端造成損害。國家只當有人被指違反民事義務或是侵害了他人的合法權利時，才會介入主持裁判以判斷是非曲直，並以公權力強制違法的一方負起民事責任。

　　除了單純的親屬身分關係的界定之外，現代的民事法認為人與人之間的法律關係，特別是權利和義務的內容，無一不可以用財產的價值來衡量和估算，所以財產關係實在是民事法的核心。民事糾紛的處理，對於造成財產損害的一方，其通常的制裁方式乃是以**回復原狀**為原則（〈民法〉第二百一十三條），如果有受損害的部分且其損害無法回復原狀或回復顯有重大困難時，則以**金錢賠償**（〈民法〉第二百一十五條）[8]。損害賠償的義

---

[8] 其他私法上的制裁，尚有法律行為的撤銷、契約的解除、強制執行、停止私權等等。惟為使讀者容易掌握法律制裁的概念，本文只以回復原狀與損害賠償加以概括；其餘詳參管歐，2003，《法學緒論》，臺北：五南圖書出版有限公司，頁280-282。

務人，在契約不履行的情形，就是違約的契約當事人，在侵權行為，則是造成侵權結果的所有加害人。有多個加害人的情形，法律上則稱作共同侵權行為。然而這些共同侵權行為人之間，並不需要有意思上的聯絡，只要他們的行為是被害人發生損害的共同原因之一即可[9]。財產賠償範圍的計算，除了法律或契約另有規定以外，則分為實際所受損失和所損失的預期利益兩種（〈民法〉第二百一十六條）；至於精神上的損害，則以法律明定的人格權項目，包括生命、身體、自由、貞操、名譽、肖像、姓名、隱私等等為限，被害人可以請求金錢的賠償（〈民法〉第一百九十五條）。精神上的損害賠償又稱為慰撫金，其金額不像財產損失可以具體計算，所以主要是依照被害人的社會地位所反映出來的價值來決定；而若侵害到被害人的身體或健康，使被害人喪失或減少勞動能力，或增加生活上需要的開支時，則加害人還應當要負擔被害人這方面的損害。實際的損害賠償金額，和債務人的過失責任比例有關，如果損失的發生或擴大，被害人自己也有過失，則債務人的賠償金額可以按照兩造間的責任比例減輕或免除，被害人與有過失的認定，也包括被害人不預先提醒債務人所不及知道，而被害人則早已知道的重大損害原因，以及針對這一重大損害原因沒有作出避免或減少損害的努力（〈民法〉第二百一十七條）。此外，如果契約當事人是複數的，而契約債務的性質是不可分的，也就是不能切割成每個當事人有其個別而清楚可分的履行部分，如所謂的群體醫療行為，治療行為的完成是靠著醫護團隊來完成的，而不能清楚地把整個療程切割分解出每個醫護人員可以單獨負責與完成的部分，則此類不可分債務不履行的損害賠償，乃是準用連帶債務規定的（〈民法〉第二百九十二條）。何謂連帶

9　〈司法院六十六年六月一日例變字第一號變更最高法院五十五年臺上字第一七九八號判例〉；郭振恭，1999，《民法》，臺北：三民書局股份有限公司，頁184。

債務,則是指數個債務人中的任一人,都要對債權人負全部的給付責任
(〈民法〉第二百七十二條第一項),而不是由這些債務人之間按比例或
平均分攤債務。而在共同侵權行為,數個加害人也是要個別負擔連帶債務
責任的(〈民法〉第一百八十五條第一項前段)。當然,如果能夠具體地
在整個醫護團隊的群體醫療行為過程中,分辨出個別人員的契約或侵權行
為責任,則該人自然應就其之契約不履行或侵權行為,個別負擔其損害賠
償責任。

民事糾紛的處理,當事人之間可以選擇以**和解、調解或仲裁**的方法,或
是請求**普通法院**的**民事庭**法官來作出**裁判**,然後依上面所提到的損害賠償原
則來「制裁」違反法律義務的人。民事的責任履行以回復原狀或損害賠償
為其方式,所以只要存在責任歸屬和計算的原則,究竟怎麼賠償、賠償多
少,並不需要依賴成文法律的規定,沒有法律,還是可以從習慣或法理中
去尋找判斷是非公理的依據。

刑事法的基本法理

刑事法則是規定何種行為構成犯罪,並得由國家施以刑罰的法律,是
國家以刑罰的強制和威嚇作用,介入人民生活的世界,以維持其社會秩序
的依據。

違反刑事法的制裁,可不光是賠錢了事。這種制裁是非常嚴厲的,刑
罰的種類有剝奪人生命的**死刑**、限制人身自由的**自由刑**、沒收一定財產的
罰金刑,和褫奪公民權的**能力刑**,以及其他種種被稱做**保安處分**的輔助矯正
措施。因為非常嚴厲,基於保障人權的理由,所以刑事法沒有明文規定清
楚的行為,就不能加以處罰,這叫作**罪刑法定主義**。

刑事法所以要實施制裁,是因為犯罪行為人故意或因過失而觸犯了刑
事法的規定,所以要透過制裁的方式,一方面讓犯罪者知所警惕,不得故
意再犯,或粗心大意、該注意而不注意而誤觸法網,另一方面則教育社會

大眾，使之知道犯罪的痛苦後果，而不敢犯罪。

　　犯罪行為可能以個人單獨為之，或數人共同為之，單獨為犯罪者叫作單獨正犯，而若共同參與犯罪者彼此之間還有犯意的聯絡和犯罪行為的分擔，則他們乃構成所謂共同正犯的關係。原則上，共同正犯中的每一個人，都要為他們共同實施的犯罪行為的全部結果，共同負擔同樣的全部責任，接受同樣程度的刑事制裁，但科刑時，法官仍可能審酌〈刑法〉第五十七條各款的情狀，包括犯罪之動機、犯罪之目的、犯罪時所受之刺激、犯罪之手段、犯人之生活狀況、犯人之品行、犯人之智識程度、犯人與被害人平日之關係、犯人違反義務的程度、犯罪所生之危險或損害、犯罪後之態度等等，來作為各個正犯量刑的標準，而不是必須科以同一之刑。但若有人在共同行為的範圍之外，另有其他未經犯意聯絡的行為，則該人應就該一單獨行為獨自負刑事責任。過失犯沒有共同正犯的問題，[10]因為過失意味著不小心、疏於注意，不可能有人約定一起不小心的，有約定，一定是故意的。過失犯罪的行為人必然是單獨就其過失行為負刑事責任的。

　　醫療行為多為群體行為，所以有可能涉及故意犯罪的共同正犯情形。刑事糾紛的處理，則只有**普通法院**的**刑事庭**法官有此裁決的權力。

行政法的基本法理

　　行政法是指政府向人民施展其行政權威，以實現其行政目的的法律，這乃涉及了政府與人民之間的關係。人民違反政府依法所要求的行為義務，所要承擔的行政法的「制裁」，包括被政府持續不斷地科處怠金，以督促人民履行其行政上的義務，或是因為行為違反了行政上的義務，而被**限制為特定營業或一定行為**、**拘留**或課以**罰鍰**、**訓誡**等。行政法的制裁，和

---

[10] 林山田，1984，《刑法通論》，臺北：自版，頁 207、216-217、277。

刑事法的制裁一樣，都是憑藉著公權力來實現的，所以也有行政罰[11]之法定主義的原則存在。通說認為刑罰與行政罰的最大差別，在於社會對於違反義務的行為的評價不同，違反刑事法的行為被認為是惡性重大，是犯罪，該給予嚴重的道德譴責，然而違反行政法的行為，則只是被認為是不遵守公共秩序而已，不論其情節或處罰有多嚴重，所以刑罰與行政罰兩種制裁可以並行不悖，但學者則多有主張兩者皆是對於違反秩序行為的處罰，在處罰的目的及本質上並無不同，僅為處罰程度之輕重有別而已。因此基於人權保障的本旨，對於同一行為的處罰，應當一事不二罰，即當其中一種處罰已經達到目的時，就不得再施以他種處罰。惟此僅為學說上的討論[12]。

　　人民若不服政府對其施加的行政制裁，則可以透過向作成制裁的政府機關的上級機關提起**訴願**，以及向**行政法院**提起行政訴訟的方式，請求變更原機關的處分決定。

三種制裁互不衝突

　　醫療行為，自然也涉及了許多的民事法、刑事法和行政法的法律規

---

[11] 行政罰向有廣義與狹義之分，就廣義而言，係指國家及公共團體基於行政目的之達成，要求人民負擔各種行政法上的義務，而對違背義務的行為，所施加的制裁，包括以刑罰手段所為的行政刑罰、對於一般人民施加的秩序罰、對特定身分關係如醫護人員的懲戒罰，以及強制履行未來義務的執行罰。狹義的行政罰則指對一般人民所施的秩序罰。參：洪家殷，1998，《行政秩序罰論》，臺北：五南圖書出版有限公司，頁7。〈行政罰法〉以行政秩序罰為規範對象，違反義務者原為一般行政法法律關係內之人民，不包括專門職業人員的懲戒罰，故而法律上定義的行政罰即指行政秩序罰。但因專門職業人員的懲戒亦有兼具行政法上義務違反之制裁性質者，本書則視此類規定為行政罰的特別法。吳志光，2007，《行政法》，臺北：新學林出版股份有限公司，頁283、287-288。至於行政刑罰本書則另將其列入刑事法範疇討論。

[12] 洪家殷，1998，《行政秩序罰論》，臺北：五南圖書出版有限公司，頁69-71。

範，這三類規範各管各的，醫病關係的各個當事人都要分就這三類規範來考察他的法律責任。首先，在民事法領域，醫療行為往往涉及醫護人員對於病人身體的侵入，也常常涉及到醫療費用的問題，此則要大量地依賴於醫病之間關於一般醫療契約內容的先前約定，或者是參照醫療契約內容所建立的無因管理關係。否則，就會構成侵權行為。因為醫療行為是一種積極的行為，所以和未積極作為而得到利益的不當得利關係甚遠，如果醫療行為出現違反醫療契約和不適當的無因管理的情況，就會變成對於別人人格權，如生命、身體、健康或自由的侵權行為，就會發生損害賠償的問題。

其次，醫療行為可能涉及許多刑事法所禁止的行為，最常見的就是殺人罪和傷害罪的相關問題。非法的醫療行為，便可能導致其遭受到司法部門的刑事裁罰，並且留下所謂「前科」的不名譽紀錄。

再者，國家對於醫療行為有許多行政法規，非法醫療行為可能涉及到的醫護職業倫理的問題，有許多是以行政法規或單純而又抽象的倫理形式，由行政院衛生署、各縣市衛生局或行政院衛生署醫師懲戒委員會來進行管理的，它們會對於違反醫事行政法規的醫護人員進行行政裁罰。

所以，根據法律規範的有無或者規範的目的不同，可能同一種行為要同時擔負著民事法、刑事法和行政法上的法律責任，或是只有兩種或任一種的法律責任。由於醫療行為當中，行為人為醫護人員，其行為的合法性，常常繫於病人是否同意醫療行為的進行，然而，在病人的意識、精神狀態無法為同意與否的表示時，是不是存在一個機制，使醫療行為得以合法進行，這些前提性的問題，會對於大部分的醫療法律責任歸屬認定問題產生決定性的作用。

醫護人員法律責任存在與否的前提性問題

法律不能強人所難

　　人為什麼要對他的行為後果負法律責任？主要原因是因為人有理性、有能力去判斷他行為的後果，卻故意作出不法的行為，或是在應注意而未能注意的過失情況下，選擇作出侵害他人權利或違反保護他人利益的法律之不法行為，而導致不法的結果發生，因而必須受到譴責與制裁。法律制度相信，制裁的痛苦可以讓行為人得知警惕，記取教訓，人的理性可以讓他在受到制裁的痛苦之餘，亦能理解到法律制裁的目的和意義，知其行止進退，而在日後不致再犯。

　　人的這種理性選擇判斷的能力，只有在他具有充分的時間和資訊的情況下，才能完全的施展，也只有在這種可以供他充分考慮的情況下，他卻仍然作出不法的事，才是無可原諒而必須予以處罰的。換言之，如果行為人是在緊急的或是非自主的狀態下作出錯誤的決定，則法律就不應該對他施加處罰，因為這是強人所難。要求人們對於他們作不到的事情負責，是不合理的，這種制裁對於行為人本身是毫無教育意義的，會讓行為人感到失望與不滿，甚至喪失反省的動機，而可能只是徒然滿足被害人報復的快感而已。

　　對醫護人員而言，在正常的情況下，他的醫療行為必須得到病人的同意才能實施，若是在緊急的情況下，也應當以得而推知的病人意思為之，但無論如何，皆不容許其作出損害病人健康權或身體權的事情。前面說過，法律不能強人所難，**醫療本來就是帶有高度風險的行為**，要求醫師起死回生是不可能的。所以，只要醫療的實施有助於減輕病人病情的惡化，都不應當認為病人的健康權因醫療的介入而受到損害，只要醫護人員依照

他的專業醫護訓練實施醫療行為，其中亦沒有心存故意或發生過失，而導致病人或其家屬所不預期見到的結果，對於發生的問題，則醫護人員便可免除任何的法律責任。

阻卻違法事由

在**急迫**的情況下，人不可能擁有充分的時間去掌握環境中的各種訊息，來作出完整而正確的判斷，法律自然不能就此而強人所難，要求人對他自身所無法充分掌握的情況所造成的不利後果負責，因此而有所謂的**阻卻違法事由**，使原本應該被評價為違法的行為成為合法，使人不必為其所造成他人的損害來負責，或受到法律的制裁。以下我們則一一來分析介紹三種法律中的阻卻違法事由。

民法上的阻卻違法事由

民法上的阻卻違法事由，主要有三項：

一為**正當防衛**，指對於現時不法之侵害，為防衛自己或他人之權利，而於必要程度內所為之防衛行為。此防衛行為會造成侵害者或其他第三者的損害，但行為人對於損害的結果並不需要負擔任何法律責任（〈民法〉第一百四十九條）。

二為**緊急避難**，指因避免自己或他人生命、身體、自由或財產上急迫之危險所為的必要且不得已的行為，而這種「必要且不得已」的行為，則可能會損害到其他第三者的權利（〈民法〉第一百五十條）。

三為**自助行為**，又可稱為自力救濟行為，指權利人為了保護自己的權利，於不受法院或其他有關機關援助時，若非於其時為之，則請求權不能行使或行使有困難者，得對於他人之自由或財產施以拘束、押收或毀損之行為，且對此一行為所造成損害結果，不必負任何賠償責任（〈民法〉第一百五十一條）。

　　凡有以上情形之一者，除有惡意或重大過失外，行為人都不必負任何損害賠償責任，但假使有避難過當、防衛過當或自助過當的行為，則要負擔部分賠償責任，我們可稱此為減輕阻卻違法事由。

　　在〈民法〉體系上的阻卻違法事由，基本上和醫療行為的關聯不大。病人送醫時，人為的不法侵害之行為已經結束，否則怎麼送醫，而且防衛行為如何在醫療行為中出現，也實在令人難以想像，所以關於醫療行為的討論沒有正當防衛的問題；緊急避難的危險必須出於急迫的時刻，避難行為在方法上為最後手段，[13]當然我們也難以想像醫療行為怎麼可能在危難急迫降臨病人的時刻來實施，而且是以可能傷害病人自身的生命與身體的方式來為避難的行為，這在邏輯上有所矛盾；自助行為則因為醫療行為的行為人不是病人本人，而是病人的相對人，即是醫護人員，而且醫療行為的本質在於幫助別人，醫護人員的權利自助行為在觀念上和助人的醫療行為則是相衝突的。

　　前面說過，醫病關係的成立，也可能不是出於病人與醫護人員之間的醫病契約關係，而是出自於非契約的無因管理。身為管理人的醫護人員和病人本人之間並沒有權利義務的關係，但法律為了獎勵人與人間互助，乃使幫助他人的行為，不會因為行為人事實上也同時造成干涉他人事務或損害他人權益的結果，而變成侵權行為，所以，也就賦予無因管理的行為以阻卻違法的效果，並且在管理行為完成後，使管理行為人和受到幫助的本人之間，依照法律的規定形成一定的權利與義務的關係，[14]對於醫病關係來說，醫療倫理乃要求醫護人員無論如何都應該要救人，如果病人無法清楚表達他求診或求診於特定醫護人員的意願，醫護人員不能以不存在契約

---

[13] 劉宗榮，1999，《民法概要》，臺北：三民書局股份有限公司，頁 135。

[14] 郭振恭，1999，《民法》，臺北：三民書局股份有限公司，頁 168。

關係爲由，見死不救，還是應該發揚仁心仁術，對病人進行施救的醫療行爲，此則構成無因管理，醫護人員對於病人身體的侵襲，完全不會被視爲侵權行爲。換言之，在沒有得到病人同意之前，原本接觸或侵襲其身體的行爲是侵權行爲，但〈民法〉的無因管理制度則因鼓勵人們互助，而同意醫護人員甚至任何人對病人施救，讓這種侵犯身體行爲的違法性遭到阻卻。〈民法〉第一百七十二條要求管理的方法，應當依本人明示或可得推知的意思並應有利於本人，而且爲管理行爲之人除非其管理行爲違反本人明示或可得推知的意思，否則是不需要爲本人的任何損失負責的。因爲，如果好心被狗咬，還惹得一身腥，哪有人還願意去管他人瓦上霜呢？但如果違反本人明示或可得推知的意思，則需對本人因其管理所生的損害，負起無過失的賠償責任（〈民法〉第一百七十四條第一項），比如說醫師救人應該盡量作到藥到病除，而不是送上一張催命符，要幫助人家，不能一意孤行、獨斷獨行，而要設身處地、將心比心地爲受幫助的人著想，並請給予一定的尊重，假使無因管理人不尊重本人，胡搞一通，又造成本人的損害，這豈能叫作幫助，而可以不負擔任何法律責任呢？但如果本人明示或可得推知的意思違反公共秩序善良風俗，或管理人是爲了本人盡公益上的義務或爲其履行法定扶養義務，則依〈民法〉第一百七十四條第二項規定，管理人乃不需要負擔無過失的責任。

　　此外，〈民法〉第一百七十五條規定：在急迫的危險發生時，對於本人的生命、身體和財產所爲的無因管理，除了有惡意或重大過失外，管理行爲人不需要對本人負任何賠償之責，本條特別強調急迫的危險性問題，對管理人來說，這絕對不利於他從容判斷何爲本人的利益，所以他的風險便相對提高了，由於在急迫的情況下，管理行爲人並沒有充分的時間去思考什麼是本人明示或可得推知的意思，所以縱使違反本人明示或可得推知的意思，管理行爲人也不需要對於本人或第三人所造成的損害負賠償責

任。總而言之，這一條規定的目的，就是要減輕管理人的法律責任，使他願意在此一情形下仍去勇於助人，對醫護人員而言，也是要減輕他們在緊急救人時承擔的責任風險[15]。

另外再討論的，則為特別法律的強制規定，使侵權行為阻卻違法，也就是依法得不經病人同意，也非無因管理的情形，是基於公共利益的考慮，而不管病人本人是否有意見。〈醫師法〉第十五條規定，醫師應依〈傳染病防治法〉對法定傳染病病人立即消毒，〈嚴重急性呼吸道症候群防治及紓困暫行條例〉第八條第一項規定，經各級衛生主管機關認定應強制接受居家隔離、集中隔離或隔離治療者，不得拒絕、規避或妨礙，〈精神衛生法〉第二十一至二十三條也規定，精神科醫師之強制精神病患入院或診療，這些都是法律課以醫療機構的法定義務，這些行為在形式上都可能侵害到病人的自由權，但法律則要求病人放棄這方面的人格權主張。儘

---

[15] 但也有學者認為依照醫師業務的本質與目的，縱使在緊急救人的情況下，醫師也不能免除他在急迫無因管理下的過失責任，而應當盡到如同在平時一樣的注意義務，不能有所差錯，所以〈民法〉第一百七十五條對醫師不適用。邱聰智，1986，〈醫療過失與侵權行為〉，《民法研究㈠》，臺北：自版，頁 438；黃丁全，1995，《醫事法》，臺北：元照出版公司，頁 277。本文持不同看法，人非聖賢，不能期待醫事人員在急迫情況下完全不出差錯，美國加利福尼亞州〈商業及職業法〉第二三九五條（善意撒瑪利亞人條款：Good Samaritan Acts）之規定：「任何有資格之醫事人員，如於緊急事故現場，基於善意而施以緊急救助，對於其行為或不作為之結果，對該病人均不負責任何民事損害賠償責任。本條所稱之緊急事故現場，包括該醫療事故所利用之醫院急診室。」可以參照。參：黃義豐，〈醫事人員醫療過失之民事責任〉，張天鈞主編，2002，《法律與醫學》，臺北：國立臺灣大學醫學院，頁 170。惟急診室的醫師對於緊急醫療狀況，則不得降低其注意義務，因緊急救人適為他們的專長。吳建樑，1994，《醫師與病患「醫療關係」之法律分析》，臺北：東吳大學法律學研究所碩士論文，頁 78。文衍正，1997，《看診法門──醫師之診療義務》，臺北：永然文化出版股份有限公司，頁 84-85。

管如此，仍有學者主張，若有可能，這類的醫療行為仍需取得病人的同意為是，[16]當然，這已經是一種道德上的要求了。

〈刑法〉上的阻卻違法事由

　　〈刑法〉上的阻卻違法事由，則為法律承認行為人的行為，為適法行為而不罰的事由，又稱為合法化事由，概念與〈民法〉可會通理解。〈刑法〉上的法定阻卻違法事由包含五類：正當防衛（〈刑法〉第二十三條）、緊急避難（〈刑法〉第二十四條）、依法令之行為（〈刑法〉第二十一條第一項）、公務員之職務行為（〈刑法〉第二十一條第二項）和**業務上之正當行為**（〈刑法〉第二十二條）。與〈民法〉上的三種阻卻違法事由相較，正當防衛和緊急避難「民、刑法」皆有之，〈民法〉上的自助行為，則包含於〈刑法〉上的「依法令之行為」，因其為依〈民法〉之行為，但〈刑法〉上的依法令之行為，範圍還遠超過民法，包括各種行政法規如懷孕婦女依〈優生保健法〉自行施行人工流產墮胎，則不構成自行墮胎罪。正當防衛、緊急避難以及自助行為，都是和急迫狀態下的行為有關，其他依法令之行為，以及公務員之職務行為和業務上之正當行為，則不一定涉及急迫狀態。公務員之職務行為自然也是依法令之行為，只是更強調行為人為公務員。如果是明知違法的職務命令，下級公務員竟然遵守而予以執行，將不能阻卻違法。至於業務上的正當行為，則多指**醫療業務行為**。這就是說，正當的醫療行為是可以阻卻違法的，就算其行為在客觀上，因為多少已傷害及病人的身體，而符合傷害罪的構成要件。

　　在刑事法領域的法定阻卻違法事由中，醫療行為可以適用的，當有依法令之行為、公務員之職務行為和業務上之正當行為三種情況：強制醫療之行為在外觀上和〈刑法〉第三百零四條規定的強制罪構成要件該當，該

---

[16] 劉文瑢，1999，《醫事法要義》，臺北：合記圖書出版社，頁 210。

條處罰「以強暴、脅迫使人行無義務之事或妨害人行使權利者。」但因強制醫療爲依法令之行爲，故而得以阻卻違法；〈刑法〉第十條第二項規定公務員之定義爲「依法令服務於國家、地方自治團體所屬機關而具有法定職務權限，以及其他依法令從事於公共事務，而具有法定職務權限者。」以及「受國家、地方自治團體所屬機關依法委託，從事與委託機關權限有關之公共事務者。」所以不以具有公務人員任用資格者爲限，凡是在公立醫療機構服務的醫護人員，如果應上級公務員命令進行強制醫療，也可以在「依法令之行爲」的法定阻卻違法事由外，同時適用「公務員之職務行爲」的規定。依法令之行爲和公務員之職務行爲，主要涉及醫病關係發生的原因，是不是可以阻卻違法的問題，而一旦醫病關係發生之後，關於必要的醫療行爲所涉及的違法問題，則由「業務上之正當行爲」此一法定阻卻違法事由來給予合法化。這裡所指之業務，首先必須是正當的，例如牙醫爲他人從事結紮手術，便已經超越正當業務的範圍，不能阻卻違法。[17]其次，執行正當醫護業務時，往往會涉及對於病人身體的傷害行爲，但如果手段是基於治療的目的之所適當且必要，而不逾越社會一般觀念者，則屬於正當行爲，可以阻卻違法，否則即爲不正當，仍然構成犯罪，例如醫師切除病人原無切除必要的病腿，便構成了重傷害罪。

　　行爲只要符合社會相當性，也就是社會共同生活上所公認不應構成違法的事由，就不應該構成犯罪。因此，〈刑法〉的法定阻卻違法事由，只是例示而已，在此之外，凡是符合人民一般觀念的行爲，也可以阻卻違法，不過因爲處於法律規定範圍以外，所以被稱爲超法律之阻卻違法事

---

[17] 但也有學說認爲，只要醫療目的爲國家承認的醫療行爲，便可認爲係正當，而不構成傷害罪。至於牙醫超越其業務範圍的醫療行爲，仍可以行政法加以取締或處罰。黃丁全，1995，《醫事法》，臺北：元照出版公司，頁 129。

由。當然，如果以後修法，也可以將之列入法定阻卻違法事由。我國刑法學肯定的超法律之阻卻違法，通說包括三種：一爲被害人之同意或承諾；二爲容許之危險；三爲義務衝突。

　　我國刑法學所肯定的超法律之阻卻違法事由，第一首推被害人之同意或承諾。這在德國、義大利和希臘等國刑法中皆爲法定阻卻違法事由。此指被害人既已同意或承諾對行爲人捨棄法律所允許其擁有並加處分的利益，則行爲人的行爲便不構成犯罪。得爲被害人同意的行爲，以不涉及公眾或他人之利益或危險，而直接侵害被害人個人法益之行爲爲限，[18]否則若涉及第三人或公眾，被害人有什麼權力可以同意加害人爲加害的行爲？病人的同意權行使對象爲每一個具體個別的醫療行爲對其身體的侵襲，而不能於醫療契約訂定時，即將病人的所有醫療自我決定權全部預先概括地放棄給醫師，如果有此一約定，則爲無效。因爲每一個醫療行爲都伴隨著對於病人生命、身體不可知的危險，基於對病人生命與人格的尊重，故而應該讓病人在攸關其生命健康的每一個醫療行爲當中，都能有參與決定的機會，所以同意必須是當時的行爲，而不能事先預約或事後追認，就好像病人求診而成立醫療契約後，如有動手術的必要，還要再依〈醫療法〉第六十三條簽具手術同意書和麻醉同意書的情形。更者，同意的範圍，必須符合所謂的社會相當性，傳統上認爲生命法益不得作爲同意行爲的可侵害法益，[19]但以積極之作爲結束絕症病人生命的安樂死已經逐漸被多數國家所承認，而我國〈安寧緩和醫療條例〉則已允許醫護人員以消極之不作爲結束絕症病人生命。由此可見，社會觀念在起變化，生命法益在一定條件下，仍是可以同意他人爲侵害的行爲而不爲罪的。不過，由於我國〈刑

---

[18] 黃仲夫，2002，《刑法精義》，臺北：自版，頁107。
[19] 黃丁全，1995，《醫事法》，臺北：元照出版公司，頁405-406。

法〉第二百七十五條特別明文規定，對於教唆或幫助他人使之自殺，或受其囑託或得其承諾而殺之者，仍屬成立犯罪，所以，目前安樂死還不能被認爲阻卻違法，只是作爲〈刑法〉第五十七條法官量刑輕重的標準[20]。

　　當病人喪失意識或其法定代理人不在場，或是事起緊急，必須由醫護人員爲無因管理，則醫療行爲根本無法取得病人的同意，此時法律則將推測：假如病人清醒或其近親在場，亦必會同意醫療的進行，這是從客觀上推測所得的被害人同意或承諾，這種「推測之承諾」，也可以阻卻違法[21]。

　　超法律的阻卻違法事由，還有可容許之危險行爲，又稱爲容許風險。容許風險多運用在過失犯，也就是行爲人並沒有犯罪的故意，卻因爲過失而導致犯罪結果發生的情況。傳統的過失理論認爲，行爲人主觀上預見法益之危害可能，其行爲結果亦導致法益之侵害事實者，行爲人即應負過失責任。但對於高風險的科技行業來講，其行爲的動機往往只是在於爭取可能的機會，結果如預測般發生的機率實在太高了，如果因爲這樣的高風險，而禁止高危險性的行爲，則有時未免矯枉過正，反而失去進步的空間或創造人類福祉的可能，所以有必要針對高風險行業修正過失理論。因此乃有學者主張：倘若行爲人從事於有益社會生活，卻附帶有危險性的業務，若其已盡其必要之管制、監督等措施，以期降低其危險性，縱令結果如原先預測般地發生，應屬可容許之危險界限內行爲，而無需由其負擔刑責[22]。

　　醫療行爲本來就具有風險，診斷和治療都是基於對於病情的預測，不可能百分之百掌握所有情況，特別是在需要動手術的重大疾病，如果要求

---

[20] 黃仲夫，2002，《刑法精義》，臺北：自版，頁 109。
[21] 林山田，1984，《刑法通論》，臺北：自版，頁 166。
[22] 黃仲夫，2002，《刑法精義》，臺北：自版，頁 110-111。

醫護人員完全承擔病人身體傷害或喪失生命的風險，因爲只許成功不許失敗，失敗了變成傷害或殺人，那恐怕誰也不願意冒險醫治病人，如此一來，對於重症病人的治療便會造成更大的危害。所以，只要醫療行爲符合法定程序，並且醫護人員也盡到專業上的注意義務，縱使產生原先預期可能發生的結果，這種高風險的醫療行爲對於病人事實上所造成的傷害甚至死亡，仍然可以阻卻違法。

再一項超法律阻卻違法事由，則爲義務衝突，此指當同時存在兩個以上法律義務時，選擇其中一項義務而行，對另一項義務而言，則構成不作爲，由於不可能在同一時間履行兩項義務，刑法理論乃認爲該一不作爲的不得已出現，不能被視爲犯罪。舉例而言，醫院同時送來兩個命在旦夕的病患，限於人力、設備，醫院只能救助其中一人，而不得不犧牲另一人，此一行爲，已經構成不作爲的殺人，因爲〈刑法〉第十五條第一項規定：「對於犯罪結果之發生，法律上有防止之義務，能防止而不防止者，與因積極行爲發生結果者同。」醫師理當盡力救助病人，但同時處理兩人，實在是分身乏術，不可能兩全其美，這就面臨了義務衝突，病人其中一人的死亡，是不得已的，法律不能強人所難，所以就使這一殺人的結果阻卻違法。

防衛過當、避難過當、自助過當的行爲，或自信其依法令行爲、職務行爲和業務行爲爲法律所許可而有正當理由，但卻已超過必要程度者，凡此類的過當行爲，終究破壞了法律所要保護的利益，所以還是會被評價爲犯罪，行爲人仍要受到刑罰。刑事法只評價有無違法，不像民事法有「減輕阻卻違法事由」的問題，但在法定阻卻違法事由的有關條文，則皆規定過當行爲可「減輕其刑」或「免除其刑」，在刑法理論體系裡，這就屬於減輕責任或阻卻責任的問題。換言之，過當行爲違法的事實已經成立了，接下來則是如何追究犯罪行爲人責任的問題，但畢竟我們對於犯罪行爲人

原可阻卻違法的種種行為，不可能要求動作精確到完全不出差錯，所以在責任的認定上，就可以予以減輕刑罰甚至免除。至於超越法律阻卻違法事由中的過當行為，本來就不在法律中規定，所以當然也就不存在「減輕其刑」或「免除其刑」的規定，但儘管如此，仍可依照〈刑法〉第五十七條的量刑標準給予減刑或免刑。

行政法上的阻卻違法事由

　　我國於 2005 年 2 月公布〈行政罰法〉，規定關於行政罰的基本原則。由於學說上的主流見解多認為行政罰與刑罰沒有本質上的差別，都是對於違反秩序行為的處罰，所以刑罰原理在行政罰上的援用，已經為〈行政罰法〉所接受。過去的法律只要行為人的行為違反行政法所要求的目的，便給予行政罰的裁罰，但〈行政罰法〉則要求行政制裁同刑事制裁一樣，都必須基於行為人的故意或過失，也就是理性的行為人選擇或疏於注意而導致違反行政法上義務的行為結果時，才加以處罰。

　　行政法上的阻卻違法事由，其理論與刑事法相通。行政法領域的法定阻卻違法事由，而於醫病關係中可資適用者，為〈行政罰法〉第十一條規定的依法令之行為和公務員職務命令之行為。公務員職務命令之行為也是依法令之行為，適用對象為公立醫療機構及其醫護人員，但若公立醫療機構及其醫護人員明知上級主管職務命令違法，而未依法定程序向該上級公務員陳述意見者，不在此限。由於〈醫師法〉、〈醫療法〉、〈護理人員法〉等醫護專門職業人員立法及其相關法規命令已經是與醫護人員關係最為密切的行政法令了，所以只要醫療機構及醫護人員忠實地依法執行其醫療業務行為，便不會發生違法之情事，基本上並沒有援引法定阻卻違法事由的餘地。至於超法律阻卻違法事由，刑事法中的同意或承諾並不能援用到醫事行政法，因為病人的諮詢後同意並不能免除醫護人員行政法上的強制義務；刑事法中的容許之危險，主要是用來免除高危險行業從業者對於

其所能預見而卻確信不會發生的危險結果的過失責任，醫護人員在醫病關係中的法定義務主要是針對醫療行為的要求，只要符合法定程序，不論結果如何，均無違反行政法義務的問題。至於刑事法中的義務之衝突則可能發生，例如〈醫師法〉第二十一條和〈醫療法〉第六十條皆規定了不遲延醫療與強制診療義務，如果同時出現兩個以上病人，而超越醫療機構或醫師當下能夠處理的容量，則這就會出現義務的衝突，醫療機構或醫師無力同時救助其他病人的行為，則可以阻卻違法。

綜上所論，我們大概可以得出一個結論，法律就是與國家公權力介入的制裁相聯繫的社會規範。道德是人在良心上之義務的自我規定，當人們把這種對於自己的道德要求去評價他人的行為時，個人的主觀道德原則中具有普遍性意義部分的總和，便會構成社會道德，而每個人在社會生活關係中所要依循的社會道德原則，即是倫理，倫理除了自然而客觀地存在於社會生活關係當中之外，社會群體也可以為自己內部成員就與外在環境間之關係規定行為規範，這也就是社會群體的自律。法律往往會把道德和倫理納為其一部分，以國家的力量來承認與保證其效力，但法律也不一定必然與道德和倫理有關，凡是國家在法律的框架下願意承認的社會規範，就是法律，不管這種社會規範的制定者來自公部門還是私部門，或源自世俗還是神。

基於對人是理性存有的此一假設，法律要求行為人的行為決定是在完全自由自主的正常情況下作出，並要求其對於本身行為的決定所導致的後果負起責任，而這個行為的決定過程如果有任何的瑕疵、疏失或受限於環境的條件而無法自由選擇，則法律會相對地減輕行為人的責任。法律責任有三種：民事責任、刑事責任和行政責任，三種法律制裁可以同時存在，但後兩者則因採法定主義，要視法律有無明確的規定而論。

參考資料

1. 文衍正，1997，《看診法門——醫師之診療義務》，臺北：永然文化出版股份有限公司。

2. 吳志光，2007，《行政法》，臺北：新學林出版股份有限公司。

3. 吳建樑，1994，《醫師與病患「醫療關係」之法律分析》，臺北：東吳大學法律學研究所碩士論文。

4. 李瑞全，2000，《儒家生命倫理學》，臺北：鵝湖出版社。

5. 林山田，1984，《刑法通論》，臺北：自版。

6. 邱聰智，1986，〈醫療過失與侵權行為〉，《民法研究㈠》，臺北：自版。

7. 洪家殷，1998，《行政秩序罰論》，臺北：五南圖書出版有限公司。

8. 張世英，1995，《論黑格爾的精神哲學》，臺北：唐山出版社。

9. 郭振恭，1999，《民法》，臺北：三民書局股份有限公司。

10. 陳新民，1994，《行政法學總論》，臺北：自版。

11. 黃丁全，1995，《醫事法》，臺北：元照出版公司。

12. 黃仲夫，2002，《刑法精義》，臺北：自版。

13. 黃異，1987，《行政法總論》，臺北：自版。

14. 黃義豐，2002，〈醫事人員醫療過失之民事責任〉，張天鈞主編，《法律與醫學》，臺北：國立臺灣大學醫學院。

15. 黑格爾（Georg Wilhelm Hegel）著，范揚、張企泰譯，1985，《法哲學原理》，臺北：里仁書局。

16. 楊奕華，1997，《法律人本主義——法理學研究詮論》，臺北：漢興書局有限公司。

17. 管歐，2003，《法學緒論》，臺北：五南圖書出版有限公司。

18. 劉文瑢，1999，《醫事法要義》，臺北：合記圖書出版社。

19. 劉宗榮，1999，《民法概要》，臺北：三民書局股份有限公司。

20. 蘇嘉宏、吳秀玲，2000，《醫事護理法規概論》，臺北：三民書局股份有限公司。

第六章　醫療行為的醫事法律規範

前言

　　在本章我們則要分別從民、刑、行政三種法律的有關規定，來檢視醫院、醫師和護理人員在執行醫療行為，究竟會具體地涉及哪些醫事法律規範。在各種醫事法律規範中，最重要的是〈醫師法〉和〈醫療法〉，〈醫師法〉和〈醫療法〉都屬於一種綜合立法，裡面規定了許多對於不當醫療行為的刑罰與行政罰，而由於民事契約的內容乃不得違反法律的強制規定，違反者無效，所以這些有關於刑罰與行政罰的規定，也成為醫事民事法上的重要內容；而在〈醫師法〉之外，我們還要附帶介紹〈護理人員法〉，因為護理人員在醫療行為過程中所扮演的功能是依醫師之指示而為的醫療輔助行為，在醫療行為中，其重要性僅次於醫師。

　　以下我們且先來介紹〈醫師法〉、〈醫療法〉和〈護理人員法〉等醫事特別法，以及醫師與護理人員職業倫理規範中有關臨床醫病關係上醫護人員義務和病人權利的規定，之後則分就民、刑、行政三種法律範疇評價其意義。

醫事特別法

〈醫師法〉、〈醫師倫理規範〉

　　〈醫師法〉制定於 1943 年 9 月，最近一次修正是在 2007 年 12 月。〈醫師法〉第三章即規定醫師之各種義務。與臨床醫療行為有關的義務，

有第十一條的醫師親自診療義務，該條第一項規定：「醫師非親自診察，不得施行治療、開給方劑或交付診斷書。但於山地、離島、偏僻地區或有特殊、急迫情形，爲應醫療需要，得由直轄市、縣（市）主管機關指定之醫師，以通訊方式詢問病情，爲之診察，開給方劑，並囑由衛生醫療機構護理人員、助產人員執行治療。」

第十二條第一至三項規定者爲醫師製作病歷及醫療機構保存病歷之義務：「醫師執行業務時，應製作病歷，並簽名或蓋章及加註執行年、月、日。」「前項病歷，除應於首頁載明病人姓名、出生年、月、日、性別及住址等基本資料外，其內容至少應載明下列事項：一、就診日期。二、主訴。三、檢查項目及結果。四、診斷或病名。五、治療、處置或用藥等情形。六、其他應記載事項。」「病歷由醫師執業之醫療機構依醫療法規定保存。」

第十二條之一規定醫師的病情告知與說明義務：「醫師診治病人時，應向病人或其家屬告知其病情、治療方針、處置、用藥、預後情形及可能之不良反應。」此則又爲病人醫療顚末了解權之規定。[1]關於醫師的說明義務，學說上尚主張賦予醫師以減輕或免除說明義務的醫療特權，只說明若有危害病人之虞者，如自殺、精神崩潰、加重病情而拒絕治療者，醫師可以例外地爲一部分或全部的保留。說明必須適當，說明不足或過度說明，都不符合說明義務的功能。[2]由於法律並未完全免除醫師的說明義務，所以醫師必須說明，但可一部分保留，而說明對象則不必限於病人本身，而可選擇病人家屬。[3]另有學者主張醫師如欲行使其醫療特權，爲避免爭議，則

---

[1]　李聖隆，2001，《醫護法規概論》，臺北：華杏出版股份有限公司，頁337。

[2]　王澤鑑，2002，《侵權行爲法》，第一冊，〈基本理論、一般侵權行爲〉，臺北：自版，頁285-286。

[3]　參本章以下有關〈醫療法〉規定之醫療機構說明義務的見解。

應當在病歷表上加以記載，[4]然而一旦記載於病歷表，病人即有知悉眞相的可能，或許可以參考美國的作法，即醫師可以找第二位醫師確認其行使醫療特權的妥當性，[5]或者在醫院內部服務規章中設計制度，使醫療倫理諮詢專員來確認其妥當性。

第二十條規定醫師之不違規收費義務：「醫師收取醫療費用，應由醫療機構依醫療法規規定收取。」

第二十一條規定醫師之不遲延醫療與強制診療（應招）義務：「醫師對於危急之病人，應即依其專業能力予以救治或採取必要措施，不得無故拖延。」

第二十三條規定醫師不洩漏他人祕密之義務：「醫師……對於因業務知悉或持有他人病情或健康資訊，不得無故洩露。」除非醫師受有關機關詢問或委託鑑定，而依同法第二十二條規定不得爲虛僞之陳述或報告。

值得注意的是〈醫師法〉第二十五條第四款，規定醫師執行業務違背醫學倫理得由醫師公會或主管機關移付懲戒，本文前已言之。倫理具有社會關係的意涵，所以此處所謂的醫學倫理，實指醫師公會此一職業專業團體的自治自律契約，即爲醫師同業所公認的醫師職業倫理，並且通過自治的程序，以團體內部的社會契約形式加以確認者，所以絕非單純學理上所討論的醫學倫理或生命倫理，而是已經成文化且被納入爲〈醫師法〉一環的法律規範。生命倫理學所普遍認可和社會一般客觀認可的道德原則，有自律〔（自主）principle of autonomy〕、不傷害（principle

---

4　王澤鑑，2002，《侵權行爲法》，第一冊，〈基本理論、一般侵權行爲〉，臺北：
　　自版，頁 285。

5　文衍正，1998，《看診法門——醫師之說明、注意與其他義務》，臺北：永然文化
　　出版股份有限公司，頁 88。

of nonmaleficence）、仁愛〔（行善）principle of beneficence〕和公義〔（公平）principle of justice〕等四個基本原則，其下再畫出一些重要道德規則，如諮詢同意原則（principle of informed consent）、保護主義（paternalism）、保密原則（confidentiality）、隱私權〔（私隱權）right to privacy〕、誠實原則（veracity）與忠誠原則（fidelity）等。[6]這些醫學倫理上的基本原則和規則，乃成爲解釋與補充由中華民國醫師公會全國聯合會會員代表大會於 1999 年制定，最近於 2007 年 5 月修訂之〈醫師倫理規範〉的重要指導理念，但卻不直接產生法律規範的作用，醫師之職業倫理規範，乃應當直接適用〈醫師倫理規範〉的明文規定。

〈醫師倫理規範〉第四條規定：「醫師執業應考慮病人利益，並尊重病人的自主權，以良知與尊嚴的態度執行救人聖職。」該規範乃明文承認病人有自主權，此即爲自律原則。該規範的第二章，即爲有關醫師與病人關係的規定，第八條規定醫師的病情告知與說明義務，其精神與〈醫師法〉第十二條之一規定相同：「醫師對於診治之病人應提供相關醫療資訊，向病人或其家屬說明其病情、治療方針及預後情形。」由此可見，究竟病人自主權的具體內涵是什麼，是否承認病人的諮詢後同意權，在醫學實務界則尚待進一步凝聚共識。

由不傷害和仁愛原則所支持的保護主義和忠誠原則，可見諸於第七條和第十條規定。第七條規定爲：「醫師應關懷病人，以維護病人的健康利益爲第一優先考量，不允許任何對病人不利的事情干預醫師之專業判斷。」第十條則規定：「醫師應以病人之福祉爲中心，了解並承認自己的極限及其他醫師的能力，不做不能勝任之醫療行爲，對於無法確定病因或提供完整治療時，應協助病人轉診；如有充分理由相信自己或同仁不適合

---

[6] 李瑞全，2000，《儒家生命倫理學》，臺北：鵝湖出版社，頁 31-72。

醫療工作時，應採取立即措施以保護病人。」

　　第九條爲公義原則：「醫師不以宗教、國籍、種族、政黨或社會地位等理由來影響自己對病人的服務。」第十一條則體現了保密原則、隱私權、誠實原則等精神，規定：「醫師應尊重病人隱私權，除法律另有規定外，醫師不無故洩漏因業務而知悉之病人祕密。」

〈醫療法〉

　　〈醫療法〉制定於民國 1986 年 10 月，最近一次修正是在 2005 年 2 月，主要規範對象爲醫療機構，而醫師和護理人員則經常是以醫療機構的受僱者身分來進行醫療行爲的，〈醫療法〉第十條第一項即規定，該法所稱醫事人員，係指領有中央主管機關核發之醫師、藥師、護理師、物理治療師、職能治療師、醫事檢驗師、醫事放射師、營養師、藥劑生、護士、助產士、物理治療生、職能治療生、醫事檢驗生、醫事放射士及其他醫事專門職業證書之人員。所以，〈醫療法〉中對於醫療機構所課求的義務，也包括了對於醫師和護理人員的義務，此外，該法也有有關病人權利的種種規定。

　　〈醫療法〉第二十一條與第二十二條規定爲醫療機構之不違規收費義務，與〈醫師法〉第二十條規定精神相通，其所保障的，乃爲病人接受公平醫療的權利。[7]〈醫療法〉第二十一條規定爲：「醫療機構收取醫療費用之標準，由直轄市、縣（市）主管機關核定之。」第二十二條：「醫療機構收取醫療費用，應開給載明收費項目及金額之收據。」「醫療機構不得違反收費標準，超額或擅立收費項目收費。」值得注意的是，〈醫療法〉第六十一條第二項規定：「醫療機構及其人員，不得利用業務上機會獲取

---

[7] 吳憲明，1998，《衛生法規概論——醫事法規》，臺北：自版，頁 263。

不正當利益。」將原條文中之「不得……收受商人餽贈」等字刪去，傳統見解認爲法律未規定及病人之餽贈，所以醫師收受紅包乃不在規範之內，[8]但現行法顯然已修正此一見解，而認爲醫師收受紅包乃屬不正當利益。

〈醫療法〉第六十條規定醫療機構之不遲延醫療與強制診療（應招）義務，此與〈醫師法〉第二十一條規定精神相通：「醫院、診所遇有危急病人，應先予適當之急救，並即依其人員及設備能力予以救治或採取必要措施，不得無故拖延。」「前項危急病人如係低收入或路倒病人，其醫療費用非本人或其扶養義務人所能負擔者，由直轄市、縣（市）政府社會行政主管機關依法補助之。」此外，2007 年 7 月新修訂的〈緊急醫療救護法〉之第三十六條亦規定：「醫院爲有效調度人力與設備，應建立緊急傷病患處理作業流程及內部協調指揮系統，遇有緊急傷病患時應即檢視，並依其醫療能力予以救治或採取一切必要措施，不得無故拖延；其無法提供適切治療時，應先做適當處置，並協助安排轉診至適當之醫療機構或報請救災救護指揮中心協助。」

〈醫療法〉第七十條爲醫療機構製作病歷及保存病歷之義務，與〈醫師法〉第十二條精神相通。該條規定：「醫療機構之病歷，應指定適當場所及人員保管，並至少保存七年。但未成年者之病歷，至少應保存至其成年後七年；人體試驗之病歷，應永久保存。」「醫療機構因故未能繼續開業，其病歷應交由承接者依規定保存；無承接者至少應繼續保存六個月以上，始得銷燬。」「醫療機構對於逾保存期限得銷燬之病歷，其銷燬方式應確保病歷內容無洩漏之虞。」

第七十二條規定不洩漏他人病情或健康資訊之義務，其精神同於〈醫師法〉第二十三條和〈醫師倫理規範〉第十一條，該條文規定：「醫療機

---

[8] 吳憲明，1998，《衛生法規概論──醫事法規》，臺北：自版，頁 254。

構及其人員因業務而知悉或持有病人病情或健康資訊，不得無故洩漏。」
此即對於病人隱私權的保障。

　　第七十三條規定建議轉診之義務：「醫院、診所因限於人員、設備及
專長能力，無法確定病人之病因或提供完整治療時，應建議病人轉診。但
危急病人應依第六十條第一項規定，先予適當之急救，始可轉診。」「前
項轉診，應填具轉診病歷摘要交予病人，不得無故拖延或拒絕。」醫療的
目的在於治療疾病，如果醫療機構本身沒有能力提供完整醫療，則應當
協助病人另請高明，而不應該為了本身的醫療業務收入，而使病情有所耽
誤。本條規定亦可見於〈醫師倫理規範〉第十條。

　　第八十一條則重複〈醫師法〉第十二條之一和〈醫師倫理規範〉第八
條病情告知與說明義務之規定，而規定：「醫療機構診治病人時，應向病
人或其法定代理人、配偶、親屬或關係人告知其病情、治療方針、處置、
用藥、預後情形及可能之不良反應。」第六十三條、第六十四條則是病情
告知義務的特別規定，規定手術之實施，病人有知情同意權。第六十三條
規定：「醫療機構實施手術，應向病人或其法定代理人、配偶、親屬或
關係人說明手術原因、手術成功率或可能發生之併發症及危險，並經其
同意，簽具手術同意書及麻醉同意書，始得為之。但情況緊急者，不在此
限。」「前項同意書之簽具，病人為未成年人或無法親自簽具者，得由其
法定代理人、配偶、親屬或關係人簽具。」「第一項手術同意書及麻醉同
意書格式，由中央主管機關定之。」第六十四條規定：「醫療機構實施中
央主管機關規定之侵入性檢查或治療，應向病人或其法定代理人、配偶、
親屬或關係人說明，並經其同意，簽具同意書後，始得為之。但情況緊急
者，不在此限。」「前項同意書之簽具，病人為未成年人或無法親自簽具
者，得由其法定代理人、配偶、親屬或關係人簽具。」第七十九條則規
定：「醫療機構施行人體試驗時，應善盡醫療上必要之注意，並應先取得

接受試驗者之書面同意；受試驗者為無行為能力或限制行為能力人，應得其法定代理人之同意。」「前項書面，醫療機構應記載下列事項，並於接受試驗者同意前先行告知：一、試驗目的及方法。二、可能產生之副作用及危險。三、預期試驗效果。四、其他可能之治療方式及說明。五、接受試驗者得隨時撤回同意。」

　　由上可知，我國法律並未強制規定保障病人有關於其醫療的同意權，同意權只限於手術和人體試驗。但病人或其法定代理人、配偶、親屬或關係人對於病情、治療方針及預後情形則有知情權。論者有謂，基於對病人自我決定權之尊重，應認為病人於同意能力有欠缺時，始得依〈醫療法〉法文之順序，由法定代理人、配偶、親屬、關係人行使同意權，且後一順位者不得躍前（jump）代替前一順位者作出決定，[9]但在法律未為明確且強制的規定之前，病人的自我決定權得否完全排除配偶、親屬或關係人之參與？又配偶之行使同意權，能否排除其他親屬如病人之父母子女兄弟姊妹的參與而自行決定？在我國文化中存在的特有之家庭決定導向生命倫理學原則中，臨床決定的最後決定者，恐怕不是病人本身，而是其家屬，[10]而事實上，醫師或醫療機構本身亦不敢超越病人家屬的意思，直接向病人進行說明與徵求同意。因此，我們可以將病人知情同意權的權利所有人或醫師的說明對象，認知為是在尊重病人個人人格與意志的前提下，由醫師或醫院或其他公正的第三者如醫療倫理諮詢員所共同決定的病人本人或其家屬。

---

[9]　陳春山，2000，《醫師・病人・醫療糾紛》，臺北：書泉出版社，頁 104。

[10]　曾建元，2003，〈病人權利的倫理難題——兼論醫療倫理委員會與倫理諮詢專員在其間的角色〉，《應用倫理研究通訊》，第 25 期，中壢：國立中央大學哲學研究所應用倫理研究室，頁 33-36。

〈護理人員法〉、〈護理倫理規範〉

護理人員，依〈護理人員法〉第二條規定：「本法所稱護理人員，指護理師及護士。」〈護理人員法〉制定於 1991 年 5 月，最近一次修正在 2007 年 1 月。在臨床醫療行爲當中，該法第二十四條第一項第四款規定護理人員所扮演的功能爲醫療輔助行爲，第二項則規定：「醫療輔助行爲應在醫師之指示下行之。」第二十五條則規定：「護理人員執行業務時，應製作紀錄。」「前項紀錄應由該護理人員執業之機構保存十年。」此與〈醫師法〉第十二條和〈醫療法〉第七十條之製作病歷及保存病歷義務精神相通。第二十六條規定：「護理人員執行業務時，遇有病人危急，應立即聯絡醫師。但必要時，得先行給予緊急救護處理。」此與〈醫師法〉第二十一條、〈醫療法〉第六十條和〈緊急醫療救護法〉第三十六條之不遲延醫療與強制診療（應招）義務規定精神相通。關於病人隱私權的保護和保密原則的實踐，〈護理人員法〉第二十八條之精神同於〈醫師法〉第二十三條、〈醫師倫理規範〉第十一條和〈醫療法〉第七十二條精神之規定：「除依前條規定外，護理人員或護理機構及其人員對於因業務而知悉或持有他人祕密，不得無故洩漏。」前條第二十七條即爲例外規定：「護理人員受有關機關詢問時，不得爲虛僞之陳述或報告。」

關於護理人員之職業倫理，我國有中華民國護理師護士公會全國聯合會於 2006 年 3 月制定之〈護理倫理規範〉，不過〈護理倫理規範〉不像〈醫師倫理規範〉，被納入成爲法律的一部分，但在判斷護理人員的法律責任時，其醫療照護行爲是否合乎〈護理倫理規範〉，仍是一重要的依據。舉其大要，〈護理倫理規範〉第三條：「應尊重服務對象的個別性、自主性、人性尊嚴，及接納其宗教信仰、風俗習慣和價值觀以及文化之差異。」以及第十一條：「對服務對象及家屬應採取開放、協調、尊重的態度，並鼓勵其參與計畫及照顧活動。」乃揭示了對於自律原則的尊重；第

七條：「提供醫療照護活動時，應善盡告知責任，經確實知悉同意後執行，但緊急情況除外。」第九條：「秉持同理心提供符合服務對象能力與需要的護理指導與諮詢。」以及第十條：「對服務對象的顧慮應給予充分的說明及協助，以維護其權益。」皆爲病情告知義務的實踐；第五條：「當服務對象接受面談、檢查、治療和護理時，應尊重並維護其隱私及給予心理支持。」第六條：「保守服務對象的醫療祕密，在運用其資料時，需審愼判斷，經服務對象同意或遵循法令程序處理。」與〈護理人員法〉第二十七、二十八條保護病人隱私權與落實保密原則精神一致；第八條：「執行醫療照護、研究或實驗性治療時，應維護服務對象的安全與權益。」爲自律、不傷害和仁愛等原則的綜合。

醫事民事法

醫事民事法是以〈民法〉和醫事民事特別法爲中心，將醫事領域的問題納入適用。醫事民事法存在著一些強制性的規定，是不容許當事人之間任意以契約加以排除適用的。換言之，醫療契約如果有違反上述〈醫師法〉和〈醫療法〉中的有關規定，則其約定爲無效。

醫病關係可以分成兩類：一是契約關係，一是非契約關係的無因管理，如果不具有前兩類的法律上原因，則醫療行爲的實施將構成侵權行爲。醫事民事糾紛的處理，主要透過普通法院民事庭、醫事仲裁和鄉鎮市區公所調解委員會與地方法院調解委員會。

近似委任的非典型契約關係

醫病關係的成立，通常乃出自於契約關係。基於契約自由的原則，只要不違反法律上的強制規定，當事人是可以任意約定契約內容的。然而一般人均非法律專家，當他們決定求診而成立醫療契約以後，醫病雙方各有

什麼樣的權利與義務，則需要根據法律的規定，由於法律並未直接就醫療契約的性質爲規定，這就必須從〈民法〉所規定的各種契約類型當中，去選擇與醫療行爲性質相關的契約類型來加以適用或準用。

臨床醫療行爲的當事人爲醫護人員和病人。第二次世界大戰之後，各國無不重視病人的人權，而認爲病人有自我決定權，對自己的身體、人生的價值享有最終的決定權，[11]此即生命倫理中的首要自律原則，依此，則可再延伸出病人對於醫療措施的諮詢後同意權。所以，病人不再成爲醫師醫療行爲的客體，而是與醫師成爲有關自己病體的醫療行爲之共同參與者。病人對於醫療行爲的參與，於是成爲決定與判斷醫療契約性質的重要參考。

我國法律實務與傳統學說，乃主張醫療契約爲委任契約。[12]關於委任契約的定義，則見於〈民法〉第五百二十八條之規定：「稱委任者，謂當事人約定，一方委託他方處理事務，他方允爲處理之契約。」在醫療契約關係中，則爲當事人一方之病人（委任人）委託他方之醫師（受任人）或醫療機構處理治療之事務，他方之醫師或醫療機構允爲處理的情況，再由病人就醫師或醫療機構的勞務來支付報酬。關於委任契約中委任人與受委任人的權利、義務，〈民法〉第五百三十五條前段規定：「受任人處理委任事務，**應依委任人之指示**」，就醫療而言，實際上病人並沒有醫學專業知識與技術能力對醫護人員爲指示，但由於病人爲醫療行爲的共同參與

11　曾建元，2003，〈病人權利的倫理難題──兼論醫療倫理委員會與倫理諮詢專員在其間的角色〉，《應用倫理研究通訊》，第25期，中壢：國立中央大學哲學研究所應用倫理研究室，頁31-32。

12　最高法院〈五十三年臺上字第二三五四號判決〉和〈七十年臺上字第一〇四九號判決〉；邱聰智，1986，〈醫療過失與侵權行爲〉，《民法研究》(一)，臺北：自版，頁433-434。

者，醫護人員的個別具體醫療措施，應當向病人報告並得到病人的同意，而且要如〈護理倫理規範〉第十條所言，告知「應符合個案的能力與需要」，因此我們也可以說，病人是依照醫護人員所提出的治療方針作出決策上的指示，但是，如果病人罹患重症，基於治療手段與效果的目的，醫護人員並不宜毫無保留地向病人報告病情，以致引起病人的不安與疑慮，在這一點上，醫療契約有別於一般委任契約的特殊性。再者，〈民法〉第五百三十五條後段規定：「受任人處理委任事務，應依委任人之指示，並與處理自己事務爲同一之注意。其受有報酬者，應以善良管理人之注意爲之。」將有無收受報酬作爲醫療注意義務大小的區別，則爲學者所詬病，認爲違反醫療倫理，[13]因爲救人爲醫護人員的天職，1949 年世界醫學會第三屆全體大會〈醫學倫理國際守則〉（International Code of Medical Ethics）即要求「醫師在提供可能對病人身心狀況有不良影響的治療時，必須以病人利益爲依歸」，在這一點上，醫療契約亦有別於一般委任契約。基於上述種種，所以近來學者多主張醫療契約爲近似委任之非典型契約，[14]也就是主張醫療契約是一種特別的契約類型，其內容與委任近似，但又不完全相同。

有論者主張外科手術以完成一定之工作爲目的，爲近似承攬之非典型契約。[15]按〈民法〉第四百九十條第一項之規定：「稱承攬者，謂當事人約定，一方爲他方完成一定之工作，他方俟工作完成，給付報酬之契約。」

---

[13] 劉文瑢，1999，《醫事法要義》，臺北：合記圖書出版社，頁 202。

[14] 孫森焱，1988，〈論醫師爲診療行爲應負之義務〉，國立臺灣大學法律學系主編，《鄭玉波先生七秩華誕祝賀論文集：民商法理論之研究》，臺北：三民書局，頁 168；黃丁全，1995，《醫事法》，臺北：元照出版公司，頁 260-261；劉文瑢，1999，《醫事法要義》，臺北：合記圖書出版社，頁 200-203。

[15] 黃丁全，1995，《醫事法》，臺北：元照出版公司，頁 261。

可知承攬和委任的差別，在於承攬人的工作，不受委託定作人的指示，而委任關係中的受任人則應依委任人的指示爲之處理事務。外科手術爲醫療行爲的一種，基於對病人自我決定權的尊重，外科手術的實施，也應當向病人報告並得到病人的同意，並沒有與一般醫療行爲加以區別的必要。何況，承攬契約是一種結果保證的契約，必須要承攬完成約定的工作，並達成保證的結果，定作人才有給付報酬的義務。但醫療契約則是一種手段債務（obligation de moyens），醫療行爲的實施乃帶有一定的風險，即存在著所謂的支配不可能要因，沒有醫師或醫療機構膽敢保證他對於無論大小疑難雜症一定妙手回春，藥到病除。所以，醫師或醫療機構的醫療行爲只要是朝向治癒疾病即可，[16]他不必保證一定治癒。因此，醫療行爲不能比之爲承攬，因爲一旦定位爲承攬關係，則醫師一定要在治癒疾病（完成工作）後才能獲得病人醫藥費的支付，這在小病還可以，若是大病，則將導致沒有醫師或醫療機構願意承擔風險的結果，反而會對於求診的重症病人造成極爲不利的影響，也就是求助無人，這就很不人道了。

從近似委任契約的法理而論，病人支付報酬是因爲醫師或醫療機構受其委託實施醫療行爲而付出勞務，而不是治癒疾病。所以，醫療行爲的每一個環節，都應該是出自於病人對醫師或醫療機構行爲的委託或同意。基於病人的自我決定權，醫師的醫療行爲內容乃應當尊重病人的決定，但病人大多數並不具備醫學上的專門知識與技術，如何能正確而適當地委託醫師，這就需要依靠醫師和病人之間的充分溝通與合作，即醫師或醫療機構應善盡說明的義務，以協助病人作出正確的決定。因此，在一般的情況下，如果醫師或醫療機構未善盡說明、未依照病人的委託，而自行爲病人爲醫療行爲，則將構成缺乏契約上義務的行爲，而有債務不履行或甚至侵

---

[16] 劉文瑢，1999，《醫事法要義》，臺北：合記圖書出版社，頁 203-204。

權行爲的責任。換言之，若醫病間存在著醫療委任契約關係，而醫師或醫療機構卻沒有得到病人同意來實施醫療，將會面臨違反委任契約的債務不履行問題，違約所造成的額外醫療支出以及病人利益的損害，除非醫師能證明其無可歸責，否則自然應當全由醫師或醫療機構一方自行負擔。債務不履行之損害賠償請求權時效，依〈民法〉第一百二十五條規定，爲十五年，也就是說，在醫師或醫療機構發生違約的行爲時起十五年內，病人都有權請求醫療上的損害賠償。

醫病契約關係當事人的認定，在求償上是很重要的，病人一方必須清楚，另一造究竟是個別的醫師還是醫療機構。如果是醫療機構，則實際上與病人接觸並實際執行醫療行爲的醫護人員，都只是醫療機構的受僱者而已，如果醫護人員未履行醫療委任契約的條款，則病人仍舊是向醫療機構求償，至於醫護人員有無違反其與醫療機構之間的僱傭契約的問題，與病人無關。當然，如果受僱的醫護人員違反了其僱傭契約的規定，醫療機構也是有權向其求償，以轉嫁賠償病人之後的損害。

無因管理（非契約關係）

依照契約自由原則，醫療委任契約的締結但憑當事人間的意願，醫師並沒有當然接受病人的義務。可是，一旦有非危急而昏迷或危急的病人送醫，則醫師和輔助醫療的護理人員，是唯一有能力救助的人，基於其救人的天職，此時契約自由便不應該任意由醫師主張，而延誤到病人病情的治療，影響及其身體健康甚至於生命的安全。故而縱使病人無法清楚地表達欲與醫師締結醫療契約的意思，如果醫師可以不施救而卻決定救助非危急病人，則醫師乃與病人之間成立無因管理的關係；而關於危急的病人，醫師則更無考慮的餘地，根據〈醫師法〉和〈醫療法〉上的法定強制診療

義務，醫師非爲急迫的無因管理不可。[17]醫師無論是自願或依法與病人成立無因管理關係，儘管其與病人之間並未就彼此間的權利義務有過協議，但其行爲義務則仍應遵守〈醫師法〉與〈醫療法〉及其他醫療衛生法規的強制規定。而若醫療（管理）行爲得到病人的承認，參照〈民法〉第一百七十八條之規定，無因管理關係則轉變成爲近似委任的契約關係。

　　無因管理的法理，要求管理人的管理方法，應當依本人明示或可得推知的意思，並應有利於本人，而管理人未依本人明示或可得推知的意思爲管理，除非本人明示或可得推知的意思違反公共秩序善良風俗，或管理人是爲了本人盡公益上的義務或爲其履行法定扶養義務，否則將負擔無過失責任。所以，針對非危急的病人而言，只要醫師基於治癒病人的目的爲醫療行爲，皆可以認爲是合於病人本人明示或可得推知的意思而爲的適法管理行爲。但此時，因爲病情並非危急，所以醫師應當盡其善良管理人的責任，即令人們得從一般專業醫師的角度，來審查其醫療行爲有無過失。而危急病人的急救，則屬於急迫之無因管理，除了急診室的醫師應盡善良管理人的專業責任外，一般醫師僅需對其負惡意或重大過失責任。

　　我們雖戲稱無因管理爲雞婆，但好心還是有好報的。〈民法〉第一百七十六條規定：「管理事務利於本人，並不違反本人明示或可得推知之意思者，管理人爲本人支出必要或有益之費用，或負擔債務，或受損害

---

[17] 吳建樑，《醫師與病患「醫療關係」之法律分析》，臺北：東吳大學法律學研究所碩士論文，1994 年 7 月，頁 72。但另有論者則認爲，醫師與危急病症病人間的醫病關係係來自於〈醫師法〉和〈醫療法〉上的法定強制診療義務，無因管理之規定乃係類推適用。文衍正，《看診法門——醫師之診療義務》，臺北：永然文化出版股份有限公司，1997 年 10 月，頁 25。無因管理的核心意義在於管理人所爲者爲其無義務之事，而醫師救助危急病人則並非無義務之事，而是其法定義務。本文贊同類推適用說。不過，爲行文方便，本文不另闢小節討論危急病人類推適用無因管理的問題，而直接就急迫無因管理的法律效果爲討論。

時，得請求本人償還其費用及自支出時起之利息，或清償其所負擔之債務，或賠償其損害。」「第一百七十四條第二項規定之情形，管理人管理事務，雖違反本人之意思，仍有前項之請求權。」在適法的管理情形下，醫師可以向病人要求全部的醫療費用或其他無因管理過程中所招致的所有損害的賠償，而若病人嗣後有違反公共秩序善良風俗的意思，比如拒絕醫師輸血救助而寧願犧牲生命，醫師還是可以對其主張返還醫療上所有的必要管理費用。

關於非適法的管理，則規定於〈民法〉第一百七十七條：「管理事務不合於前條之規定時，本人仍得享有因管理所得之利益，而本人所負前條第一項對於管理人之義務，以其所得之利益為限。」「前項規定，於管理人明知為他人之事務，而為自己之利益管理之者，準用之。」這便是說，如果醫護人員的行為違反本人明示或可得推知之意思，但畢竟還是把病人的病情穩定或甚至治癒其疾病，則病人還是要就其所受的此一利益，支付給醫師醫療費用。而醫師若是基於爭取業務的動機，強制對病人為醫療，病人若因此而病情穩定或病體痊癒，病人還是應該支付給醫師醫療費用。

侵權行為

所謂侵權行為，依〈民法〉第一百八十四條規定：「因故意或過失，不法侵害他人權利者」、「故意以背於善良風俗之方法，加損害於他人者」，以及「違反保護他人之法律，致生損害於他人者」的種種行為。此之謂「不法侵害他人權利」的「權利」，並不包括債權。[18]所以違反醫療契約的債務不履行並不同於侵權行為，然而，契約的履行過程中，也可能

---

[18] 王澤鑑，2002，《侵權行為法》，第一冊，〈基本理論、一般侵權行為〉，臺北：自版，頁 91。

產生非原契約規範範圍內的損害。在此，便可主張侵權行為責任。除此之外，如果醫師與病人之間不存在著醫療委任契約關係的約定，而是在偶然而非急迫的情況下形成醫病關係，則醫師的醫療行為就會成為一種侵權行為，因為醫療行為必然涉及對身體完整性的侵害或〈民法〉明定的身體權的保護問題。再者，無因管理所適用的情況，一是病人非危急而昏迷，一是病人危急。所以，若是病人意識清醒而且病情非危急又非法定傳染病的時候，醫師對病人強制性的醫療行為，則是不尊重病人人格權的行為，不管其醫療結果對病人是否有益，都是侵權行為，病人均可請求損害賠償。在此，醫師的醫療費用損失，因為是自己的過錯所造成的，所以要自己承擔，不可以向病人主張。不論如何，若不存在醫病間的委任關係，則醫師乃必須要負擔侵權行為或無因管理過當的損害賠償風險。

　　〈民法〉第一百九十七條第一項規定：「因侵權行為所生之損害賠償請求權，自請求權人知有損害及賠償義務人時起，二年間不行使而消滅。自有侵權行為時起，逾十年者亦同。」債務不履行所生的一般債權請求權，依〈民法〉第一百二十五條規定，有十五年的時效，醫師、藥師、看護的診費、藥費、報酬及其墊款，則為兩年的短期時效（〈民法〉第一百二十七條），相形之下，侵權行為則較短，自被害人的知情起為兩年，行為發生起則為十年。醫病關係的雙方當事人，可以就其損害，視契約內容的有無，而主張債務不履行或侵權行為。而不論是債務不履行或侵權行為，除了財產上的損害賠償外，都可以主張人格權損害的精神慰撫金（〈民法〉第二百二十七條之一）。

　　侵權行為責任的發生，必須行為人是故意或過失，所以醫療上的侵權行為，也應當是醫師或醫院一方有故意或過失方才成立。〈醫療法〉第八十二條規定：「醫療業務之施行，應善盡醫療上必要之注意。」「醫療機構及其醫事人員因執行業務致生損害於病人，以故意或過失為限，負損

害賠償責任。」

　　醫師本人若非自行開業，而是受僱於醫院者，則屬於〈民法〉第一百八十八條第一項規定的特殊侵權行為，依該條規定：「受僱人因執行職務，不法侵害他人之權利者，由僱用人與行為人連帶負損害賠償責任。但選任受僱人及監督其職務之執行，已盡相當之注意或縱加以相當之注意而仍不免發生損害者，僱用人不負賠償責任。」「如被害人依前項但書之規定，不能受損害賠償時，法院因其聲請，得斟酌僱用人與被害人之經濟狀況，令僱用人為全部或一部之損害賠償。」「僱用人賠償損害時，對於為侵權行為之受僱人，有求償權。」當醫師執行醫療業務發生過失時，則由醫師本人和醫院連帶負損害賠償責任，但若經證明醫師無過失而病人一方又因醫療重大事故而經濟陷入困境時，病人仍可請求醫院為一部或全部的賠償，這也可以說是醫療機構的一種無過失責任。法院必須考慮到病人的經濟狀況來決定是否同意要求醫院給予損害賠償。

　　群體醫療行為過程中很容易出現共同侵權行為，凡是對於病人的侵權結果有故意或過失行為的任何一名醫護人員，都要對病人的全部損失負連帶賠償責任，連帶責任制度只是讓病人方便求償，也就是找到任何一個比較倒楣的醫護人員，便可以向他要求全部的損害賠償，但這卻不代表其他的共同侵權行為人可以免責，嗣後那位代替大家先行賠償病人損失的同仁，則可以回過頭來向其他人請求攤還他代墊的損害賠償金額。不過，由於護理人員所為的輔助醫療行為基本上是接受醫師的指示而為，如果護理人員完全依照醫囑而為卻造成侵權的結果，此時護理人員只是醫師的工具，沒有獨立意志，則侵權責任應由醫師承擔，除非醫師的指示明顯違法或違反醫療倫理，護理人員得依常理或其專業訓練為判斷，卻仍舊不加思考地執行，如果是這樣的話，則護理人員也應當列為共同侵權行為人。

醫事刑事法

　　醫事刑事法可以分成兩個部分：一是以〈刑法〉為中心的普通刑法，一是以〈醫師法〉及其他醫事行政法為中心的行政刑法。所謂的行政刑法，是指以刑罰手段對於違反行政義務行為所為的制裁。醫事刑事制裁則需經病人自訴或普通地方法院檢察署提起公訴，而由普通法院刑事庭作成判決。

普通刑法：殺人與傷害

　　犯罪的成立，有一般要件與特別要件的分別。一般要件包括構成要件該當性、違法性和有責性。所謂構成要件該當性，指犯罪行為的客觀事實和行為人的主觀犯意要符合法律規定的構成要件。違法性則是判斷該當犯罪構成要件的行為，從社會多數主流價值的標準，是否具有道德上的非難性；若不具有道德上的非難性，則可阻卻違法。有責性，則指行為人是否具備責任能力，而能判斷自己行為的是非。特別要件則指各個罪名的個別規定。就醫療行為而言，醫護人員通常應當具備責任能力，否則如果精神狀態有問題還能執業，豈不是太危險了，而若病人倒楣遇上這種精神有問題的醫師，則醫死了是不負責的。〈刑法〉第二十二條規定：「業務上之正當行為，不罰。」承認正當的醫療行為可以阻卻違法，但醫療行為是否正當，則仍要從社會一般人和醫護專業團體的觀念去做判斷。醫療行為主要是針對病人的生命與身體健康，所以在構成要件該當性上，最容易涉及的犯罪，則為第二十二章的殺人罪和第二十三章的傷害罪。要判斷行為人的犯罪是否該當殺人或傷害罪的構成要件，則一方面要看行為人主觀犯意為何，有沒有殺人或傷害的故意或過失，另一方面則要看行為人有無殺人或傷害的客觀行為或結果。

在殺人罪方面，醫病關係中最常見的情形，爲殺嬰、安樂死、尊嚴死和業務過失致人於死。〈刑法〉第二百七十四條規定者爲母殺嬰兒罪：「母於生產時或甫生產後，殺其子女者，處六月以上五年以下有期徒刑。」「前項之未遂犯罰之。」婦女懷孕期間未及依〈優生保健法〉實施人工流產，或因其分娩不順利造成身體重大傷害而產下的嬰兒，因其出生可能導致母親或家人日後養育上的重大負擔，所以母殺嬰兒的行爲常有所聞。醫護人員如果協助母殺嬰兒，則構成母殺嬰兒罪的共犯，若醫護人員未與生母有犯意的聯絡，即擅自決定殺嬰，縱使出自於善意，則亦構成第二百七十一條的普通殺人罪，依該條之規定：「殺人者，處死刑、無期徒刑或十年以上有期徒刑。」「前項之未遂犯罰之。」「預備犯第一項之罪者，處二年以下有期徒刑。」

安樂死與尊嚴死的區別，在於病人有意識或無意識，其係罹患腦外疾患或腦內疾患。安樂死是有意識、思考力、選擇的能力下的死亡；尊嚴死則爲沒有意識、思考、選擇能力的植物人的死亡[19]。我國有〈安寧緩和醫療條例〉，規定醫師可對於不可治癒的末期病人，依照其預立的意願書，爲減輕或免除其痛苦，而施予緩解性、支持性的醫療照護，或不施行心肺復甦術。但安寧緩和醫療條例規定的，只限於以消極不作爲的方式，並且必須在病人本人預立意願書的情況下，或是末期病人意識昏迷或無法清楚表達意願時，而由最近親屬出具同意書方得爲之，故而我國法律只同意醫護人員以消極不作爲的方式結束末期病人的生命。所以，凡是以違反〈安寧緩和醫療條例〉規定的方式結束病人生命的行爲，不論出自何種動機，

---

[19] 楊秀儀，2000，〈論醫療傷害賠償責任適用消費者保護法之爭議〉，蘇永欽、黃立、王千維、郭麗珍、楊秀儀、謝哲勝、陳聰富、姚志明、林誠二，《民法七十年之回顧與展望紀念論文集㈠—— 總則・債編》，臺北：元照出版公司，頁356。

則皆構成殺人。如果醫護人員的行為係受病人的囑託或得其承諾者，則該當〈刑法〉第二百七十五條的加工自殺罪，「處一年以上七年以下有期徒刑」、「未遂犯罰之」；如果未受病人囑託或承諾而擅自為之，則構成普通殺人罪。而如前所言，在群體醫療行為中，如果有觸犯故意殺人罪的情形，則全部有犯意聯絡的團隊成員，均構成共同正犯的關係。此時，護理人員則不能以自己是從事輔助醫療行為而免責的。

　　醫療行為中，最常見的犯罪類型，當為業務過失致人於死，以及業務過失傷害，像開錯藥、打錯針、開錯刀等。〈刑法〉上所謂業務，只要行為人所從事者為以反覆同種類行為為目的的社會活動即可，不一定要具備某一行業的執業資格，所以只要有執行醫療業務的意思，無照醫師或護理人員也可以成立業務過失罪。[20]所謂過失，則規定於〈刑法〉第十四條：「行為人雖非故意。但按其情節應注意，並能注意，而不注意者，為過失。」「行為人對於構成犯罪之事實，雖預見其能發生而確信其不發生者，以過失論。」關於過失，〈民法〉並未給予定義，一般則依〈刑法〉第十四條解釋。但因為〈民法〉和〈刑法〉的功能不同，所以兩者在適用上乃有所差異。〈民法〉上的過失，在合理分配損害，所以過失的輕重，會影響到侵權行為人損害賠償責任的有無與大小；而〈刑法〉上的過失，則基於社會對於特定行為類型的非難，在於認定犯罪的有無，而得由國家公權力對犯罪人加以處罰，所以，〈刑法〉上的過失輕重，不影響犯罪的成立與否，僅得為法官量刑的參考。[21]由於醫療人員具有專業訓練，而且

---

[20] 黃仲夫，2003，《刑法精義》，臺北：自版，頁 75；曾淑瑜，1998，《醫療過失與因果關係》，上冊，臺北：翰蘆圖書出版有限公司，頁 83。

[21] 王澤鑑，2002，《侵權行為法》，第一冊，《基本理論、一般侵權行為》，臺北：自版，頁 293-294；蘇嘉宏、吳秀玲，2000，《醫事護理法規概論》，臺北：三民書局股份有限公司，頁 220-221。

其所爲之業務,對於病人的生命與身體極易構成危險,所以法律對於醫護人員在醫療行爲上所課之注意義務,乃較之一般人要高。因此乃另有業務過失之規定,以加重醫護專業人員的注意義務。〈刑法〉上有關醫療業務過失的規範,爲〈刑法〉第二百七十六條第二項之業務過失致人於死罪:「從事業務之人,因業務上之過失犯前項之罪[22]者,處五年以下有期徒刑或拘役,得併科三千元以下罰金。」以及第二百八十四條第二項的業務上之過失傷害罪:「從事業務之人,因業務上之過失傷害人者,處一年以下有期徒刑、拘役或一千元以下罰金,致重傷者,處三年以下有期徒刑、拘役或二千元以下罰金。」過失傷害中的重傷,則依〈刑法〉第十條第四項之定義:「稱重傷者,謂下列傷害:一、毀敗或嚴重減損一目或二目之視能。二、毀敗或嚴重減損一耳或二耳之聽能。三、毀敗或嚴重減損語能、味能或嗅能。四、毀敗或嚴重減損一肢以上之機能。五、毀敗或嚴重減損生殖之機能。六、其他於身體或健康,有重大不治或難治之傷害。」

在實務上,醫事糾紛的處理,乃是交由衛生署醫事審議委員會從事認定,該委員會對於過失的判斷,並不區別民事或刑事上的效果。所以,民事庭與刑事庭的判決,往往在此基礎上,同時爲求判決的一致性,而就經認定有醫療民事過失者,給予有罪的認定。反之,在刑事上判決無罪者,可能民事過失責任無分輕重,也一併予以免除,這乃一方面可能使得醫師的刑事責任過重,另一方面,也可能使得民事責任過輕,而受害的病人實際的損害,反而無法透過更爲精細的民事過失責任判斷,獲得合理的賠償[23]。

---

[22] 即過失致人於死罪。

[23] 楊秀儀,2000,〈論醫療傷害賠償責任適用消費者保護法之爭議〉,蘇永欽、黃立、王千維、郭麗珍、楊秀儀、謝哲勝、陳聰富、姚志明、林誠二,《民法七十年之回顧與展望紀念論文集㈠── 總則‧債編》,臺北:元照出版公司,頁263。

　　不論如何，凡是在醫療過程中有該注意而未注意，或注意到卻以爲不會發生而大意的情形，均構成業務過失，而究竟觸犯業務過失致人於死、業務過失傷害或業務過失重傷害罪，則視其結果而定。

　　如果醫師未經病人的同意，或無急迫無因管理之必要及不存在法定強制診療義務之時，即爲之實施手術，則將很容易構成普通傷害罪。普通傷害罪乃規定於〈刑法〉第二百七十七條：「傷害人之身體或健康者，處三年以下有期徒刑、拘役或一千元以下罰金。」「犯前項之罪因而致人於死者，處無期徒刑或七年以上有期徒刑；致重傷者，處三年以上十年以下有期徒刑。」〈刑法〉第二百八十七條規定：第二百七十七條第一項之普通傷害罪爲告訴乃論；意即需有病人主張提起告訴，法院才會加以審理，若手術結果不幸失敗而導致重傷或死亡，則爲非告訴乃論，醫護人員必然要遭到刑事的制裁。

行政刑法

　　爲了保障病人的生命安全與身體健康，〈醫師法〉規定醫療行爲爲合法醫師得爲之，並且必須親自診察。該法第二十八條規定：「未取得合法醫師資格，擅自執行醫療業務者，處六個月以上五年以下有期徒刑，得併科新臺幣三十萬元以上一百五十萬元以下罰金，其所使用之藥械沒收之。但合於下列情形之一者，不罰：一、在中央主管機關認可之醫療機構，於醫師指導下實習之醫學院、校學生或畢業生。二、在醫療機構於醫師指示下之護理人員、助產人員或其他醫事人員。三、合於第十一條第一項但書規定。四、臨時施行急救。」第十一條之但書即指「於山地、離島、偏僻地區或有特殊、急迫情形，爲應醫療需要，得由直轄市、縣（市）主管機關指定之醫師，以通訊方式詢問病情，爲之診察，開給方劑，並囑由衛生醫療機構護理人員、助產人員執行治療。」在這一情況下，護理人員與助產人員所執行的治療，仍然是在醫師的指示之下的。

此外，醫護人員採集血液供他人輸用、製造血液製劑或施行器官、組織、體液或細胞移植時，依〈後天免疫缺乏症候群防治條例〉第十三條規定，應事先實施人類免疫缺乏病毒有關檢驗，且當發現檢驗呈陽性反應者，不得使用。若違反此一規定，因而致人感染人類免疫缺乏病毒者，依該條例第十六條規定，則將課處三年以下有期徒刑。惟緊急輸血之必要而無法事前檢驗者，不在此限。以上皆為非告訴乃論之罪。

醫事行政法

醫事行政法主要為衛生行政機關對於醫護人員和醫療機構醫療行為的一般性監督，並對於違反醫事行政法上義務的行為給予制裁。病人可向各縣市衛生局舉發醫護人員或醫療機構的違法行為，而由於〈醫師法〉尚特別授權醫師公會得對醫師移付懲戒，病人或一般民眾亦可向醫師公會舉發不肖醫師違法的行為，而由中央或直轄市、縣（市）主管機關即行政院衛生署、各縣市衛生局或各地醫師公會移送行政院衛生署、各縣市衛生局設置的醫師懲戒委員會決議之，並由行政院衛生署設置之醫師懲戒覆審委員會擔任覆審（〈醫師法〉第二十五條之一）。而關於醫護人員的罰鍰、限制執業範圍、停業及廢止執業執照與撤銷開業執照等行政處分，係由直轄市或縣（市）主管機關即各縣市衛生局處罰之；廢止醫師證書或撤銷或吊扣護理人員證書，則由中央主管機關行政院衛生署處罰之（〈醫師法〉第二十九條之二、〈醫療法〉第一百零五條、〈護理人員法〉第四十一條）。

〈醫師法〉

〈醫師法〉第二十五條規定：「醫師有下列情事之一者，由醫師公會或主管機關移付懲戒：一、業務上重大或重複發生過失行為。二、利用業

務機會之犯罪行為,經判刑確定。三、非屬醫療必要之過度用藥或治療行為。四、執行業務違背醫學倫理。五、前四款及第二十八條之四各款以外之業務上不正當行為。」醫師懲戒之方式規定於第二十五條之一,包括「一、警告。二、命接受額外之一定時數繼續教育或臨床進修。三、限制執業範圍或停業一個月以上一年以下。四、廢止執業執照。五、廢止醫師證書。」前列各種懲戒方式,依同條第二項之規定:「其性質不相牴觸者,得合併為一懲戒處分。」第二十八條之四則規定:「醫師有下列情事之一者,處新臺幣十萬元以上五十萬元以下罰鍰,得併處限制執業範圍、停業處分一個月以上一年以下或廢止其執業執照;情節重大者,並得廢止其醫師證書:一、執行中央主管機關規定不得執行之醫療行為。二、使用中央主管機關規定禁止使用之藥物。三、聘僱或容留違反第二十八條規定之人員執行醫療業務。四、將醫師證書、專科醫師證書租借他人使用。五、出具與事實不符之診斷書、出生證明書、死亡證明書或死產證明書。」所謂違反第二十八條規定之人員,即無照人員。

關於醫師違反〈醫療法〉定義務的懲處,則規定於第二十九條。該條規定:「違反第十一條至第十四條、第十六條、第十七條或第十九條至第二十四條規定者,處新臺幣二萬元以上十萬元以下罰鍰。但醫師違反第十九條規定使用管制藥品者,依管制藥品管理條例之規定處罰。」第二十九條所要規範的醫療義務內容,其於臨床醫病關係上居於重要者,乃包括第十一條之親自診療、第十一條之一親自驗屍、第十二條之病歷製作、第十二條之一病情告知與說明、第十三條之處方應行記載事項、第十四條之藥劑容器或紙包應註明事項、第十六條之他殺嫌疑之報告、第十七條之診斷書及其他證明之交付、第十九條之毒劇藥品之禁用、第二十條之禁收超額診療費、第二十一條之不遲延醫療與強制診療(應招)、第二十二條之向有關機關之真實報告、第二十三條之業務保密,以及第

二十四條之遵從有關機關指揮等等。

〈醫療法〉

有關於本文前述〈醫療法〉對於醫療機構之法定醫療義務者，如第六十條第一項之不遲延醫療與強制診療（應招）、第七十條製作病歷及保存病歷、第七十三條之建議轉診等，乃規定於〈醫療法〉第一百零二條第一項第一款，「處新臺幣一萬元以上五萬元以下罰鍰，並令限期改善；屆期未改善者，按次連續處罰。」第二十二條第二項之不違規收費、第六十一條第二項禁止收受不正當利益、第六十三條第一項手術告知與說明義務、第七十二條不洩漏病人病情或健康資訊等，則係規定於〈醫療法〉第一百零三條第一項第一款，「處新臺幣五萬元以上二十五萬元以下罰鍰。」關於第七十九條、第八十條第一項有關於人體試驗之必要注意義務者，則由第一百零五條第一項規定其處罰，「由中央主管機關處新臺幣十萬元以上五十萬元以下罰鍰。其情節重大者，並得處一個月以上一年以下停業處分。」第一百零七條之規定：「醫療機構除依第一百零二條、第一百零三條或第一百零五條規定處罰外，對其行為人亦處以各該條之罰鍰；其觸犯刑事法律者，並移送司法機關辦理。」「前項行為人如為醫事人員，並依各該醫事專門職業法規規定懲處之。」不僅處罰醫療機構，也處罰醫護人員。

第一百零八條則規定：「醫療機構有下列情事之一者，處新臺幣五萬元以上五十萬元以下罰鍰，並得按其情節就違反規定之診療科別、服務項目或其全部或一部之門診、住院業務，處一個月以上一年以下停業處分或廢止其開業執照：一、屬醫療業務管理之明顯疏失，致造成病患傷亡者。二、明知與事實不符而記載病歷或出具診斷書、出生證明書、死亡證明書或死產證明書。三、執行中央主管機關規定不得執行之醫療行為。四、使

用中央主管機關規定禁止使用之藥物。五、容留違反醫師法第二十八條規定之人員執行醫療業務。六、從事有傷風化或危害人體健康等不正當業務。七、超收醫療費用或擅立收費項目收費經查屬實，而未依限將超收部分退還病人。」

〈護理人員法〉

　　〈護理人員法〉沒有行政刑法的規定，其制裁全爲行政罰。

　　關於護理人員之輔助醫療行爲，〈護理人員法〉第三十三條規定，違反「第二十五條至第二十八條規定者，處新臺幣六千元以上三萬元以下罰鍰，並限期令其改善；屆期未改善者，處一個月以上一年以下之停業處分。」第二十五條爲護理人員之製作病歷及保存病歷十年，第二十六條爲不遲延醫療與強制救護義務，第二十七條爲向有關機關忠實陳述或報告之義務，第二十八條則爲關於病人隱私權的保護和保密原則的實踐。

　　第三十五條規定：「護理人員於業務上有違法或不正當行爲者，處一個月以上一年以下之停業處分；其情節重大者，得廢止其執業執照；其涉及刑事責任者，並應移送該管檢察機關依法辦理。」此可包括未依醫師指示而爲輔助醫療行爲在內的各種違法行爲，或違反〈護理倫理規範〉的多種不正當行爲。第三十七條爲對於無照人員之懲處，而規定：「未取得護理人員資格，執行護理人員業務者，本人及其雇主各處新臺幣一萬五千元以上十五萬元以下罰鍰。但在護理人員指導下實習之高級護理職業以上學校之學生或畢業生，不在此限。」第三十八條爲對於無照人員違反第七條規定而冒用護理師、護士和專科護理師名稱的罰則，係科處「新臺幣一萬元以上六萬元以下罰鍰，並令限期改善；屆期未改善者，按次連續處罰。」

結語：跟醫師、護士一起看法律

要將醫病關係的法律規範鉅細靡遺地在一篇短文中完整交代，是一件不可能的任務，如本書在第五章前言中所揭示的，我們的目的，僅是提供一個有關醫病法律關係的分析架構。謹在文末，就本章的研究心得作一總結。

本文建議，對於醫病法律關係的認識，首先應檢視其成立的基礎是否合法。合法的醫病關係，應建立在〈民法〉的契約關係或無因管理關係之上。醫病關係如果不合法，醫護人員在民事上則構成共同侵權行為，應該連帶賠償病人財產和人格權上的損失，刑事上可能構成業務傷害或業務重傷罪，且醫護人員彼此間尚有共同正犯關係，行政法上則構成不正當招攬病人或業務上不正當行為，而醫療機構和醫護人員均要個別受到行政裁罰。

若醫病關係為契約關係，則醫病雙方可以另就契約內容自由為約定，如果約定內容在法定義務之外，則任一方違約的行為，在民事上乃構成債務不履行，債權人可同時尋求財產和人格權上的損害賠償。刑事責任要看具體違約的行為是否觸犯具體罪名而定，行政責任則亦從醫事行政法和醫學倫理上的各種義務標準來加以判斷。

民事責任的追究，可由醫病雙方自行和解、向普通法院民事庭提起訴訟、請求專業團體仲裁，或請求鄉鎮市區公所調解委員會或地方法院調解委員進行調解，亦可於刑事訴訟完結定讞後，根據勝訴判決，提起附帶民事訴訟。

刑事責任的追究，則可向地方法院檢察署提起告訴，或向地方法院刑事庭提起自訴。

醫護人員行政責任的追究，則可向各縣市衛生局或行政院衛生署提出檢舉，醫師則另可由各地醫師公會向衛生署移付懲戒。

參考資料

1. 文衍正，1997，《看診法門——醫師之診療義務》，臺北：永然文化出版股份有限公司。

2. 文衍正，1998，《看診法門——醫師之說明、注意與其他義務》，臺北：永然文化出版股份有限公司。

3. 王澤鑑，2002，《侵權行為法》，第一冊，〈基本理論、一般侵權行為〉，臺北：自版。

4. 吳建樑，1994，《醫師與病患「醫療關係」之法律分析》，臺北：東吳大學法律學研究所碩士論文。

5. 吳憲明，1998，《衛生法規概論——醫事法規》，臺北：自版。

6. 李瑞全，2000，《儒家生命倫理學》，臺北：鵝湖出版社。

7. 李聖隆，2001，《醫護法規概論》，臺北：華杏出版股份有限公司。

8. 邱聰智，1986，〈醫療過失與侵權行為〉，《民法研究》㈠，臺北：自版。

9. 孫森焱，1988，〈論醫師為診療行為應負之義務〉，國立臺灣大學法律學系主編，《鄭玉波先生七秩華誕祝賀論文集：民商法理論之研究》，臺北：三民書局。

10. 陳春山，2000，《醫師・病人・醫療糾紛》，臺北：書泉出版社，2000年2月。

11. 曾建元，2003，〈病人權利的倫理難題——兼論醫療倫理委員會與倫理諮詢專員在其間的角色〉，《應用倫理研究通訊》，第 25 期，中壢：國立中央大學哲學研究所應用倫理研究室，2003 年 1 月。

12. 曾淑瑜，1998，《醫療過失與因果關係》，上冊，臺北：翰蘆圖書出版有限公司。

13. 黃丁全，1995，《醫事法》，臺北：元照出版公司。

14. 黃仲夫，2003，《刑法精義》，臺北：自版。

15. 楊秀儀，2000，〈論醫療傷害賠償責任適用消費者保護法之爭議〉，蘇永欽、黃立、王千維、郭麗珍、楊秀儀、謝哲勝、陳聰富、姚志明、林誠二，《民法七十年之回顧與展望紀念論文集㈠──總則‧債編》，臺北：元照出版公司。

16. 劉文瑢，1999，《醫事法要義》，臺北：合記圖書出版社。

17. 蘇嘉宏、吳秀玲，2000，《醫事護理法規概論》，臺北：三民書局股份有限公司。

第二單元

重要生命／醫療倫理概念與議題

第七章　生命醫藥的基本道德原則與道德規則[1]

前言

在生命醫藥倫理的爭議中，雖然具有不同文化或價值取向的人常會有道德的爭議，但是，道德的一個重要特性，即道德的客觀性和社會性，表現為許多共同的行為原則。在不同的文化、民族和社會之間，仍有許多共通的行為原則，如要求我們要守信、仁愛、不傷害無辜、公平、和睦、敬愛父母、保護兒女等等。雖然不同的社會對於如何表現這些原則的方式或有不同，或不同時代有不同的重點或方式，甚至在極端的情況下也有若干灰色地帶可容爭議或變通，但是，整體而言，人類在道德的共通性仍遠高於差異性。這種構成我們日常道德行為規範的法則，即是一種普遍認可和客觀的道德原則。這些原則可被統整為若干基本的道德原則，而其下則可再畫出一些重要的道德規則。前者以所列述的自律、不傷害、仁愛和公義等四個基本原則為主，後者則包含諸如諮詢同意原則、保護主義、保密、誠信等道德規則。

這些原則和規則的重要性有兩方面，一是它們是較少爭議的行為規範，因為，它們可說是一切道德理論都必須也必定認可的一般行為守則。

---

[1] 本文主要摘錄自李瑞全之《儒家生命倫理學》第三章和第五章之部分內容，臺北：鵝湖出版社，1999 年。

它們通常也受到高層的道德理論所支持或證成的道德原則。很明顯的,這些原則和規則都有必要容忍某些特殊情況下的例外。它們之所以有例外是由於它們並不是最高的原則,如功利原則、定然律令或不忍人之心的命令等,這也是它們被制定爲中層原則之故。但是,另一方面,由於它們是道德理性表現在日常行爲中的規範,因此,除非有更重要的道德理由,或當它們之間互相衝突,這些中層的道德原則都是必須遵守的行爲規範,違反它們而沒有更高的道德理由乃構成不道德的表現。在此一意義下,它們也可以說代表了人類的基本道德經驗,不但是我們討論道德爭議時應有的共識基礎,也是一切道德理論是否完整或相應於我們的道德要求的試金石。

在醫療倫理爭議中,這些中層原則和規則的共識,使得道德爭議有若干立足點,讓爭議者可達到某種程度的共識,或達到可共同接受的一些道德判斷。而且,這些道德原則和規則可以提供我們對道德爭議的一些論辯的指引和依據,以便得出在實踐上可行的道德行爲,把理論和判斷引介到眞實生活和具體行動上,而不至於淪爲抽象的空談。因此,下述這些中層原則和規則的基本意義和內容,組合成可用而貼切人類道德經驗和感受的道德分析和判斷的系統。

自律原則

在中層原則方面,自律原則(principle of autonomy)可說是任何道德理論所必要,且常是首要對應的道德經驗之基本內容。因爲,依日常的道德經驗來說,道德行爲必須出自自願的表現,才可說眞正具有道德價值的。因此,一方面它是道德理論所首先要說明的道德規範,另一方面它也是理論所依據的一個重要之道德經驗的基礎。在眾多的中層原則中,自律原則也常是首要的一個,其重要性也常被強調。但也有論者認爲以中層原則來視之,自律原則也不能是無條件之至高無上的道德依據。然而,它的重要

性不只是由於許多的道德判斷在起點或終點上都必須參考它的指向，它也是直接反映道德性質的一個重要原則，也有論者認爲只有它才是任何道德理論或價值取向的人，都必須接納的道德原則。

在人類的道德表現中，行動者作爲道德主體不但意指他的行爲出自於自主自律的，而且在相對其他人的行爲中，也必須同時視爲行動的道德主體，否則，這將容易淪爲侵犯他人的基本權利，違反不可把具有人格意義的他人視爲純然工具的道德要求。因此，尊重當事人的自主自律決定或行動，乃是道德行爲之至高無上的戒律。「自律」基本上意指一個行動者對自己的行爲有完全的自主權利與能力，即不受他人或任何外力，不管是有形的或無形的拘束或干涉。同時，這種自主能力的表現卻也是一種自我約制和規範的行爲，即不是行動者只知或只就自己個人利益或欲求，而不管所涉及的他人所具有的同等之權利的行爲。換言之，自律是人類的一種理性表現，因爲，在自律的行動中，人類不只知道自己有某種欲望，更不是一種本能的衝動，而是同時作理性推論，尊重所涉及的他人或物的權利和幸福。這種理性乃是道德理性或實踐理性的一種自我反省的表現，因爲，在自律的表現中，我們不但認知他人或物具有的權利，而且，更要認可和尊重其他人或物所具有的權利，縱使這些權利有違我們的目的或欲求，不管這些目的有多偉大或這些欲求有多強烈。這種自律行爲不但使人超脫自利和自我欲求的限制，而表現與他人同情共感的公心公義，甚至超出種類的限制，同時兼及其他生物和具有價值的事物之上，不可因爲自我或人類的利益而抹煞其他物種應有的權利。這出自實踐理性的最高自我要求，可說是在實踐領域中的一種至高無上的價值表現，也因此而賦予這種行動者道德上最高的價值，此所以作爲普遍具有這種自律能力的人不可被視爲純然的手段，而必須同時被視爲目的，而道德主體也必須互相尊重對方具有的這種內在固有的價值。因此而有尊重個體自律的自律原則。

　　自律原則的基本內容是：「每個人對具有自律能力的行動者，都必須賦予同等的尊敬與接受其自律的決定」。自律原則所表明的是對於一個具有自律行為的行動者的自主自願行動或決定，要給予至高無上的認可與接受。這裡所指的通常是就一個成年個人而言。在無任何合理理由懷疑一個人的理性運用能力受損時，個人的自律權利行使不需任何檢查，即無條件的成為具有行為能力的個體。換言之，只要當事人有如此的能力而自主自願地作出相關的決定，而這決定不涉及其他相關人物等應有的權利，則縱使其他人不同意也必須接受這是當事人所具有的不可侵犯的權利。任何人都不能以該行為為未能達到最高效能，或更高遠的利益，或只滿足了較低層次的欲望等，作為剝奪當事人自主自律的權利。當事人的行動或決定，只有兩種情況下可以受到合理的限制：一是在所作的行動或決定有涉及或違反他人同等權利的情況，二是當事人喪失了自律能力或不具有行為能力的情況。前者是消極的限制原則，對此，所有的道德主體都必須恪守，否則即成為侵害他人或物的基本權益的不道德行為。後者則是對於不具有或未能滿足自律能力的行動者的一種設限，這通常指未成年的兒童、嬰兒、弱智人士、老年癡呆者和植物人、精神病人或心智失常者，以致胎兒和胚胎等人類的生命。道德行動者在具有這種高度的行動自由和選擇時，也同時被要求有相應的道德義務，即嚴格遵守自律原則，以致爭取他人享有相同的權利。這種自律的道德主體通常被稱為具有人格意義的個體（person）。至於不具有這種至高無上的自主自律保障的個體，他們也相對地不必肩負相同的義務，而他們同時也受到其他同等重要的道德原則，諸如下文所論述的不傷害原則、仁愛原則等保護。

　　在一切倫理問題或道德行為中，行動者的自主自律常是一個行動或判斷是否道德的主要關鍵。非自主自律的行為嚴重影響或改變行為的道德性，而剝奪他人的自主自律行為常有非常嚴重的反道德的後果。在所提及

的四個主要中層原則之中，自律原則可說是此一組原則中最為常用的一個，因為，在此一類的倫理問題中，由於涉及當事人的根本權益，更嚴重的說是常涉及當事人的生死，因此，當事人的自主自決乃至自律，是他的最基本的權利，而自律原則就是保護個人個體這種權益的道德規範，而違背這個原則也就是剝奪一個人的基本人權，在這類涉及生死的倫理問題中，也常是侵犯一個人的生存權利，或作為有尊嚴地生存的一個人。由此可見這個原則的重要性。

不傷害原則

第二個重要的中層道德原則是「不傷害原則」（principle of nonmaleficence）。這個原則所表示的顯然是人類道德經驗中最為普遍而易感受到的一面。它甚至具有自律原則所不一定能直接傳遞的道德感受，所以，它成為孟子所標舉的不忍人之心的最原初之道德意識。

在西方的醫藥倫理思想中，不傷害的要求源自著名的古希臘希波克拉底誓言（Hippocratic Oath），可說是生命倫理學中一個源遠流長和基本的道德守則。至於「傷害」一詞的意義，除了包括一般所指的種種傷害，如精神的和肉體的、心理的和資產上的損害或痛苦等之外，也必須包括傷害之「風險」（risk）在內。前者一般都會加以考量和計算在傷害的帳單上，但是，風險卻常是被忽略的重要一環。傷害之風險是指造成傷害的可能性，這種傷害的發生可能在行動之中即產生，如超速駕車對車上乘客所產生的風險，或可能在將來才會出現，如工人在有致癌物質工廠工作等。風險並非只是一種心理預期，而是一種可以加以估算的結果。沒有把風險計算在內常是一種所謂「疏忽」（negligence）的表現，這種表現在專業行為上，如醫院照護病人的各種相應措施是否達到合理水平，即是一種傷害。這種傷害的風險有時對個別當事人沒有產生真實的傷害，如意外沒有發生，

但實質上卻必須計算在傷害的帳目上，尤其是必須與所得的利益相平衡。風險的評估常與所產生的傷害之嚴重性與傷害出現的機率相關，通常可接受的風險是一些即使出現也不會造成嚴重傷害，而其出現的機率極低的風險，否則，即有違反不傷害原則的問題。如果發生而傷害越嚴重的，其風險必須越低，否則即構成不能接受的傷害，即嚴重地違反了不傷害的要求。

不傷害原則基本上是要求我們不應對任何人或物作出傷害，但是，有時防止罪惡或傷害、消除罪惡或傷害，以致促進善事等，都成為不傷害的內容。這些不同的行動在一個意義下可說構成一個連續體，其間的過程並非不可作合理說明，但是，把這四者混為一談顯然不能表達不傷害原則與下文所說的仁愛原則的區別。其中一個重要的道德區別是在於不傷害具有明顯的道德強制性，而對他人的仁愛則並不明顯，有些學者甚至認為仁愛並不是一種義務，不能加以強制要求。至於仁愛原則的道德強制性是否如此，我們將在下文進一步分析，但是，這兩個原則都包含極廣的道德經驗內容，不宜也不能統合成為單一的原則，故本文只以不傷害原則表示這樣的規範：「我們不應製造罪惡或傷害」。

此一原則的特點是對我們的行動作出禁制的命令；即不可作出對人或物有所傷害的行為。它是消極禁止的律令，原則上不是要求我們作任何積極建設的行動。此一命令反映了我們的道德經驗的一個基本現象，即對他人或物作出傷害本身即是不道德的行為。對一個人的傷害自然包含對他的人格之貶損，使他受制於外在的暴力，於是淪為一種工具，被他人情欲或權力宰割的對象。在對其他生命也如是，虐待動物即是傷害牠，使牠產生不必要的痛苦，這也是一種違反不傷害原則的行為。在社會的互動中，傷害同時包括許多疏忽或未盡應有照護水準的行為，如醫師對病人的照料沒有達到合理的護理，父母對子女沒有適當的照顧，因而使後者受到傷害，

都是有違不傷害原則的行為。

由於一切生命都有生存和趨吉避凶的自然要求，傷害即意味對其產生所厭惡的痛苦狀況，因而使受傷害者得不到合理或適當的生長發展，或造成生命的缺憾，這都是對生命的一種扭曲或挫折。因此，傷害他人或物乃是道德上不容許行為之一。在一個意義之下，違反自律也是對當事人的一種傷害，而這種傷害的嚴重性正是由於所造成的傷害涉及一行動的道德主體，而且是道德主體最基本和最重要的成分，即自律自主的理性表現。對儒家倫理學來說，此一原則直接表達了孟子所謂不忍人之心的內涵。因為，不忍人即不忍他人或物受到傷害。這種不忍即表現了人際間的同情共感，而違反不傷害原則直接違反了我們的道德之基本要求，乃是我們的道德經驗所不能接受的。儒家所秉持的一個道德信念：「行一不義，殺一不辜，以得天下，不為也。」固然具有強烈的公義意涵，也可在此表示儒家對不傷害原則的一種強烈要求，不能為了所謂更大的公共利益，以致替天行道等理由，而對無辜者作出傷害。因此，不傷害原則是儒家所視為最根源的一個道德規範。

仁愛原則

正如上文所指出的，由於仁愛與不傷害有一定的關係，仁愛原則（principle of beneficence）與不傷害原則可以構成某種意義的連續體，但是兩者卻在道德層次上有若干重要的差異，如不傷害有明確的強制性而仁愛則否，不傷害不容許有差別性而仁愛則可以容許，如對較親愛的人有較優先的仁愛表現等。因此，兩者不能簡單地合一來論述。而且，兩者區分出來也可以增加我們對有關的生命倫理爭議多一些區分和眉目，以便作更明確的分析。同時，此一原則被稱為「仁愛原則」乃是一般通俗用法，不可直接等同於孔子所謂「仁」之概念，因兩者層次不同，所具有的哲學和

倫理學理論的作用也極不相同。「仁」之意義在孔子的哲學上，代表根源的道德意識，是一切道德的基礎，而「仁愛原則」則只是作爲生命倫理學之中層原則的地位來論述，並非根源的概念。以下對「仁愛」和「仁愛原則」的內涵作進一步的分析。

基本上，仁愛是指一般的慈愛表現，如幫助他人、扶持老弱，以致減除其他人或物的傷害或痛苦等。在日常的道德經驗中，這類行爲有些是義務或責任所要求的，有些則不是，而且，一般多認爲以後者爲主，因而，仁愛或有愛心常是意味行動者所作的行爲並沒有道德強制力；即如果當事人不作此一行爲，也沒有人可以對他加以道德的責難。例如參加慈善團體或幫助小狗過馬路等。因此，雖然仁愛可以包含上文所列的：防止罪惡或傷害、消除罪惡或傷害，以致促進善事等行爲，但是，行動者一般被視爲沒有道德的責任，必須如此去促進他人的幸福。在此有必要先作一個區分，即普泛意義的仁愛（general beneficence）與特殊關係之仁愛（specific beneficence）。前者是指對所有人或物都具有的仁愛義務，後者則指對某些與行動者有特殊關係的人，如子女、朋友、病人等，這些關係通常是相應於行動者所負有的角色而來的義務行爲。一般而言，對特殊關係的仁愛要求通常都認爲是道德上所當有的，但對於普泛的仁愛則認爲不必是義務。由此可以再帶出另一區分，即道德義務（moral duty）與道德理想（moral ideal）之區分。換言之，仁愛原則與不傷害原則不重疊的部分，即被視爲只具有道德理想的意義，並不是道德義務。但是，制止傷害、防止傷害等，明顯是道德經驗所表明並不低於不傷害的義務要求，如動手推而淹死行動不良的小孩與看見這樣的一個小孩淹死而不伸出援手，可說是同樣的不道德。而從防止傷害到作出使人受益的仁愛行動，也很難畫出明確界線，而更有認爲其中實無界線可畫，如儒家，只有仁愛義務盡了多少的問題。因此，除非我們基本上以仁愛原則完全屬於道德理想；即防止傷害

等都不是道德義務，否則此一區分自身卻也有含混之處。因此，作爲一個中層原則，我們所討論的所謂仁愛的行爲應是一種帶有道德義務意涵的概念。依此而言，則上述所說的三類仁愛行爲對當事人都可說是具有義務要求的行爲，此即表示仁愛原則是義務原則，具有道德的強制性。

仁愛原則之內容如下：「我們應當促進他人必須而且重要的利益。」這類仁愛行爲之爲義務是因爲所涉及之其他人的利益是重要而必須的，其理由一方面這是他們重要的權利，如生存的權利、免於飢餓、免於恐懼等權利，另一方面他們若得不到幫助即產生嚴重的傷害或遭受高機率的嚴重風險，如飢餓、受虐待等。換言之，作爲具有強制性的仁愛要求是指那些雖然不是由於我們之前作了任何應作補償的行爲；即如果對方所受到的傷害或風險與我們無關，然而是我們有能力加以幫助或改善，但如果我們不加以伸出援手，則會產生嚴重傷害的事件。

對於這種仁愛行爲的強制性和相關的條件，著名的生命倫理學家彼德辛格（Peter Singer）曾提出有名的原則：如果我們能夠防止某些壞事而不用犧牲價值相若的事物，則我們道德上應當去作。在這陳述中，構成仁愛行爲的道德強制性是由於這是我們能力以內的事情；和要達成此義務並不需要我們作出同樣重大的犧牲，如以自己的生命去救另一個人的生命之類；或作出不道德行爲來完成。理論上，如果有後者這兩種情況，該行爲通常不被視爲對當事人的一種義務。在當事人雖想做也無能力做到的情況中，自然不能有任何義務的意義，這即是康德所謂「應當」意涵「能夠」的意思。在行動者以犧牲相若的價值去完成仁愛的要求時，他所作的通常是一種超義務的行爲，如捨己救人、殺身成仁等，這也不是義務所能要求的。因此，仁愛的義務乃是指當事人所作的犧牲或貢獻，相對於所能救助的成果是微不足道時，當事人即有道德責任去實現此義務。

　　不傷害原則是要求我們不去作傷害他人或物的事，有相當明顯的道德強制性，而仁愛原則基本上是要求我們去採取某些行動去促進良善，通常是促進他人的幸福或有利的善事。因此，許多倫理學家認爲前者是我們的道德義務，後者則不是，因爲，促進他人的善，可說無窮無盡，並非任何一個人所能做得了或做得完的。由於世界上有無數多我們可以加以幫助的人或事，我們的有限能力並無法眞正或永遠解除這些不幸，甚至反而可能對我們產生無限的要求，而變得不合理。甚至有學者認爲，某些過分強調仁愛行爲作爲一種道德義務，很可能形成不道德行爲，如出於違反當事人意願的保護主義之行爲，常會造成一種傷害。但是，如果所指的不是假仁愛以行控制他人，或剝奪他人自主自律權利的不道德行爲，則這通常是指道德兩難出現的情況。如果仁愛行爲與前述自律原則或不傷害原則發生衝突，仁愛原則自然不必通常是成立的，但是，其他原則也同樣受到限制，並非絕對的，即在遇到道德兩難的情況時都是如此，這並非仁愛原則的獨特困難。事實上，道德兩難的出現，正表示仁愛原則對當事人確有義務的要求，否則，即無義務衝突之可言。當然，反對仁愛作爲強制的義務，並非表示反對這種行爲在道德上是對的，是道德的行爲，而是認爲仁愛行爲毋寧是一種道德理想。然而，道德義務與道德理想並不可能畫出明確界線，誠如上述辛格所提的類似例子，有能力而不去幫助需要幫助的人，基本上即被視爲有虧道德義務的表現，除非在此仁愛行動中所付出的代價並不低於所能成就的。因此，一般而言，仁愛行爲乃是人類道德經驗所要求的一種義務。

公義原則

　　在人類社會的結構中，公義（justice）是一個基本的要素，在西方政治哲學中，公義原則被視爲社會組織的第一原則。不公義的社會意味這個

社會有不道德的性質，常是指一些與社會中的政治或財富的權力和勢力有關，且多少是該社會的一種結構性問題。公義所涉及的社會份子之間的問題範圍極廣，而上述各個原則所論述的道德義務，許多都可以轉化爲人與人之間，甚至人與物之間的公義問題；即可以以公義的語言來陳述出來。道德的一個本義是追求普遍性、平等性和無偏私性，這些都可說是公義一詞所要補足的道德意義。

公義之意涵與公義原則

公義的基本意義是指把一個人所應得到的賦予他人即公義，否則即是不公義。然而，什麼是一個人應得或不應得，這並不是容易判定的事，因爲，其中常涉及重要的社會政治與人生之各種狀況之理解與安排。這個概念的最佳表達方式是學界中常稱之「公義的形式原則」（formal principle of justice）：「對於同等者予以同等對待，不同等者不同等對待，即是公義；對於同等者予以不同等對待，不同等者同等對待，即是不公義。」

此一定義通常被認爲是亞里斯多德首先提出對公義的基本陳述。這個原則之所以是形式的，是由於它對何謂「同等」（equals）並沒有作任何規定，它只泛指我們所認爲同等的或不同等的就該如何如何，但並沒有指明誰與誰同等或不同等。此一陳述可說即包含了我們上述所說應給予一個人他所應得到的東西或對待，因爲，此形式原則即說明如何對待任何一個人就是他所應得到的對待。

在一個意義下，任何兩個人可說是相等的，如兩者都是人，或生物等。但是，也可以說完全不相等，因爲，縱使是雙胞胎，兩人也還是有種種不同等的地方，如出生的先後等情況。如何規定所謂「同等」是什麼的最重要考慮是，涉及公義是屬於哪一方面的事情；即哪些是相干的（relevant）因素。公義是就相干的因素來決定同等或不同等的對待是否

合理。然而，在涉及公義的問題上，不同的情況常使不同的因素顯得比其他因素相干或比較相干，如需求在福利分配上、生命危急狀況在器官移植上等等。因此，如何規定「同等」即可以有種種不同的構想，這種種構想即把一些實質內容注入上述的形式原則，一般稱為公義之「材質原則」（material principles）。這些材質的內容通常因不同的倫理或價值觀而有不同的重點，比較重要的主要是以下五種：

1. 每人都得到同等的分配。

2. 每人依其需要來分配。

3. 每人依其努力來分配。

4. 每人依其貢獻來分配。

5. 每人依其績效來分配。

第一種原則是一種平等主義，即只要是一個人即應得到相同一份；第二種原則則以每個人的需要來分配；第三種原則則視每個人所作出的努力來分配；第四種原則是依每個人貢獻來對其作出相對的報酬；最後一種原則是把每個人歷來所得到的社會認可的成績，如學歷等來分配相對的收益。這五種材質原則在我們日常生活上時常交替使用，或甚至同時使用，例如：在教育上既有一人一份的教育提供，也有按努力或成果來評定成績，依其學歷高下來加以任用等。基本上，這些原則並不一定不相容，但許多時候卻也互相衝突，也很難作出某種先後次序的排列。因此，實質原則以哪一因素為切入點，需要對應問題作合理分析。但是，原則上，在某一情況下違背共同認可的材質原則，即是不公義的行為，也就是違反了道德的義務。

公義原則還可以分出補救性的原則，即「公平的均等機會」（fair equality of opportunity）。此一原則所表示的是要求在社會公義上，消除那些不是由當事人所作成的不幸或不平等的情況，如天生的智力、體能等，

及由此所引致的不公平地位。換言之，此一原則要求我們因這些不平等的
因素而加以救濟，使當事人能與其他人得到真正同等的機會，而不致由於
與本身無關的因素而永遠受到不利的結果。這顯然也是公義原則所意涵的
一個應予糾正的不公義狀況，而且在一定程度上有保證和實現社會公義的
意義。但是，這種所謂「自然彩數」（natural lottery），即所謂先天的不幸
或吃虧，很容易滑轉到包括一切所謂「社會彩數」（social lottery），甚至
由於前者而引致當事人在教育、工作、事業或成就上的不如人，均可以歸
咎到這種因素，使得社會上每一個人都要為這些不幸者分擔其不公義的責
任，而當事人則完全對自己的失敗不必負任何責任，這則又超乎道德義務
的要求。然而，公義原則基本上還是要求我們對社會上不幸的份子加以適
當的優厚對待，雖然任何社會都沒有可能對所有因先天或後天的不幸彩數
影響的人作出完全的補救，但是，我們起碼在基本需求上要給他們公義的
救助。

　　如前所述，公義原則基本上表示道德之普遍性、平等性和無私性，因
此，公義幾近乎道德的本義，而當一個社會不公義或一個人受到不公義的
對待時，這個社會即是不道德的社會，即有必須加以改正的道德事務。在
個人方面，則任何偏私都無可避免是對某些人作出不道德的行為，使對方
得不到應有的對待。因此，不公義行為即對他人造成了傷害，自然也不是
仁愛的表現，而且，也可以說使得某些人的人格或人之為人的價值在此情
況下受到貶損，因為，他不被賦予同等的對待，而近乎被視為是次等的公
民一樣。由此可見，公義原則乃是我們的道德經驗的一個主要成分，可說
是構成人與人之間道德行為的基本結構內容。

基本的道德規則

　　道德規則，如不可欺騙、忠誠等，乃是道德理論中最貼近日常道德判

斷或道德經驗的一般規範，因此，道德規則一方面是最具體的規則，一方面也是最能直接讓我們用於眞實的道德情境中，可以幫助我們作出道德判斷和抉擇的依據。由於道德情境的多樣性和需要有較細密的分類，因此，道德規則是極爲繁瑣，而且常被表達爲一些日常的道德戒律，如「不可殺人」、「守信」、「幫助有需要的人」等。在此，我們不可能列舉所有的道德規則，也不必列舉，因爲舊的規則可以被修正或捨棄，新的規則可以不斷地被提出和接受。但是，一些較爲重要的規則，如「諮詢同意原則」（principle of informed consent）、「保護主義」（paternalism）、「保密原則」（confidentiality）、「隱私權」（right to privacy）、「誠實原則」（veracity）與「忠誠原則」（fidelity）等，卻是常用的規則，適宜作基本的說明。它們的重要性不但是常被引用作爲道德論據，也因此被尊稱爲「道德原則」，而非一般的道德規則或行爲規範的用語上。至於一些重要但只是上述四個基本原則的一種直接具體化，如「不可傷人」、「不可侵犯他人的自由」、「幫助有需要幫助的人」、「維護社會公義」等日常道德規範，和上述宣示特定戒律的道德規則，如「不可說謊」、「保護弱小」等，則不在此予以進一步說明。以下先說明上述這類較重要之道德規則的內容和功能，再簡要討論其證成的問題。

諮詢同意原則

諮詢同意原則可說是生命倫理學中，最被重視和討論最廣泛的一個道德規則，而它的應用範圍也可說是非常廣泛，幾乎每一討論場合都有它的影子。它的重要性是由於與自律原則直接相連，而且是自律原則使用的一個通道。基本上，這個原則是要保護當事人的自主自律權利，因而要求對加諸當事人身上的行動或決策，需要得到當事人的自願同意。但是，一個人是否眞正自願去作某一選取，並不是很容易直接達到的，尤其是在涉及

自己或他人之嚴重的切身利害時，當事人所作的決定，常受內外的因素有意或無意的影響，以致被扭曲。

首先，一個人是否自主自願作某一抉擇的先決條件之一是他在作選擇時，是否具有適當的能力作決定。如果他是在半昏迷狀態，受藥物影響，或心智未成熟的兒童或智障者、老年癡呆症病人，以致在極度生理痛苦中的人，如癌症末期病人，或心理恐慌中的人等，凡此，他們所作的決定，都不能說是出於自願的，因為，在這種種情況下，當事人被認為沒有足夠的選擇能力。因此，在這種種情況下取得當事人的「自願同意」，都不算符合此一原則的要求。其次，當事人所作出的決定是否真是自由自主地作出，也是一個關鍵。如果，當事人受到暴力脅逼，有形的如直接對當事人生命作出傷害的，無形的如利用權威等心理控制，以致在各種不合理的家庭或社會壓力之下所作的決定，都不能說是當事人自由自願的決定。使一個人不能真正行使其自願同意的能力之方式，尚有利用不實或片面的資訊，以及不作充分的解說，使當事人無法知道和理解相干的事實和各種真實選取的可能，因而無法作出真正的選取，在這種情況之下所作的決定，自然也是一種受控制的選取，而不是自由自主的抉擇。因此，諮詢同意原則要求行動者在資訊方面確立三點：一是提供當事人以適當合理的資訊；二是確保當事人正確地理解所接收到的資訊；三是當事人的決定是基於對相關資訊的合理理解。再加上上述所指出的，即當事人是在具有充分抉擇能力的狀況，完全不受他人左右的自由自主下所作的決定，才算符合這個原則的要求。

此一原則基本上是為了保障當事人能真正作出自主自律和自願的選擇、不受他人的控制，體現當事人的人格獨立意義，顯然直接為自律原則所支持。而在此一原則保護當事人不致受到無理的傷害，它也是不傷害原則所支持的一個重要規則。若衡量具有同樣自主能力的人都應得到發揮其

獨立自主的權利來說，它也是一種社會公義的反映。同時，它也反映了共同道德性的一種普遍要求，自然也爲共同道德性所肯定。在維護一個個體不受其他人利用各權勢或工具的宰控，保持個體的獨立自主，因此保障了個體人之爲人的價值，這個原則所表達的保護個體應有的自由和權利，自然也是康德的義務論、功利主義和儒家的生命倫理學所支持的。

保護主義

保護主義此一原則主要是在當事人不能行使自律原則所保障的自主自律行爲時，對其他人加在當事人身上的行爲或決定，所應有的重要規範。此原則有兩個特色，一是代當事人作出決定，如當事人在昏迷中或精神不正常的狀態之下，或是植物人、嚴重癡呆的老年人、重度智障者、兒童和嬰兒等。因此，在當事人具有合理的自主自律條件下，保護主義即不能強加在當事人身上。基本上，是因爲當事人缺乏自主能力和無法接收和理解相關的資訊，乃由第二法人來爲他們作決定。此第二法人通常是當事人的監護人或法院所指定的法定代理人。第二個特色是，第二法人的決定主要是保護當事人的權益，即要爲當事人的最佳利益來作選取。

此一原則有時也可用於一個正常而又一般被認爲能自主自律的個體身上，但通常要證立當事人在該事件上或該段時刻有突發的或短暫的失去自主能力的表現，如自殺等。相反的是，當當事人在事發時已沒有能力作出自律的決定，代爲決定的第二法人仍需尊重當事人在有自主自律能力時所作的相關決定，如器官捐贈和所謂「預立意向」（living will）等先前的決定，此亦是保護當事人的最佳權益方向。廣而推之，某些不能自主自律的個人所表達的意願，縱使有時未必是最佳的利益選擇，第二法人也應盡量滿足其主觀願望，除非涉及當事人的重大傷害，否則仍以保護個體的主觀願望作爲保護原則的合理運用。

　　基本上，此一原則是要求代作決定的監護人要為當事人的最佳利益設想，即對當事人加以最大的效益，其所表達的即是仁愛原則與不傷害原則的主旨，因此，此原則也受這兩個重要的基本原則所支持。此一原則基本上也不違反公義原則，因為這是針對不能行使自律權利的人所應有的被對待行動，正是就其所需的相干點而切入的衡量。仁愛及保護弱小乃儒家所特別著重的人與人之間的互動關係，是實踐不忍人之心的道德要求的一個直接途徑，因此，這自然是儒家所支持的一個重要的道德規範。此一規則在儒家尚可擴充為對動植物，以致天地萬物的愛護上，所謂「仁者與天地萬物為一體」，對其他生命生物的愛護，是我們不麻木的仁心一個自然的道德要求。此一道德規則也是日常生活中常呈現的規範，是人類日常共同道德性中的一個組成部分。

隱私權

　　一般而言，隱私是指一些很個人的資料，如年歲、病歷，或與生理、心理相關的資訊或行為等，只要這些資料不涉及其他人的權益，則通常會被視為個人的隱私，他人不得窺探或阻止其自主的決定。有時候這些可以是相當重要的個人資料，如某些基因的異狀、財務狀況，也有些只是無關痛癢的小事，如日記中的往事等。有時候某些個人情況，如個人是否有病，是可以讓其他人看得到或知道，但罹患的是什麼病的細節，卻可以是隱私的一部分，其他人不可隨意窺探。許多時候，這些隱私會被認為可以或必須作一定程度的開放，如一個人要求治療，申請某種職位或參加某種社團時，可能要釋出一些諸如個人的出生日期、地點或病歷等，但是，一方面這些資訊是當事人同意釋出的，而知道的人則常是特定的對象，如醫生或僱主，或醫院、公共衛生所等，其他人未經合法授權仍然不可以窺探。另一方面，這種自願釋出的隱私乃是為了某一特定目的，如治病等，

接受這種隱私資訊的人只能用於當事人所指定的用途上，不能未經當事人同意而挪用於其他目的或工作上，如用於研究或與他人分享資訊等。

每個人對其隱私的事物所享有的不予披露或不受阻止的權利，即是其隱私權。至於這些資料或行為是否重要，並不相干。一般而言，只要不涉及他人的私事都受到隱私權的保護。但是，有些涉及他人的權益，如遺傳基因之資訊，或墮胎的權利等，也有可能被認為屬於隱私權範疇之內。嚴格來說，「隱私」（privacy）並不是一個很清晰或固定的概念，因此，如何界定哪一些是或不是屬於隱私範疇，許多時候並非那麼明確。但是，隱私權的問題則日漸重要，因為，許多問題都涉及當事人的資訊是否被不當地侵入或曝露，以致因此產生傷害等。

隱私權之重要性可說是由於與保障個人的自主自律權利有密切相關，因為，個人無可避免與社會其他人有許多共同或相關的活動，但是，必須有若干範圍乃是其他人或組織，特別是掌握公共權力的政府，所不能侵入和不能干涉的領域，否則，個人即無任何真正自由可言。沒有自由空間即無自主自律的餘地，因此，侵犯隱私權即違反了自律原則。換言之，自律原則是證立隱私權的一個主要理由。當然，被侵犯隱私權的人不一定要具有行使自主自律的能力，如未成年少年的私人函件，或被無理曝露其身體的植物人，或一個小孩的異常基因資料等。在儒家理論中，隱私權作為保障當事人不致被貶低其人之為人的身分；即不致成為他人所任意探取其個人資訊的對象，同時也由此可保障當事人的自主權利和不受傷害，自是應當遵守的道德規範。

保密原則

個人的隱私常基於某種需要而由第二方的個人或組織所知悉，如在醫療或某種心理情緒之研究等，當事人會把相關的資訊提供給醫生或研究人

員，但是，這第二方通常有義務代爲保守相關的隱私，不可以把由此得到的資訊隨意直接或間接洩漏給另一第三者。因此，在某個意義來說，保密原則乃是對隱私權的一種保護，但是，這兩者雖有密切關係，保密原則與隱私權所對應的是不同課題。隱私是一個人所保有的個人資料，而保密則是第二方對所得的有關其他人的個人資訊的不予披露的義務。另一方面，保密原則也可應用於社會安全和國家機密，以致一般機構內部的機密等，不必限於個人的隱私。

在人際關係中，涉及個人特殊情況的事物，而這些資訊通常是第二方在當事人同意下才取得的，如個人的病情或朋友間的隱私等，縱使雙方沒有明確訂明，如朋友之間的私語、調查問卷的個人資訊、銀行戶口狀況等，第二方仍有保密的義務。至於明確或半明確訂明的保密關係，如醫生與病人、律師與委託人等，則第二方必須遵守保密的要求。但是，一般而言，保密並非絕對的，它可以由於當事人的自主自願授權，或由於涉及他人相關權益，如具有傳染性的疾病、危害第三者的資訊、可能影響他人的證供等，則第二方可以和有責任作適當透露，或由法庭強制揭露。在後者的情況，第二方通常會事先讓當事人了解所提供的資訊可能會有限度地洩漏，如企業之醫生需對企業僱主提供僱員的健康報告等。也有爲了使相關的當事人提供隱私的資訊，特別是具有被社會標籤化的情況，如愛滋病診所對病人，或報界對非常敏感的資訊提供的保密等，會予以絕對保密的承諾。

保密原則的必要性基本上源自隱私權利，因而可說乃自律原則所支援的一個日常運作的道德規則。但是，保密通常也爲了避免當事人或社會整體的利益不致受損；即是同時受不傷害原則所涵蓋的一個道德規範。但是，保密原則也常受到其他人的權益或社會整體效益所推翻。許多公共資訊的保密更常爲公民權益或社會公益所要求而被擱置。在特定的專業守則

中，如醫生與病人、律師與委託人，保密原則可說是這些專業所以能貫徹其業務的一個重要因素，因為，只有如此，病人或委託人才可能願意前往尋求協助和毫無保留地對專業人士透露其一切祕密，因而讓這些專業眞能發揮功能，裨益個體和社會。可說是這些專業的一個必要條件，並使得此人際間的保密有近乎絕對的必要性。保密原則是這種信任所以產生的依據，而信任則是相信對方會遵守忠誠原則，不會把自己的隱私出賣，因此，忠誠原則可說是支持保密的一個原則。依儒家的倫理學來說，保密原則作爲適當地保障個體和社會權益是可以接受的，但卻不能因此而有害其他人的權利或社會公義。因此，整體而言，保密原則只有相對的規範性。

誠實原則

誠實原則意指提供當事人或其他人以眞實的資訊或結果，不作任何欺騙或隱瞞。此一原則可說是上述四個基本原則所支持的一個道德規範，因為，說謊即是視對方爲一工具，對對方的人格和應有的權益之傷害，因而侵犯他人的自主自律權利，作出傷害，此顯然缺乏仁愛和不公義。因此，誠實可說是一個廣受支持的重要行爲規範。但是，誠實卻也有因考量說眞話造成對方受到重大打擊及由此而來的嚴重傷害，而被擱置或部分被隱藏。這特別是在所謂負面的資訊上最容易出現，如驗出患有癌症、「人類免疫缺陷病毒」（HIV）之測試呈現陽性反應（即染上愛滋病之病徵），或某些基因疾病的檢驗結果等，對於當事人會有嚴重打擊的資訊，完全的誠實披露會被認爲忽略了病人受傷害的重要性。一般而言，專業人士在這些情況下也不願明顯地撒謊，而只含糊其事或略而不提，以免違反此原則。如果有關的資訊涉及他人或社會的權益時，誠實原則也常會與隱私權或保密原則相衝突。

進一步來說，誠實原則可說是前述諮詢同意原則所隱含的一個要求，

即是對當事人提供眞實的資訊，作出正確的詮釋，和使當事人得到正確的理解等。這些都是提供資訊或服務的人所要遵守的誠實原則。因此，認爲只要當事人是在足夠的自主自律條件之下，只要他要求，則必須恪守誠實原則，而不可作任何不實之隱瞞，理由是這種不誠實所造成的傷害；即侵犯當事人應有知道實情的基本權利，和由其本人自我決定如何回應實情的自主權，絕不低於當事人可能受到的打擊。換言之，當事人的自律權利超過其他人爲本身所考量的不傷害和仁愛原則或保護主義的措施。在孔孟的思想中，誠實自是一個一般行爲的規範，因爲，不誠實通常即對當事人的不尊敬、傷害和不公平。但儒家並不認爲誠實是絕對的。如孟子認爲「大人者言不必信，行不必果」（《孟子》「離婁」下），在一些關鍵的情況下，不誠實是可以的，甚至是必要的，否則即過於執著，而不懂得適當的權變，不能實現不忍人之心的道德要求。當然，儒家強調忠信，誠實原則基本上是要遵守的，並不是可以輕忽的規範，但是並非認爲誠實是絕對的道德律則而已。

忠誠原則

　　忠誠原則是對其他人的承諾或託付，保證會基於當事人的意願和最佳利益而行。忠誠乃是當事人雙方得以互信的條件。正如上述所說明的，個人的隱私之所以會被釋出，通常是基於對對方有所信任，而信任則是相信對方是忠誠的結果，因此，忠誠原則是證成保密原則的一個理由。然而，忠誠卻常有兩種困境，一是當忠誠與第三者或社會的重要權益發生衝突時，忠誠原則即有被擱置的可能；一是當一個人有兩方忠誠發生矛盾時，需要作一取捨。一般而言，後者屬道德兩難的情況，但由於忠誠在特定情境之下會有一定的次序，如醫生對病人的忠誠通常在對其他人之上，這種兩難會有合理的解決。前者則要視所涉及的第三人或社會權益的嚴重性，

可能要引進更高層的道德原則來作分解。

　　忠誠原則明顯地是為仁愛原則和不傷害原則所支持的一個日常行為的規範，因為，忠誠即以所託付者的最佳利益為優先，即盡力對所託付者的愛護，也同時不能予以傷害。不忠誠常是傷害的來源。忠誠亦是對於託付者的一種肯定，而無條件的忠誠則近乎忠貞（loyalty），視對方為高於自己的一切價值之上，可見忠誠是對對方人格的一種肯定，自然相應於自律原則。另一方面，忠誠是一種愛有差等的表現，由於對方的某種託付或信任關係，彼此具有特殊的親和關係，如在制度化的關係：醫生與病人、律師與委託人，或一般的倫常關係如父子、夫婦、朋友等，因此種關係而有的特殊忠誠關係，亦可與公義不相違逆。在儒家的思想中，忠恕乃是仁道最重要的表現方式之一，而在人倫關係中，忠誠常被強化為一種合理地一對一的關係。但是，正如誠實原則一樣，忠誠原則也有一定的限制，而非絕對的行為守則，可容許一定的權變。

　　這六條道德規則是前述四個基本道德原則所引申出來較低層次的原則，但是，這並非表示它們的重要性減輕，因為，它們毋寧是這些基本的道德原則之實踐通路。而且，由於它們較為具體特定，也較易成為日常道德生活中可用的行為規範。但是，這些規則自身不能成為基礎，因為它們並不具有足夠的涵蓋性和普遍性，並不是自身為自足的規範。可是，它們顯然是任何生命倫理學中一些基本的要素，也是生命倫理學可以提供解決實際生活中道德爭議的依據。然而，它們也常有相互衝突的情況，因而需要一些更高層的原則來作為解決紛爭的依據。

第八章　行爲能力與病人的抉擇[1]

前言

　　基於尊重個人之自由與自律的權利，在醫療上涉及病人之行動，原則上都要得到病人的諮詢後同意（informed consent）。此在臺灣法律並未正面與全面予以承認，〈醫師法〉第十二條之一僅規定醫師診治病人時，有義務向病人或其家屬告知病情、治療方針、處置、用藥、預後情形及與可能之不良反應。惟手術之實施，〈醫療法〉第四十六條則規定醫院實施手術，應取得病人或其配偶、親屬或關係人之同意。與〈安寧緩和醫療條例〉相較，該條例明確規定不可治癒之末期病人，可自行選擇安寧緩和醫療並有權知悉治療方針與病情，並且規定其最近親屬可以代替病人爲諮詢後同意的條件和人選範圍及其順序。由此可見得，〈醫師法〉和〈醫療法〉對於病人家屬或關係人的定義，以及關於其代替病人行使諮詢後同意權的條件，皆未有明確的規定，在實務的操作上，乃很容易導致病人家屬或關係人未徵詢病人本人之意思即代爲決定的情況。論者認爲基於對病人自我決定權之尊重，應視病人在同意能力有欠缺時，始得依〈醫療法〉法文之順序，由配偶、親屬或關係人行使同意權，且後一順位者不得躍前（jump）代替前一順位者作出決定，[2]但在法律未爲明確且強制的規定之

---

[1]　本章曾宣讀於《健康與管理》學術研討會《健康產業管理——醫院管理》組，新竹：元培科學技術學院，2003 年 10 月 25 日，並刊於《立法院院聞月刊》，第 33 卷第 4 期，臺北（2005 年 4 月）。

[2]　陳春山，2004，《醫師·病人·醫療糾紛》，臺北：書泉出版社，頁 104。

前，依照我們的語言習慣，對於〈醫師法〉和「醫療法」有關病人與其家屬或關係人關係的規定，很難同意法律有如此強烈的意圖要作此一主張。

在以家庭作爲自律單位的概念下，病人自身的行爲能力（competency）與自願同意，仍是醫護人員接受病人及家屬抉擇（decision making）的一個基礎。在諮詢同意原則的使用上，一般而言，當事人的自願同意和具有行爲能力，乃是其理解相關資訊和作出有意義的同意之先決條件。其中，具有行爲能力實是病人作出任何有實質自主意義的同意或理解的根據。因此，如何界定行爲能力乃是病人行使自由自主自律權利的關鍵。所以，此一概念除了道德意義外，還有其醫學上和法律上的意義和運用方式。本文即欲對行爲能力此一概念，從科際整合與比較的角度進行理解。以下我們先對此概念作生命倫理學的分析和說明，然後申論其醫學和法學上的意涵和標準。

行爲能力之意義

由於行爲能力的重要性，這個概念顯然不是一個單純和容易有共識的概念。但一般而言，除了醫學與法律之用法較爲特定而又有別於一般的用法外，此概念的核心意義，主要是指一種進行工作的能力；即一個人能參照一些重要的資訊進行相關的選擇和決定的能力。由於人生不可免地，會面對許多不同的情況和需要作出決定，這些工作的難度各有不同，因而一個人可以對進行某些工作具有能力，但對其他工作則可能並不具備行爲能力。因此，一般係採取以對照特定工作爲標準，以界定一個人的行爲能力。[3]換言之，行爲能力是針對工作而言的概念，而不是絕對的概念。在

---

[3] Tom L. Beauchamp, James F. Childress, (2001), *Principles of Bioethical Ethics*, Oxford: Oxford University Press, Fifth Edition, p.70；Allen Buchanan and Dan W. Brock 則稱

常的用法中，行為能力是一種界劃的概念（threshold concept）；即當一個人達到最基本要求後，即算具備充分的行為能力，而沒有等級上的差異。這是一種賦予當事人一種法定地位的標準。例如在日常的用法中，一個成年人被視為具有足夠的行為能力，他所作的決定便具有合法性。

行為能力的基本意涵可以進一步分為以下三方面的要素[4]：

1. 理解與溝通。

2. 推理思考能力。

3. 擁有一組價值或何謂可取之概念。

作為選擇和決定的能力表現，首先是當事人必須有若干理解和溝通能力的表現。如果當事人不能理解他人的意思或資訊的意義，或不能與他人作出溝通，則其理解能力顯然出了問題。一個人不具備這種能力，則不能作出理性的選擇或決定。其次，行為能力並非只是簡單的理解和溝通之表現，而是一種理性的選取或決定。換言之，當事人的選擇或決定是基於對所涉及的資訊，加以思考和推論所作成的結論。因此，當事人對所選取的或作出的決定能提出理由，而這理由是表現出與所理解的資訊是相干的。然而，由於選取總是某些價值的表現，因此，當事人需有一套價值觀，或認可某些價值是美好的，值得選取的。綜合來說，一個具有行為能力的人，他所作的決定乃是由於理解相關的資訊，根據自己的價值或認可的價值，透過思考和推理而得出來的。這樣的一種能力才能把當事人的決定，認可為表現當事人的自主自律的決定。

之為「與決定相對」（decision relative）之行為能力。參見他們合著之（1989），*Deciding for Others: The Ethics of Surrogate Decision Making,* Cambridge: Cambridge University Press, pp.18-20。

[4] Allen Buchanan and Dan W. Brock, (1989) *Deciding for Others: The Ethics of Surrogate Decision Making*, Cambridge : Cambridge University Press, pp.23-25。

行為能力與抉擇

　　由於行為能力的表現乃是相對於所要作出選擇的工作，因此，不同的工作所要求的行為能力之表現也不同。一般而言，在普通日常或無關痛癢的事項上，對當事人的行為能力要求會較低。在嚴重影響當事人切身利害，如在決定生死攸關的醫療方案時，當事人的行為能力會被要求高一些。單一的標準會引發兩種可能的錯誤。如果把標準訂得太低時，會產生高估一個人的行為能力，而讓他肩負不是其能力所能作出的決定；如果把標準訂得太高時，會剝奪一個有行為能力之人的自主自律選擇。因此，我們需要因應當事人作出決定之工作的嚴重性，來訂定相對的行為能力標準。原則上，在涉及當事人嚴重後果的事項上，如生死攸關的療程，如果當事人所作的選取可能嚴重違反其自身的利益，則其行為能力的要求應被相對提高。其中一個理由是當事人這樣的選取明顯不理性，其所作的決定過程中是否滿足上述所列的三個要素不無疑問。他可能會誤解了資訊，或作出錯誤推理，或其所選取的價值有嚴重偏差。但是，當事人作出這樣的選取如果是基於某些特殊價值，如某種宗教價值，雖然不符合一般的價值取向，卻不可驟然論斷其為不具備行為能力，譬如基督教耶和華證人教派的教義，要求其信徒拒絕以輸血作為醫療方式。事實上，也可能有一些其他價值可能是促使當事人選取不是最佳的醫療方案，如為了避免加重家庭的負擔而影響子女的前途等，這些並非是非理性或價值選取上的錯誤。也可以有一種拒絕醫療忠告而不明其原因的，所謂「反對醫療忠告」（against medical advice, AMA）的行為，在沒有明顯即時傷害之下，卻不能不被視為當事人所具有的權利。另一方面，如果單一的標準訂得過高時，將會有一些具有行為能力的人被誤判為不具備行為能力，因而被剝奪了應有的自主自律權利，這自然也是對病人的一種傷害。

　　因此，為了符應行為能力與工作的相對性，我們主張採取一種依決定過程的要求而訂定多重標準的行為能力概念。[5]在這種概念中，我們依病人所涉及的治療決定的嚴重性，來訂立相對的行為能力標準。原則上，決定所涉及的事項可分為嚴重的、中度的和輕度的，而行為能力的標準也分為高度、中度和低度。這些標準參酌當事人的主觀和客觀之利益和價值來訂定。當事人所選取的療程如果切合醫師專業判斷而且合乎病人的最佳利益，則採取低標準。如果當事人所選取的對自身利益不高不低，仍可合乎一般醫療要求的，則可採取中度的標準。如果當事人所選取的是嚴重傷害病人自身利益，且不合乎醫師專業判斷的，則其需要具有高度的行為能力表現。如果當事人一方是由一個個體單獨作決定，則可能要對其本人進行適當的行為能力的醫學測試。如果是病人及家屬共同的決定，則在可能危及病人利益的抉擇產生爭議時，在必要時，尚可能需要聲請司法介入作裁決，以保障病人的最佳利益。

行為能力之法律與醫學之意義與檢定

行為能力之法律意義

　　〈民法〉所謂行為能力，乃指得以獨自之意思表示使其行為發生法律上效果之資格。當事人的「意思自由」及「意思自治」是近代民法的基本原則，故行為能力需以意思能力為其前提或判斷標準，[6]意思能力是

---

[5]　此概念採自Allen Buchanan and Dan W. Brock, (1989) *Deciding for Others: The Ethics of Surrogate Decision Making*, Cambridge: Cambridge University Press, pp.50-57。

[6]　施啟揚，1984，《民法總則》，臺北：自版，頁 84；王澤鑑，1983，《民法總則》，臺北：自版，頁 210。

指可以判斷自己的行爲在法律上效果的精神能力，其意義與〈民法〉第
一百八十七條中所提到的「識別能力」相同，[7]關於識別能力，〈民法〉
未設定義規定，立法理由書則係「辨別是非利害的能力」，而其所謂是非
利害，非指善惡而言，乃指法律上的是非利害。[8]由此可知，法律學上所
謂的意思能力或識別能力，和本文通稱之「行爲能力」意義比較相近，而
法律上所謂的「行爲能力」，則是指「法律行爲能力」，主要還是著重在
行爲的法律效果來談的，是在特定的法律情境下，承認行爲人的意思能力
或識別能力之後，才同意其具有「行爲能力」者；換言之，如果法律上認
爲行爲人對於特定法律事件不具有意思能力或識別能力，則不承認其就特
定法律事件之處理具有法律行爲能力。我們可以這麼說，如果具備了主觀
上的意思能力，則在法律允許的範圍內，行爲人在客觀上即擁有法律行爲
能力。不過，到底法律針對哪些事務有特別的法律行爲能力要求，則是立
法政策上的問題，只是爲了免除舉證的困難及保護交易安全，就一般性的
事務，法律乃採取類型化之行爲能力制度，基本上係以年齡爲類型區別的
基準，而把人區分爲無行爲能力人、限制行爲能力人與完全行爲能力人。
〈民法〉第十二條規定：「滿二十歲爲成年。」成年人爲完全行爲能力
人；第十三條復規定：「未滿七歲之未成年人，無行爲能力。」「滿七歲
以上之未成年人，有限制行爲能力。」不過，「未成年人已結婚者」則爲
「有行爲能力」。以二十歲爲基準，區別完全行爲能力與限制行爲能力，
主要適用在財產行爲，但基於立法政策上的其他考慮，〈民法〉尚另設
有特別的行爲能力基準，主要適用在身分行爲，如女性滿十五歲有訂婚

---

[7] 施啓揚，1984，《民法總則》，臺北：自版，頁84。

[8] 王澤鑑，2002，《侵權行爲法》，第一冊，〈基本理論、一般侵權行爲〉，臺北：
自版，頁315-316。

能力（第九百七十三條）、滿十六歲有結婚能力（第九百八十條）；男性滿十七歲有訂婚能力（第九百七十三條）、滿十八歲有結婚能力（第九百八十條）；無論男性女性，滿十六歲有遺囑能力（第一千一百八十六條第二項）；滿八十歲者失蹤滿三年得爲死亡之宣告（第八條第二項）等等，不過，限制行爲能力人縱使有訂婚能力或結婚能力，只是代表其有訂婚或結婚的資格，要使訂婚或結婚具有法律上的效力，還是要回到一般行爲能力的規定。

儘管〈民法〉針對行爲能力設有基於年齡的客觀標準，由於行爲能力根本上應以意思能力爲其前提或判斷標準，所以，〈民法〉第七十五條規定：「無行爲能力人之意思表示，無效」之餘，復規定：「雖非無行爲能力人，而其意思表示，係在無意識或精神錯亂中所爲者亦同。」無行爲能力人的意思表示在法律上不生效力，即意味著其意思能力在法律上不被承認，視同沒有，但是〈民法〉第七十五條後段之規定，則說明無意識或精神錯亂者，無論其是否爲完全行爲能力人或限制行爲能力人，皆無意思能力，法律行爲無效，亦即任何人只要當其行爲時爲無意識或精神錯亂，法律便就其當下的精神狀況，不承認其行爲能力。申言之，關於行爲人意思能力的判斷，其實還是決定其於特定或任何領域內的行爲能力有無的根本要素，但行爲人意思能力有無的判斷，則最終要藉助於醫學上的檢定。

法律上行爲能力制度的法律效果，可進一步見諸於〈民法〉第七十六條規定：「無行爲能力人，由法定代理人代爲意思表示，並代受意思表示。」第七十七條則規定：「限制行爲能力人爲意思表示及受意思表示，應得法定代理人之允許。但純獲法律上之利益，或依其年齡及身分，日常生活所必需者，不在此限。」其他「限制行爲能力人未得法定代理人之允許，所爲之單獨行爲。」依第七十八條之規定，則爲「無效」。單獨行爲是當事人一方的意思表示即可發生法律效力的法律行爲，契約行爲則需要

與相對人的意思表示一致，相形之下，契約行為有相對人參與考量其法律後果，所以在某種程度上可以同意限制行為能力人自行決定，而單獨行為因為缺乏這種來自於相對人的制約，如果任令限制行為能力人得自由為之，由於其社會經驗與思慮較為不足，則可能有自傷權益之舉，風險甚大。因此，法律乃特就其單獨行為為特別的限制。

無行為能力人的意思能力及其意思表示固然不被承認，但限制行為能力人的意思能力與行為能力，在某一意義上，則是得到承認的。簡言之，限制行為能力人所為的意思表示，並非當然無效，而是效力未定，直到其法定代理人最後允許或不予允許方才確定其結果。法定代理人是不可以事前概括同意限制行為能力人的所有作為，而是必須逐一就個案為決定。何以強調要個案逐一決定，因為若為概括的允許，無異於等於完全賦予限制行為能力人行為能力，此情形對於社會交易安全的風險實在太大。

再者，在純獲法律上之利益，或依其年齡及身分，日常生活所必需的契約行為上，限制行為能力人亦擁有之完整的行為能力，在此一情況下，限制行為能力人的契約行為，則根本不需要法定代理人事前或事後的允許。所謂純獲法律上之利益，意指單純享受權利而不負擔義務的行為，因其對於限制行為能力人無所損害，而卻又是日常生活所必需者，若因一一得其法定代理人之允許，將不勝其煩，故得逕行為之[9]。

病人關於醫療行為之諮詢後同意的行為能力，我國法律並未為特別的規定，故而有學者主張行為能力說，即依照〈民法〉關於行為能力的規定，病人必須為具備意思能力的成年人，方有權自行行使同意權，而若病人為無行為能力人，應由法定代理人代為同意與否的意思表示，至於限制

---

[9]　郭振恭，1999，《民法》，臺北：三民書局股份有限公司，頁94-96。

行為能力人者，其同意權之行使，則應得到其法定代理人的允許；[10]但另有
學者主張，醫療上之同意能力應與一般行為能力有所區別，主張同意能力
說者，即認為只要病人具備意思能力，便具有行使諮詢後同意權的能力，
而不論其是否為完全行為能力人。[11]另有外國法例代表特別行為能力說者，
即特別就未成年人之醫療同意能力設定年齡基準，使其在此年齡基準之上
而未及成年時，亦得為具有法律效力之諮詢後同意行為。

　　行為能力說之見解係依照〈民法〉推理而來，持之有據，但對於何種
特定的日常醫療行為可認係「純獲法律上之利益，或依其年齡及身分，日
常生活所必需」，而擴張解釋民法，[12]使未成年人在特定之日常醫療行為領
域，得以擁有無需允許之行為能力，則並未予以考量與深入討論，在法律
適用上乃缺乏彈性；同意能力說或特別行為能力說之見解，在各國醫事法
上已漸成通說，但究竟應否全面承認醫療契約為特別的契約類型，進而承
認病人行使諮詢後同意權的能力只需以其意思能力為其要件，或是立法設
定年齡基準，使心智成熟之部分未成年人在特定之日常醫療行為領域，亦
擁有無需允許之行為能力，而得以訂定醫療契約，乃有多種之選擇。

---

[10] 蔡墩銘，1994，《醫療糾紛裁判選集（刑事篇）》，臺北：景泰文化事業股份有限
公司，頁119-120；文衍正，1997，《看診法門──醫師之診療義務》，臺北：永然
文化出版股份有限公司，頁36-37。

[11] 黃丁全，1995，《醫事法》，臺北：元照出版公司，頁417；吳建樑，1994，《醫
師與病患「醫療關係」之法律分析》，臺北：東吳大學法律學研究所碩士論文，頁
22；文衍正，1997，《看診法門──醫師之診療義務》，臺北：永然文化出版股份
有限公司，頁35-36；李震山，2000，〈從憲法觀點論身體不受傷害權〉，李建良、
簡資修主編，《憲法解釋之理論與實務》，第二輯，臺北：中央研究院中山人文社
會科學研究所，頁514-515。

[12] 文衍正持此說。文衍正，1997，《看診法門──醫師之診療義務》，臺北：永然文
化出版股份有限公司，頁41-42。

　　本文的立場很簡單，既然〈民法〉賦予限制行為能力人就「純獲法律上之利益，或依其年齡及身分，日常生活所必需」之完全法律行為能力，則表示〈民法〉並未否認限制行為能力人的意思能力，對於一個事實上擁有意思能力的病人而言，其諮詢後同意權的行使，若可以無視於其本人之意思，而由其他人來作出違反其意思的決定，乃不近人情與不尊重其人格自主，況且醫療行為之客體，即為病人的生命與身體健康，生命權與身體權皆為人格權的一種，凡為人者其人格權皆應受保護，豈容以未成年為由而加以剝奪，基於對於每個個人的人格權之尊重，病人諮詢後同意權的行使，自然應以病人人格權的尊重為其優先，並且不得違背維護病人生命權與身體權的最大利益，只有在不適用諮詢後同意權的急迫性醫療行為，以及病人失去意思行為能力的例外情形下，才不考慮病人本人的諮詢後同意權。

　　病人的意思能力，可能遞減，也可能是暫時消失，此一有關病人智能與精神狀態的判斷乃具有其專業性，故而應由醫師認定之，而在醫病雙方存在認定上的爭議之時，則應由精神醫學專業的醫師從事判斷。在未成年病人，無行為能力人本來就由其法定代理人代為意思表示，所以當其意思能力消失，則法定代理人可以直接代其行使諮詢後同意權；但由於法定代理人對於限制行為能力人法律行為的承認權，是以限制行為能力人的法律行為為其前提的，當限制行為能力人失去意思能力及其行為能力時，法定代理人並沒有就限制行為能力人的諮詢後同意權行使法律行為承認權的空間，法定代理人可以準用代為無行為能力人為意思表示的法理，主張代位行使諮詢後同意權。但追根究柢，法定代理人對於無行為能力人或限制行為能力人法定代理權的法理基礎，實際上乃出自於親權，即〈民法〉第一千零八十四條之規定：「父母對於未成年之子女，有保護及教養之權利義務。」而若是完全行為能力人失去意思能力，則只能以〈民法〉無因管

理，使〈醫師法〉和〈醫療法〉所規定的家屬、關係人或其他第三人得以
逕自為病人為諮詢後同意。家屬、關係人代為決定的法理基礎，應不在於
其對於無意思行為能力的成年病人有法定代理權或監護權，而是以家庭為
決定導向的生命倫理學原則所賦予的權利，在此，家庭成員是一個生命共
同體，病人的身體健康是家庭共同利益的一部分，所以，病人的諮詢後同
意行為乃容許家人的共同參與，因此，當病人病情陷入危急狀態，儘管醫
師與醫療機構皆有強制診療之義務，而使得此時急救醫療措施的任何決
定，依照法律形式的文字規定乃無需諮詢病人或其家屬的同意，但根據家
庭決定導向的生命倫理學原則，醫師仍有倫理上的義務對病人家屬告知說
明其醫療措施，並且應當尋求其在道德上的同意與支持。

　　由於我國現行醫事法律並未根本地承認諮詢後同意權，所以，關於諮
詢後同意權的法律性質，基本上主要屬於學術上的討論，還不具有完全的
現實意義，故而如何在法律的適用上，反映本文從人格權出發討論諮詢後
同意權之法律性質的立場，本文則嘗試提出以下三種策略：

以諮詢後同意為法律行為者，行為人應有法律行為能力

　　所謂法律行為，指依照行為人的意思表示，而可以直接發生民事法上
法律效力的行為，因此行為人必須具備法律上的行為能力，也就是除了有
意思能力外，也必須符合一定的年齡規定，在無行為能力人，應由法定代
理人代為決定，在限制行為能力人，則於其為決定後，由其法定代理人決
定是否同意該限制行為能力人的決定。如此，則未成年病人中之限制行為
能力人行使諮詢後同意權，乃需經法定代理人的承認，法定代理人則應基
於對於未成年病人生命與身體等人格權的尊重，為謀求病人的最大利益來
行使其承認權。而若限制行為能力人因一時或永久喪失識別能力或意思能
力而無法為諮詢後同意，其法定代理人則應發揮其親權，準用有關於無行
為能力人的規定，代替限制行為能力人為諮詢後同意。奧地利〈醫療機構
法〉第八條第三項規定，實施包含手術在內之特殊醫療行為，應得年滿

十八歲之成年病人之同意，病人未成年者，應由法定代理人代為同意者，[13]
該國以十八歲為成年，故醫療機構法有關特殊醫療行為之諮詢後同意權之
規定，即本此行為能力說之意旨。目前我國實務上採取此一見解。

　　採取此一策略，優點是符合我國現行法律文化上對於未成年人行為能
力的通常觀念，缺點是可能完全忽略掉未成年人的身體自我決定權，也忽
略掉十九歲和八歲的未成年人心智成熟度上的真正差異。但依照生命倫理
學上的多重行為能力觀點，本文建議法定代理人應在考量其意思行為能
力、心智成熟度及年齡等因素後，對於未成年人的自我決定權，予以不同
程度的尊重，換言之，意思能力越強的，法定代理人應當更加尊重其自主
的抉擇。

以諮詢後同意為準法律行為，行為人應有意思能力

　　準法律行為，指由法律賦予一定法律效果的行為人心理狀態的外在反
映行為。法律行為的法律效果是行為人賦予而法律予以承認的，準法律行
為的法律效力，則是法律直接賦予的。如此，則未成年病人中之限制行為
能力人行使諮詢後同意權，乃成為一種意思通知，只要未成年病人具備意
思能力，其意思一經表達，醫病關係則當即成立，未成年病人的法定代
理人無須再為允許之行為。若主張諮詢後同意係準法律行為，乃將無〈民
法〉行為能力有關規定之當然適用。[14]但無論如何，在諮詢後同意，因涉及
「同意」行為所必要的心智精神條件，故而必然要以行為人具有意思能力

---

[13] 黃丁全，1995，《醫事法》，臺北：元照出版公司，頁 418；Christian von Bar（克
　　雷斯蒂安‧馮‧巴爾）著，焦美華譯，張新寶審校，2001，《歐洲比較侵權行為
　　法》，下卷，北京：法律出版社，頁 633。

[14] 曾建元，2003，〈病人權利的倫理難題——兼論醫療倫理委員會與倫理諮詢專員在
　　其間的角色〉，《應用倫理研究通訊》，第 25 期，中壢：國立中央大學哲學研究所
　　應用倫理研究室，頁 35-36。

為其前提。此為德國聯邦最高法院判例的見解[15]。

　　採取此一策略，優點是使未成年人在醫療上的自我決定權，在法律上獲得承認，並且使未成年人取得醫療契約當事人的地位，[16]但其權利也僅止於法律特別允准的醫病關係上，故而未破壞未成年人在既有的法律行為與行為能力制度中的地位。缺點是，未成年人的行為可能因此而完全失去制約，而不區別限制行為能力人與無行為能力人的結果，亦可能加重了醫師對於未成年人意思能力判斷上的負擔。德國雖然在判例上同意賦予未成年人完全的自我決定權，但另一方面又把親權放進來，主張父母仍可以在醫病關係中對子女行使親權，只是應當要尊重子女的決定。故而，當找不到未成年人的父母或代行父母權利與義務的監護人時，固然未成年人自然可以擁有完全的自我決定權，但在一般情況下，若父母基於親權的正當行使而明確反對子女的決定，則其子女的同意將不會發生效力。[17]準法律行為的法律效力乃是來自於法律的規定，但德國卻僅以法院的判例來處理，同時又任令親權進來發生制約的作用，可以想見該國對於立法全面開放承認未成年人的自主同意權，還是存在著遲疑的。這問題在父權傳統的東方社會裡恐怕更為嚴重。

　　如果採取此一策略，則如何協助未成年人作出最為合乎其利益的決定，醫師的說明告知自然要非常充分，醫院的醫療倫理諮詢員必須要擔負

---

[15] Dieter Medicus（迪特爾‧梅迪庫斯）著，邵建東譯，2000，《德國民法總論》，北京：法律出版社，頁 162-163；邱聰智，1986，〈醫療過失與侵權行為〉，《民法研究》(一)，臺北：自版，頁 443。

[16] 邱聰智，1986，〈醫療過失與侵權行為〉，《民法研究》(一)，臺北：自版，頁 435-436。

[17] Dieter Medicus著，邵建東譯，2000，《德國民法總論》，北京：法律出版社，頁 163-164。

起更大的責任，以幫助醫病之間進行良好的溝通、幫助未成年病人作出符合其自身利益的判斷，以及幫助父母適當地行使親權。

以諮詢後同意為特別法律行為，行為人應有特別行為能力

此即另設定客觀之年齡基準，以認定未成年人病人醫療上之特別行為能力。英國〈兒童法〉規定年滿十六歲者有完全的自我決定權，但未滿十六歲者，如果經由醫師判斷其對於醫療行為之效果或危險具有理解能力者，亦可行使自我決定權。此外，〈荷蘭民法典〉第七之四五〇條第二項也規定年滿十六歲的未成年人關於其自身的醫療措施有自我決定權。[18]依照本文整理歸納之我國法律理論為理解，英國法是關於醫療行為之特別行為能力說與同意能力說混合的法例。荷蘭法則為特別行為能力說。

採取此一策略，優點是看到青少年的心智發展，已經達到可以為自我決定的程度，而賦予其醫療上的完全行為能力，而設定年齡基準，也可以免除個別判斷未成年關於諮詢後同意之意思能力或行為能力上的許多麻煩。我國實務上曾經承認年滿十六歲之未成年人有識別能力，[19]此雖非意味著十六歲為識別能力之客觀年齡基準，但參照英國與荷蘭法例，以十六歲為醫療上特別行為能力的年齡基準，亦有其合理之處。當然，其仍然存在著一項限制，即對於未滿一定年齡的未成年人，在任何情況下，仍然不承認其自我決定權。

同樣地，我們也認為未滿一定年齡的未成年人的自我決定權，不應當被輕易抹煞，法定代理人也應當在考量其意思能力、心智成熟度及年齡等因素後，予以不同程度的尊重，而意思能力越強的，法定代理人則應當越

---

[18] 劉文瑢，1999，《醫事法要義》，臺北：合記圖書出版社，頁235。

[19] 〈最高法院二十八年上字第四九七號判決〉；蔡墩銘，1998，《法律與醫學》，臺北：自版，頁43。

加尊重其自主的決定。但大凡未成年人，畢竟其社會經驗與知識有所不足，此時仍舊需要借重於父母、法定代理人和醫院的醫療倫理諮詢員所提供的各種諮詢協助。

臺灣法律應該採取何種策略，去面對未成年病人的諮詢後同意能力問題，本文並無定見，只是認為現行實務上的作法，關於與諮詢後同意權有關的醫療契約締結的法律行為上，完全無視於未成年病人的意思能力，未免也太過於缺乏彈性。但無論如何，只要醫院醫療倫理諮詢員能適當扮演其角色，使生命倫理學原則得以填補法制的空缺，讓病人的自我決定權在家庭的支持和協助下，得以獲得伸張，最後的結果應當是殊途同歸的。

行為能力在醫學上的意義

以下兩個具有一般性的案例，可以說明在醫學實務上判斷意思能力／行為能力的某種困難。

案例一：一名七十六歲的單身榮民因為急性心肌梗塞而住進加護病房，兩日後情況稍為穩定便轉至一般病房。在抵達一般病房時病人仍偶有胸痛，且在心電圖監視器中經常出現心室早期收縮（ventricular premature contraction）。由於病人在加護病房中感到自由全失，對於醫療過程十分不滿，故在轉入一般病房時便要求立刻出院，基於病人的病情並未完全穩定，主治醫師並不贊同出院的要求。然而，病人並不領情，拒絕醫護人員的勸告，連出院手續也不辦理便自行離去。對於這位年邁的病人，作出對其身體狀況不利的決定，醫護人員似乎無法干預。

案例二：一名六十八歲的女性病患，因罹患慢性 B 型肝炎合併肝硬化住院，在住院期間檢查發現有一塊一點五公分大小的肝癌，醫師建議用酒精注射治療。由於這項治療必須得到病人的同意及高度的配合才能成功，醫師除了向家屬解釋之外，還要讓病人明瞭治療的詳細過程、效果及併發

症。但她的家人以病人有輕度肝腦病變為由，指出病人沒有自我抉擇的行為能力，婉拒醫師直接向病人解釋病情。醫師是否該就此罷休？

在臨床上，除了未成年的病人需由父母或監護人代作各診療所需之決定之外，對於成年病人，其在疾病診療上之抉擇權並無年齡上的上限。從另一個角度來看，成年病人若非罹患影響其意思能力之疾病，皆被認為具有完全行為能力而能夠擁有作出抉擇的能力，其自主權必須得到尊重，在第一個案例，醫護人員對於年邁病人所作對其身體狀況不利的決定，確實並無法干預。

造成病人喪失意思能力和行為能力的疾病，依其治療之效果可分為可逆性或非可逆性。後者如老人失智症（senile dementia），病人因大腦機能退化而導致其意思能力／行為能力之衰退很可能為永久性的，故每當病人需要作疾病診療上的抉擇時，均必須由其代理人來協助。而可逆性意思能力／行為能力的喪失主要是神經精神疾病所引起，但其他如肝衰竭、腎衰竭、電解質失衡、藥物或毒品，以及低血糖等狀況造成短暫性意識狀態改變，也屬可逆性的意思能力／行為能力喪失。這類病人的醫療抉擇可分為兩類情況，第一類是在病人處於意識不清的狀況時需立即為當時的狀況作出抉擇，此時必須由其代理人來處理；另一類是病人有非緊急但嚴重之醫療狀況，可待病人情況改善而意識清楚，恢復意思能力／行為能力之後再作抉擇。然而，這種可逆性的意思能力／行為能力喪失，在逐漸恢復時，有時並不完全。例如精神病患者在服藥後病情獲得控制期間，或慢性肝腦病變的患者經治療而逐趨清醒時，其意思能力與行為能力仍可能隨時波動，他們在某一刻可能具備疾病診療決策的行為能力，另一刻又喪失這種能力。因此，對於這類病人行為的判斷特別困難，而且可信度偏低。故在判定其是否具備意思能力／行為能力時，一般則傾向從嚴判定。

行為能力在醫學上的檢定

在檢定病人的意思能力／行為能力之前，首先是要對其引致意思能力不足或喪失的病因獲得正確的診斷。因為不同疾病引起的意思能力／行為能力喪失，其檢定的方法並不相同。但無論是哪一種疾病，要判斷病人是否具有抉擇的行為能力，有時並不容易[20]。

以精神科患者為例，罹患精神分裂症或憂鬱症的患者，在判斷其意思能力／行為能力是否足以作出合理抉擇時，除了要評估其對自身疾病是否能充分了解之外，還必須評估其對尋求疾病痊癒的意圖（intentionality）和意願（voluntariness），如果病人因罹病而喪失其求生的意志，便應視為不具有充分的行為能力來作出抉擇[21]。

另一種常見的情況是老人失智症。雖然病人的智能可能會日漸退化，但並非所有罹患此症的病人都失去抉擇的意思能力／行為能力，然而，一般常用於評估老人失智症的測驗，如「迷你心智狀態問卷」（mini-mental state questionnaire, MMSQ），由於缺乏特異性，並不能作為判斷病人抉擇行為能力的依據。照顧病人的家屬，以及負責診療的醫師，需用心地觀察病人日常的行為表現來作主觀的判斷[22]。

---

[20] SP. Welie, (2001) "Criteria for patient decision making (in) competence: a review of and commentary on some empirical approaches", *Med Health Care Philos*, 4, pp.139-151; SY. Kim, JH. Karlawish, ED. Caine, (2002) "Current state of research on decision-making competence of cognitively impaired elderly persons", *Am J Geriatr Psychiatry*, 10, pp.151-165.

[21] AL. Grimes, LB. McCullough, ME. Kunik, V. Molinari, RH. Jr., (2000) "Workman, Informed consent and neuroanatomic correlates of intentionality and voluntariness among psychiatric patients", *Psychiatr Serv*, 51, pp.1561-1567.

[22] L. Grealish, (2000), "Mini-Mental State Questionnaire: problems with its use in palliative care", *Int J Palliat Nurs*, 6, pp.298-302.

　　至於可逆性的意思能力／行為能力喪失，在臺灣最常見的是肝硬化合併肝腦病變。對於有明顯肝腦病變的病人，其意思能力／行為能力的喪失是顯而易見；然而，對於從急性肝腦病變剛甦醒過來，或者是需要長期服用 lactulose 來保持頭腦清醒之慢性肝腦病變患者，可能存在無臨床症狀的（subclinical）肝腦病變。在這種情況下病人抉擇的意思能力／行為能力仍會受到影響。臨床上常用來評估無臨床症狀的肝腦病變常採用數字連接測驗（number connection test），[23]但在此測驗異常至何種程度才算是失去抉擇的意思能力／行為能力，至今仍未有充分的研究作出結論。

　　因此，對於大多數常見而可能造成意思能力／行為能力損失的情況，在醫學上仍未有很精確的診斷依據。雖然行為能力是一種界劃的概念，在一個人達到最基本要求後，即算具備充分的行為能力，而沒有等級上的差異；但事實上病人在行為能力上的表現是以一個連續的範圍（spectrum）來呈現。假設行為能力的界劃是在這範圍的中央，若病人在意思能力／行為能力上的表現是在範圍的兩個極端，其是否具有充分的行為能力並不難判斷；但若病人在意思能力／行為能力上的表現是在範圍的中央附近，要作出判斷便十分困難。此時常以病人所涉及治療決定的嚴重性為主要的考量，即採取「多重標準的行為能力」。如果病人面對醫療抉擇有所失當，將會為病人帶來嚴重的危害時，應從嚴判斷；若失當的抉擇對病人之影響輕微，則可從寬判斷。但無論如何，醫師必須與家屬藉著充分地信任和互動來建立良好的默契，對個別病人經由詳細的觀察和分析，來判定病人是

---

[23] HO. Conn, (1977) "Trailmaking and number-connection tests in the assessment of mental state in portal systemic encephalopathy", *Am J Dig Dis*, 22, pp.541-550; CY Chan., Lee SD., Wu JC., Tsai YT., (1987) "Application of the 'mini-mental state' test in the assessment of mental state in hepatic encephalopathy", *Chinese J Gastroenterol*, 4, pp.173-179.

否具有對抉擇的行為能力。[24]在遇到影響重大的抉擇而病人之意思能力／行為能力在界劃附近，特別是病人傾向不利的選擇時，宜送交另一位醫師或專責之委員會作更為客觀的複審，以保障病人生命以及自主的權益。在第二個案例，無疑地，治療肝癌乃攸關病人生命存續的重大醫療抉擇，病人家屬拒絕醫師對病人告知病情、治療方針及預後情形，乃可能影響病人接受治療的抉擇而傷害其生存利益，此刻，對於病人意思能力／行為能力的否認，乃應當採取高度的標準從嚴判斷，至於病人家屬不願配合的情形，則有賴醫師與家屬，甚至在接受專業倫理諮詢的情況下，進行更充分地信任和互動、溝通來加以協調、化解。

代理人之權利與行使之原則

設若有此一案例：一名成年男性，因長期酗酒而經常對家人暴力相向。某夜因醉酒騎乘機車撞到路旁大樹而陷入中度昏迷，電腦斷層顯示有嚴重的顱內出血，必須緊急手術。但當神經外科醫師解釋手術成效並不樂觀，縱使撿回性命也有終身殘廢或變成植物人的可能。原本以為家屬需要商量和考慮，但病人之妻在醫師剛作出解釋，毫不考慮便立即斷然拒絕手術，這個看似無情的決定是否符合病人最大的利益？

在此一案例，無論病人是否長期酗酒，在進行關於實施緊急手術的醫療抉擇時，病人已陷入昏迷而無意識的狀態，無法為有效的意思表示，而缺乏行為能力，不能親自為決定，依〈醫療法〉第四十六條規定，醫院實施手術，應取得病人或其配偶、親屬或關係人之同意，此際病人無法為同

---

[24] NR. Barbas, EA. Wilde. (2001) "Competency issues in dementia: medical decision making, driving, and independent living", *J Geriatr Psychiatry Neurol*, 14, pp.199-212.

意，則自然要由病人之妻或其他親屬或關係人來行使同意權。事實上，除了手術的同意之外，當病人不具有行為能力，如為無行為能力的小孩或昏迷不醒、精神病時，有關於其醫療方針的諮詢後同意權，也自然必須由第二法人（second party）即其代理人來執行決定。代理人同樣要滿足具有行為能力的條件和以下幾個相關的條件：

1. 有能力去作出理性判斷（具有意思能力／行為能力）。

2. 有適當的知識和資訊。

3. 情緒上穩定。

4. 全力支持被代理人的利益，沒有利益衝突或會受對代理人不利的其他人士之操縱或影響[25]。

關於病人的自我決定權，我們曾經提議以家庭為單位的倫理關係自律模式，根據此一模式，家庭的倫理關係與病人人格個體自身的同一性，乃具有不可分的關係，家庭的共同決定，乃成為外人對於一個個體的決定是否接受的基礎，而在家庭內部，這種倫理自律模式則認識到病人為真正的當事人，故而強調任何的決定選取或抉擇，都必須以病人的最佳利益為首要考量。[26]在以家庭為單位的倫理關係自律模式中，當病人具有行為能力時，家庭成員亦參與其決定，當病人無行為能力時，其代理人自是家庭成員，除非其在事前曾指定代理人。〈醫療法〉和〈醫師法〉，甚至〈安寧緩和醫療條例〉，都規定了家庭成員在具有完全行為能力的病人有關其醫療行為之抉擇中的一定角色，對於未成年人，其父母的絕對影響自是不在

---

[25] Tom L. Beauchamp and James F. Childress, (2001), *Principles of Bioethical Ethics*, Oxford: Oxford University Press, p.154.

[26] 李瑞全，2003，〈倫理諮詢理論與模式〉，《應用倫理研究通訊》，第25期，中壢：國立中央大學哲學研究所應用倫理研究室，頁27-29。

話下。臺灣法律關於醫療委任代理人（health care proxy）的規定，由於係參照〈民法〉行為能力制度，關於未成年人，皆由其法定代理人擔當其角色，而關於成年人，則可見於〈醫師法〉第十二條之一「醫師診治病人時，有向病人或其家屬告知病情、治療方針、處置、用藥、預後情形及與可能之不良反應。」〈醫療法〉第六十三條第一項前段：「醫療機構實施手術，應向病人或其法定代理人、配偶、親屬或關係人說明手術原因、手術成功率或可能發生之併發症及危險，並經其同意，簽其手術同意書及麻醉同意書，始得為之。」〈安寧緩和醫療條例〉第五條規定之二十歲以上具有完全行為能力人得預立醫療委任代理人，第七條第三項規定：「末期病人意識昏迷或無法清楚表達意願時。」當不存在醫療委任代理人時「由其最近親屬出具同意書代替之」。該條例並且訂立最近親屬的範圍與代理的順位。但本文要提醒的是，對於成年病人而言，如果他不願意在可能係暫時失去行為能力的期間或失去行為能力以後，任由身邊的家屬親友抉擇其醫療措施，而不只是消極地實施安寧醫療照護或不施行心肺復甦術的話，則法律應當容許他在意識清楚時預立醫療委任代理人或代理承諾者，如果是如此，則代理人理應成為與家庭共同決定的一份子，但在有選擇衝突時，病人指定之代理人，則應具有如病人自身之同樣決定權力與權利。除了〈安寧緩和醫療條例〉之外，目前實務上常見的作法，則都是由病人的家屬來擔當醫療委任代理人的功能，基本上是符合家庭共同決定的倫理關係自律模式的，但在立法技術上，如果未能進一步將預立醫療委任代理人的制度擴展到一般醫療行為或手術，並且透過醫院內醫療倫理諮詢專員的協助，確定病人家庭成員參與病人醫療決定的範圍，[27]如果病人家屬與病

---

[27] 曾建元，2003，〈病人權利的倫理難題──兼論醫療倫理委員會與倫理諮詢專員在其間的角色〉，《應用倫理研究通訊》，第 25 期，中壢：國立中央大學哲學研究所應用倫理研究室，頁 37-38。

人利益有所衝突時，從現行制度要落實對於病人自我決定權的尊重，顯然會出現嚴重的缺漏。

醫療委任代理人或法定代理承諾人或家庭成員的抉擇必須依倫理自律概念的規定，以病人的最佳利益為依歸。此時，所依據的醫療倫理原則主要是不傷害（nonmaleficence）和仁愛（beneficiece）原則，前者意指：「我們不應製造罪惡或傷害」，後者則指：「我們應當促進他人必須而且重要的利益」，[28]〈民法〉第一百四十八條即規定：「權利之行使，不得違反公共利益，或以損害他人為主要目的。」「行使權利，履行義務，應依誠實及信用方法。」此是為禁止權利濫用原則與誠實信用原則。至於「公共利益」或「誠實」及「信用」的概念，為不確定的法律概念，其界限需要依賴於社會多數人的倫理觀念來加以判斷，其目的便在於調和法律與倫理的衝突。

此外，關於父母對於未成年子女之法定代理權或親權之行使，〈民法〉第一千零九十條亦規定：「父母之一方濫用其對於子女之權利者，法院得依他方、未成年子女、主管機關、社會福利機構或其他利害關係人之請求或依職權，為子女之利益，宣告停止其權利之全部或一部。」如果代理人違反病人利益，則將觸犯禁止權利濫用原則，而在未成年病人的情形，最近尊親屬或親屬會議尚可以透過訴訟請求法院停止父母的代理權。例如基督教耶和華證人教派教義反對輸血，倘信奉此教之父母拒絕醫師為其子女作必要的輸血而寧願犧牲子女之生命與健康，則構成親權之濫用。

職是之故，代理人所作決定需與醫療專業相符，如有不盡相符時，則需有充足的理由。如果代理人的決定明顯有違病人的權益，而醫師一方如果認為代理人有權利濫用之情形，乃可以此為由而抗辯。拒絕病人代理人

---

[28] 李瑞全，2000，《儒家生命倫理學》，臺北：鵝湖出版社，頁 40、44。

的主張，更爲保險的作法，則是經由醫院內部的評議委員會或醫療倫理諮詢委員會等機構，就有無權利濫用之情形進行評定，以強化抗辯的合理性。由於緊急狀況下，醫師可以主張急迫性無因管理或依法強制診療，因此病人或其代理人一方的自我決定權乃幾乎受到完全的限制，但在非危急的狀況下，醫師若認爲病人的代理人不適任而不願接受其主張，則可以介入和聲請司法的裁定，即依〈民事訴訟法〉向地方法院聲請假處分，請求法院裁定爲病人另行選任代理人（管理人）並禁止原不適任的代理人爲一定的行爲，以保障病人的權益。

假處分只是一種保全程序，目的在使權利最後得因法院的判決而得到實現，其請求只要釋明原因並爲法院所同意，則非一定要提供擔保。但最後法院的判決如何，與法院假處分裁定的見解並不一定相同，所以醫院要決定採取假處分的行動時，必須對於其判斷有高度的確信，否則最後則將可能無法免除有關的法律責任。

因此，就本節所提之案例而言，固然病人已無法爲抉擇，而自然由其家屬來代爲決定是否動用手術。但家屬仍必須從病人的最大利益來著眼，如果手術的結果可以延續病人的生命，而且是有意識的存在，基於不傷害和仁愛原則，當然應當要實施手術。至於病人家屬因與病人平日相處的關係不佳，而不願同意手術的實施，則已屬於權利的濫用，若手術係屬緊急者，則醫院仍可主張爲緊急性的無因管理，且同時依〈醫師法〉第二十一條規定：「醫師對於危急之病人，應即依其專業能力予以救治或採取必要措施，不得無故拖延。」進行強制診療，但是病人如果救活，仍要回到家庭生活，而這卻又是病人家屬所恐懼者，則有關於此類非直接與醫療行爲有關的問題之處理，乃有賴於倫理諮詢和社會工作諮商等方面的專家，於醫病關係成立之初，即介入協助病人家屬解決，以免醫師因強制診療而陷入與家屬醫療糾紛的法律訴訟泥淖當中。

結語

　　在臺灣醫事立法尚未明定承認病人的諮詢後同意權之前，本文仍基於尊重個人之自由與自律權利的前提，主張病人一方對自身身體健康的自我決定權，亦即主張承認病人對於自身的身體疾患，有接受醫師的說明以抉擇適當醫療方針的權利。但病人要為抉擇，則必須具有行為能力，如此，方能真實表達其意思。然而行為能力如何認定，特別是當吾人以行為能力為界劃概念時，往往存在著一些模糊地帶，使有與無的界劃顯得十分困難。行為能力與行為人的理解、溝通、推理、思考和價值觀等能力的展現有關，此亦即法律上所稱的意思能力或識別能力。但本文則更進一步指出，行為能力、意思能力或識別能力的有無，也非絕對的，而是和所要理解的對象事物和工作性質有關，因此，本文乃提出訂定行為能力之多重標準的建議，主張根據治療決定的嚴重性，來適用不同的行為能力標準。簡單地說，如果病人的抉擇涉及高度的風險，而可能對其利益產生重大傷害者，對於病人行為能力要求的程度則越高。

　　法律上所稱之行為能力，係指法律行為能力，民法對於行為能力設有基於年齡的客觀標準，即以二十歲為成年人，若其有健全的意思能力，則具有完全行為能力。未滿二十歲之未成年人中，滿七歲者為限制行為能力人，其法律行為為效力未定，需由法定代理人為承認，始生效力，而未滿七歲者，則為無行為能力人，需由法定代理人代行法律行為。法律上行為能力之認定，並不能脫離對於行為人意思能力的實質考察與認定，而此之意思能力，則乃相當於醫療倫理學上通常討論的行為能力。病人之抉擇，實即涉及法律上對於諮詢後同意權性質之定性，對此，本文則就其法律適用策略，分就法律行為、準法律行為和特別法律行為三種可能進行討論，其主要差異在於，是否賦予未成年人以諮詢後同意權。但不論如何，病人

意思能力／行為能力之是否健全，仍為其行使諮詢後同意權的根本要件，本文更就醫學技術上對於意思能力／行為能力的檢定問題進行討論，而關於意思能力／行為能力的不足或喪失，由於治療效果的不同，又可分為可逆性與非可逆性，而在可逆性的情況，由於病人精神或意識狀況可經由治療而獲得控制，這又增加了醫學認定上的複雜性。本文舉證指出，病人行為能力的表現，事實上是以連續的範圍來呈現，而醫學上仍未有精確的診斷依據，但若採取多重標準的行為能力，就病人抉擇的嚴重性採取不同的行為能力認定標準，將可以減輕醫學檢定上的負擔。

　　本文最後則討論，一旦病人喪失行為能力，則其代理人代理行使病人權利的原則，本文揭示了關於主張以家庭為單位的倫理關係自律模式之立場，對外，家庭的共同決定，是病人個體決定的基礎，對內，病人的最佳利益，為家庭共同決定的首要考量，故而代理人行使代理權，應當以病人的最佳利益為著眼，而至少不應容許其為明顯重大傷害病人利益的權利濫用。

　　病人抉擇的嚴重性和行為能力標準的選定，以及代理人成員範圍的限定和代理權行使的正當性，都牽涉到醫病關係的和諧或緊張程度。事實上，唯有和諧與合作的醫病關係，才能使醫療的目的順利完成。在此一過程中，許多涉及醫療倫理判斷上的問題，而並非立場相對的醫病雙方在醫療過程當中可以單獨解決的，如果醫療倫理諮詢的機制能在此過程當中，以獲得醫病雙方信任的公正第三人地位起協調、溝通的潤滑作用，將更有助於醫療的進行與醫療糾紛的避免。

參考資料

1. 文衍正，1997，《看診法門──醫師之診療義務》，臺北：永然文化出版股份有限公司。

2. 王澤鑑，1983，《民法總則》，臺北：自版。

3. 王澤鑑，2002，《侵權行為法》，第一冊，〈基本理論、一般侵權行為〉，臺北：自版。

4. 吳建樑，1994，《醫師與病患「醫療關係」之法律分析》，臺北：東吳大學法律學研究所碩士論文。

5. 李瑞全，2003，〈倫理諮詢理論與模式〉，《應用倫理研究通訊》，第25期，中壢：國立中央大學哲學研究所應用倫理研究室。

6. 李瑞全，2000，《儒家生命倫理學》，臺北：鵝湖出版社。

7. 李震山，2000，〈從憲法觀點論身體不受傷害權〉，李建良、簡資修主編，《憲法解釋之理論與實務》，第二輯，臺北：中央研究院中山人文社會科學研究所。

8. 邱聰智，1986，〈醫療過失與侵權行為〉，《民法研究》(一)，臺北：自版。

9. 施啟揚，1984，《民法總則》，臺北：自版。

10. 郭振恭，1999，《民法》，臺北：三民書局股份有限公司。

11. 陳春山，2004，《醫師‧病人‧醫療糾紛》，臺北：書泉出版社。

12. 曾建元，2003，〈病人權利的倫理難題──兼論醫療倫理委員會與倫理諮詢專員在其間的角色〉，《應用倫理研究通訊》，第25期，中壢：國立中央大學哲學研究所應用倫理研究室。

13. 黃丁全，1995，《醫事法》，臺北：元照出版公司。

14. 劉文瑢，1999，《醫事法要義》，臺北：合記圖書出版社。

15. 蔡墩銘，1994，《醫療糾紛裁判選集（刑事篇）》，臺北：景泰文化事業股份有限公司。

16. 蔡墩銘，1998，《法律與醫學》，臺北：自版。

17. Bar, Christian von（克雷斯蒂安・馮・巴爾）著，焦美華譯，張新寶審校，2001，《歐洲比較侵權行為法》，下卷，北京：法律出版社。

18. Barbas, NR., EA. Wilde, (2001) "Competency Issues in Dementia: Medical Decision Making, Driving, and Independent Living", *J Geriatr Psychiatry Neurol*, 14.

19. Beauchamp, Tom L. and James F. Childress, (2001) *Principles of Bioethical Ethics*, Oxford: Oxford University Press, Fifth Edition.

20. Buchanan, Allen and Dan W. Brock, (1989) *Deciding for Others: The Ethics of Surrogate Decision Making*, Cambridge: Cambridge University Press.

21. Chan CY., Lee SD., Wu JC., Tsai YT., (1987) "Application of the 'Mini-Mental State' Test in the Assessment of Mental State in Hepatic Encephalopathy", *Chinese J Gastroenterol*, 4.

22. Conn, HO., (1977) "Trailmaking and Number-Connection Tests in the Assessment of Mental State in Portal Systemic Encephalopathy", *Am J Dig Dis*, 22.

23. Grealish, L., (2000) "Mini-Mental State Questionnaire: Problems with Its Use in Palliative Care", *Int J Palliat Nurs*, 6.

24. Grimes, AL., LB. McCullough, ME. Kunik, V. Molinari, RH. Jr. (2000) "Workman, Informed Consent and Neuroanatomic Correlates of Intentionality and Voluntariness Among Psychiatric Patients", *Psychiatr Serv*, 51.

25. Kim, SY., JH. Karlawish, ED. Caine, (2002) "Current State of Research on Decision-Making Competence of Cognitively Impaired Elderly Persons", *Am J*

Geriatr Psychiatry, 10.

26. Medicus, Dieter（迪特爾・梅迪庫斯）著，邵建東譯，2000，《德國民法總論》，北京：法律出版社。

27. Welie, SP., (2001) "Criteria for Patient Decision Making (in) Competence: A Review of and Commentary on Some Empirical Approaches", *Med Health Care Philos*, 4.

第九章　知情同意

前言

　　知情同意（或稱告知後同意，informed consent）是醫師將決策權與病人分享（攤）的一種實際行動。然而，卻有不少醫師對知情同意抱持懷疑，甚至是敵意的態度。有些醫師深信知情同意的目的是不可能達成的，因爲他們認爲病人對疾病診療的狀況之了解程度永遠比不上醫師所知道的。另外有些醫師將知情同意視爲一種毫無意義的程序，因爲他們在絕大多數的時候都可以勸服病人遵從他們的建議。更有的認爲，知情同意是由法界提出強制醫療機構去執行的拘泥儀式，不但沒有意義，而且可能會干擾到良好的病人照護。另一方面，病人本身也不一定支持這項行動，因爲有些病人並不想參與疾病的決策。雖然許多醫師及部分病人對知情同意並不認同，但站在法理的立場，知情同意是所有診療過程（包括新藥或新療法之臨床試驗）進行之前一個必要的步驟。也因爲許多人對它的誤解而導致在執行上不夠踏實，嚴重影響到病患的權益，故在臨床倫理的領域中，知情同意占了極爲重要的地位。

個案報導

　　在腸胃科門診，一名七十二歲男性病患因腹部脹痛一個多月前來看病。在第一次看診時醫師爲他安排超音波檢查，今日回來複診看報告。輪到他看診時，一名年約四十多歲的女士搶先步入診間，並回頭對兩位較年

輕的男性吩咐：「你們先陪著爸爸在外面等一下。」然後對醫師說：「醫師，我父親已經七十多歲，又患有心臟病。上星期他接受超音波檢查之後，檢查醫師跟我說在肝臟長了一個腫瘤，今天是來看驗血的結果。如果真的是癌症，拜託千萬不要跟我父親說，因為我擔心他受不了這個刺激。你只需為他安排適當的治療就可以了。」

醫師並未立即答應，先在電腦螢幕上審視病人的檢查結果。超音波檢查發現在肝臟右葉有一個大約七公分而外圍不規則的腫瘤，並有肝硬化的現象。血清胎兒蛋白濃度為 1,938 ng/mL。從檢查結果顯示病人罹患的肝癌已非早期，雖然手術切除是治癒本症機會最高的療法，但因病人已經年邁，且肝臟已呈硬化而伴有心臟病，手術的風險極大。而另一種治療方法——經導管動脈化療栓塞法（transcatheter arterial chemoembolization, TACE）的風險較低，但治癒率甚低。其他的治療方法，如經皮酒精注射治療（percutaneous ethanol injection therapy, PEIT）則因腫瘤過大而不能用作首選的治療方法。此外，在治療之前病人還需接受其他的檢查，其中如血管攝影等可能會引起病人不適或導致併發症。這些都是需要與病人作詳細的討論，而所涉步驟都是要在獲得病人同意之後才能進行。

病人的女兒搶在病人進來之前即向醫師提出不讓病人知道病情真相的要求，讓醫師在處理病人的情況上又增添了一項障礙！甚至在未來的日子中，將會經常被迫違反知情同意的原則，使醫師經常在法、理、情層面之間發生矛盾，徒增困擾。

何謂知情同意？

就法律的層面而言，醫療機構或醫師在為病人進行各項診療措施以前，必須先予告知並取得病人的同意，在可能的情況下必須告知病人的內容，包括(1)病人罹患疾病的診斷（或臆斷）及此疾病的本質；(2)病人將要

接受的診療步驟之內容；(3)各種診療步驟可能涉及的風險；(4)目前所期待的結果；(5)不進行這些步驟可能帶來的結果；(6)是否還有其他的治療或處理方法。知情同意可從不同的觀點而具有下列的幾種意義：

醫師建議的同意書

病人通常會同意醫師的建議，特別是在罹患某些急性疾病，其診療及照護目標十分明確，且具有一種治療效果甚佳而副作用輕微的時候，例如急性闌尾炎病患大多同意接受手術，在此情況下，知情同意的意義十分單純，只是等於要獲得病人對醫師推薦的治療表示同意。

病人有拒絕醫療處置的權利

從另一個角度看來，知情同意是表示病人在倫理及律法上，均有權利免於接受自己所不想要的醫療處置。因此，具有行為能力的病人在接受病情告知之後，有權利拒絕醫師對疾病照護方面所提出的建議。

病人有選擇不同治療方式的權利

病人除了有拒絕不想要的醫療處置的「負向權利」之外，知情同意更廣的意涵，包括病人有權在各種可獲得的診治處理方式中作出選擇的「正向權利」。

醫師與病人應共同作出決策

知情同意另一個更為廣泛的意涵，是醫師與病人共同執行疾病診療所需的各項決策。醫病雙方均需針對各項相關議題予以討論，並達成雙方均可接受的決定。透過重複的討論，醫師可將病人的狀況及相關的照護方式予以說明，並幫助病人思考、傳達建議，以及勸導他們接受這些建議。這些討論常需耗費一段時間，並會涉及一連串互有關聯的決定。雖然在法律

層面是強調病人有拒絕治療的權利，但倫理學者的觀點則是著重於選擇治療方式的權利以及共同決策的過程。

知情同意及共同決策的理論基礎

知情同意所涉及之廣泛概念是基於下列幾個倫理上及實際上的理由：

尊重病患的自主權

一般而言，病人會依據其個人的生命目標和價值觀，來選擇自己的醫療照護。由於病人所罹患的疾病，在醫療上的目標與進行方式可能有許多種，而且有些治療結果並不確定，或在治療發生效果之外，卻又有造成身體受到傷害的風險。因此，在可能的範圍內，醫師應鼓勵病人對將要接受的醫療措施自我作出選擇。對於健康、醫療照護及風險的重視程度是每個人都不一樣的，有些人會對藥物的副作用十分在意，而另一些人則只希望能採取任何可以改善長期後果的步驟。以肝癌為例，外科手術治療是各項治療中能獲得最長存活時間及最高治癒率的療法；但卻具有最高的危險性，在手術中或術後初期有最高的併發症及死亡機率。年輕的病人由於體能較佳而較能承擔風險，對於治療的選擇多著重長期的存活率及治癒率；然而，較為年老的病人對於治療的選擇則較傾向避免承受來自治療的風險，對於治療的效果有時反而不是最優先的考量。

增進病人的福利

有些醫師認為由病人來決定他們疾病的診療方式並不符合倫理，因為病人有時會作出一些不智的選擇。其實這是個似是而非的論調，因為單靠客觀的醫學標準，並不能決定哪一項計畫是適合於某一位病人。要讓病人在接受診療的過程中得到最大的利益是醫療照護的重點，而病人的利益只

能由他們的生命目標與價值觀所決定。共同決策是以病人最關心的事情為主要依據，故能在醫療決策的過程中給予病人最多的尊重。此外，讓病人參與決策更有其他後續的好處，如增加他們對病情控制的認知以及對照護計畫的遵從度，將有助於治療目標的達成。

強化醫病關係

共同決策有助於醫師了解病人所關注的事，進而更能感應他們的感受。而病人對醫師的信任也因而強化，並可減少在發生併發症而病人對病情誤解之醫病衝突。

履行法律的規範

許多人以為知情同意是法界加諸醫療照護一個官僚式的規範。甚至醫師在受訓期間就被教導：「知情同意是一件令人厭煩的事情，但由於它是法界強加進來的規定，為避免發生法律上的紛爭而必須忍耐。故在主要手術或檢查前必須要確認病人已簽署同意書。」同樣地，許多病人對知情同意也抱持冷嘲熱諷的態度。曾有研究顯示，高達八成的患者認為知情同意的目的是要保護醫師。雖然醫師和病人對知情同意有這些負面的印象，但事實上，知情同意對保障病人的自主權以及對診療過程的流暢有很大的幫助。因此，知情同意的步驟有必要以法律來規範。然而，知情同意的精神必須是醫師在取得病人簽署同意書之外，能誠懇而耐心地與病人討論及共同決策。

知情同意的要件

無論在倫理或法律的層面來看，知情同意的執行過程包含了三項要件：⑴醫師與病人討論疾病相關的資訊；⑵獲得病人對照護計畫的同意；

以及⑶病人是在沒有受到脅迫的情況下進行。

與病人討論的資訊

醫師應與病人討論下列與疾病診療決策有關的資訊。內容包括：

檢查或治療的效益

要讓病人了解他將要接受的檢查或治療的目的和預期得到的效果。因為大多數檢查的敏感度（sensitivity）和特異性（specificity）難達百分之百，而大多數的治療也沒有絕對的治癒率，故在進行這些措施之前告知相關診療措施的效益，不但有助病人了解眞相，更能增進病人對醫師的信任和對醫囑的遵從度，以及減少抱怨和醫療糾紛。

建議處置項目的風險

病人在作出知情選擇前，除了必須了解會涉及何種處置和它的預期效益之外，更需知道這些措施可能引發的副作用（不良效應）。醫師應與病人討論風險的本質、發生的機率及其嚴重性。一般而言，屬於一般常識或病人早已知悉、非常輕微或甚罕發生的風險，並不需要與病人討論。例如從靜脈抽血便不必與病人討論感染的風險，或血腫形成所引發的不適感。另一方面，對於侵入性的處置則在法律上有明文規定，醫師應告知病患該處置可能引起哪些嚴重的風險，嚴重者如死亡或中風，即使非常罕見也不能不予提及。但告知病患時必須十分謹愼，以免病人因害怕極罕見之風險而拒絕一項甚有價值的治療。

其他處置方式及其效益、風險及結果

要決定是否接受醫師的建議之前，病人還需了解醫師所建議之檢查或治療以外的處理方式，尤其是當醫師建議病人最好的處理方式是暫時不作任何處置時，更需要與病人詳細討論。此外，病人若拒絕醫師建議之處置方法，醫師更要解釋拒絕處理所引發之不良後果。在討論時應由醫師對討

論的內容提出引言，主動介紹診療相關的基本資訊，而不要在那兒等待病人發問，因爲有時病人因醫療知識的缺乏而不知如何發問。在討論中，醫師除了提出自己建議的處理方式外，還需告知病人其他醫師有可能會提出的其他診治方法。但對於無效、有害或未有充分科學證據的方法，則不必提出。與病人討論的人應該是病人的主治醫師或是要執行該項檢查或治療項目的醫師。不可由住院醫師、實習醫師，或甚至由護理人員來進行，因爲他們可能無法提供病人合適的答案。

病人對治療計畫的同意

病人應該贊同由醫師規劃的治療計畫。如需全身麻醉的手術等重大的處理方式，書面的授權已成爲標準作業程序。如果醫師在執行醫療處置時並未取得病人的同意，或者進行之處置方式超越病人所同意者，譬如病人同意作切片而醫師進行了乳房切除，都可被視爲醫療過失。即使該項處置在醫學上是合適的、執行技巧優良，而且對病人具有效益，醫師仍需負擔法律的責任。

病人的同意必須是自願的

病人作同意之決定時，應避免脅迫或不當操作，否則便視同無效。前者如主治醫師告訴病人如果不接受他的建議，便不會再幫病人診療；後者如醫師對病人的病況或建議處置的本質，避重就輕地描述，以求得病人的認同。此二者皆會干擾病人隨自己的意志作出自由的選擇。

病人若因藥物或酒精成癮、精神疾病，或因疾病不良的預後引起無法抵抗的情緒反應，而無法作出自由的選擇時，醫師應盡可能延後重要的決定，直至問題獲得處理或改善。若在病人無法自行作出知情選擇而情況不宜拖延，便應依據病人先前立下的意願，或者由合適的代理人來作出選擇。

對於知情同意的反對意見

部分醫師對於共同決策及知情同意抱持反對態度，通常是基於下列幾個論點：

病人對醫療資訊並不了解

有些醫師認為病人並未接受過醫學教育，無法真正了解自己的情況，因而無法經由合理的思考過程來作出決定。然而，病人對自己的病情沒有充分了解的主要原因，大多是由於醫師沒有作詳細的解說，或沒有給病人充分的機會來參與共同決策。

病人不想作決定

即使是不想參與決策的病人也有權了解自己的情況，而事實上，大多數病人都希望對自己的疾病能多作了解，而在了解之後多數會完全順從醫師的建議。較為例外的是，那些需要長期規則地服藥及每次回診都需要向醫師報告其狀況變化的慢性疾病患者，他們會對於醫療決策的參與較為積極。許多時候，醫師會低估病人對了解自身疾病狀況相關資訊的渴望，而高估其欲參與決策的企圖。

由病人自己所作決定可能會與他的最大利益相互矛盾

知情同意最被批判的地方，是病人可能作出不智或具傷害性的選擇。由於診療的措施有可能引發嚴重及不可逆的傷害，甚至會造成死亡，若病人作出錯誤的決定，後果將難以想像。然而，病人的最大利益往往是取決於其個人的價值觀及生涯目標，難以用客觀標準評定。醫師的責任不是隱瞞真相，而是盡心與病人討論，達成告知的責任，剩下就是必須尊重已知情的病人對於何者對他是最大利益的觀感。

有些醫師擔心提供資訊會引起病人因害怕罕見的風險，而拒絕具醫療效益的處置。事實上，病人很少會因為對真相的了解而拒絕醫師的建議，而大多是因為對檢查或治療相關資訊了解不夠而拒絕接受。

知情同意的法律層面

行政院衛生署頒布最新之〈醫療法〉修正草案，醫療業務相關法規共有四條。此一修正草案的擬定距上次訂定相關法規有十九年之久（上次頒布相關法規的時間為 1986 年 11 月 24 日），修訂內容主要是著重於提升醫療服務品質、尊重病人知的權益及增進醫病關係和諧，故特別規定醫院應建立醫療品質管理制度，中央主管機關得訂定辦法，就特定醫療技術、檢查、檢驗或醫療儀器，規定其適應症、操作人員資格、條件及其他應遵行事項；加強手術、侵入性檢查或治療、人體試驗、病情及組織檢體，或切取器官病理檢查結果等資訊之告知及相關同意書之取具；醫院、診所診治病人時應告知一定事項。惟其中對於知情同意執行細節並不如英美等地法令規定之詳盡。雖然如此，在任何地區執業的醫師，在進行知情同意的步驟時，都應該了解知情同意在法律層面的意涵。

醫療過失

若醫師在未獲得知情同意便施行診療處置，會被視為一種醫療過失。有人認為這是屬於法律上的不當傷害（battery），但有人則以業務疏忽（negligence）來定罪。如果在未取得病人的同意（一般是病人簽署之同意書）即進行手術或侵入性檢查，可被告以不當傷害。若取得同意書但沒有充分告知必要的資訊，便屬於業務疏忽。因此，醫師不要以為只要取得同意書便可除罪。然而，法院在判定業務疏忽也必須有一定的依據，包括(1)病人在接受診療措施的過程中受到傷害；(2)醫師並未告知病人接受診療措

施可能會引起此項傷害；以及(3)病人若得知此項資訊，便不會同意接受這
項診療措施。

透露資訊內容的標準

由於醫師不可能將他對某一種疾病的認知全部告訴病人，但如何取捨
亦難有一定的標準，因為同一疾病的不同病人，各自對於資訊的需求大為
不同，而在法院裡判決的依據恐怕也是來自「自由心證」。較早期的判定
係以醫師為中心：醫師告知的內容是否恰當，端視這些資訊是否相當於一
名具有一般技能而明辨道理的醫師，在相同情況下會告知病人的資訊。近
年來的判定則以病人為中心：醫師告知的內容是否恰當，端視這些資訊是
否足以讓一般水準及教育程度的病人，為自己的診療計畫作出合理的決
定。

同意書

同意書是病人同意治療的一種證明文件，但同意書並不能代表醫師已
向病人提出充分的告知。因此，醫師在取得病人簽署同意書的過程中，若
未盡告知之責，仍要擔負業務疏忽的法律責任。然而，同意書上的內容也
不是毫無價值，如果其中的內容十分詳盡而易於明瞭，亦可提供病人一個
了解的機會，以補充醫師告知之不足。而另一方面，若同意書的內容過於
簡略，有時也可作為病人控告醫師業務疏忽的佐證。

知情同意的例外情形

有幾種情況是不需或無法獲得知情同意的，這些例外的情形顯示出，
在某些情況下為病人謀取最大利益優於保障病人的自主權。然而，這些例
外的情況必須嚴格限制，以免損及知情同意的理念和實踐。

缺乏決策能力的病人

有些病人因心智狀態的改變而失去了表示知情同意或拒絕的能力，便必須有合適的代理人，依據病人先前曾提及的意願或他的最大利益來幫他作出決定。代理人也必須獲得作知情同意所需的各種資訊。

發生緊急情況而必須盡速處理

在發生危險的情況時，特別是病人處於昏迷或精神錯亂的情況，而無法獲得知情同意，為了爭取急救的時效，雖未經病人同意，此時所給予在臨床上適切的緊急醫療都是法律所容許的。由於一般人都會同意這些緊急處置，故被視為「隱含同意」（implied consent），但在較不緊急的情況可否如此，則是具有相當的爭議性。因此，若情況許可的話，寧願將告知及取得同意的程序簡化，而不要完全拋棄。此外，如情況許可的話，知情同意的程序也可以在緊急治療開始的時候同時進行。

但若知情同意仍可實行或已知特定的病人不想獲得醫療（如癌症末期病患已表明不想接受心肺復甦術）的情況下，便不可引用這種緊急的例外。

治療的特許

若告知情況會嚴重地傷及病人或損及病人在知情後的決策，則似乎有理由許可醫師不提供相關資訊。例如一位曾有企圖自殺紀錄的憂鬱症病患，若被告知患有癌症，可能會引起另一次自殺的企圖，此時對於病情的討論便必須十分謹慎。但對於情況較不明確的病例，醫師便不應動輒以這個理由來侵蝕病人的選擇權。醫師在保護病人免受告知傷害的同時，也必須尊重病人的自我決定。如果病人正罹患嚴重的憂鬱症，醫師應將告知病情及討論延後至憂鬱症獲得控制之後。對於情況較為輕微的病人，醫師可以說：「我準備告訴你的消息可能會令你感到不安或憂慮，你希望我詳細

說明或是只講大概，請說出來讓我知道。」如此可將限制告知的責任由醫師轉至病人的身上。此外，如果為了避免病人受到告知的傷害而無法向病人進行告知，醫師也要與病人的法定代理人討論相關訊息，並且要獲得其同意。此外，默不作聲與逐步提供資訊（以令人明白的語言）全然不同。一個感覺敏銳的醫師會因個別病人的情況變化，自然地調整提供病人所需資訊的份量。當病人提出較多的問題，醫師便應提供較多的資訊。相反的，如果病人看來是漠不關心或是無法承受，則宜將病情討論延至下次病人就診的時候。醫師也可經由直接對病人的詢問來決定要提供多少資料。

病人表明放棄了解病情

有時病人會不想參與醫療決策，對於病人要求放棄（waiver）知情同意的權利是應該予以尊重的。若病人被迫違背其心願來參與決策，則是剝奪了病人自我決定的權利。因此，一方面要讓病人知道他有權了解自己的病情及參與決策，另一方面有權選擇不要知道得太詳細。但醫師在處理這類病人時，必須有充分的耐性來允許病人隨時改變主意。因為病人有時會在後來表現得較為積極而願意參與決策。

促進共同決策

單從法律的層面而言，執行知情同意的程序應以保障病人的自主權來考量。然而，若只針對病人知的權利來進行，醫師的角色可能就變成拿著菜單給病人點菜的侍者。如此則會發生反對知情同意的人所言，病人常會不知所措，甚至會作出對自己不利的選擇。因此，醫師的角色並非單純的資訊提供者，而是與病人並肩作戰的夥伴，而且擔任共同決策的促進者。在共同決策的過程中，常常需要醫病之間多次的討論。

鼓勵病人在決策上扮演積極的角色

有許多病人不知道他們有決定權，大多會聽從醫師的話而不提出自己的意見，醫師便要幫助他們參與疾病診療的決策。這些從未對自己的醫療照護作過決定的病人，可能需要醫師給予頗多的協助。

醫師可利用開放性問題來誘導病人說出對醫療照護的關注、期待和價值觀。如「對你而言，在未來幾年中最重要的事是什麼？」、「有關你的身體狀況，你最在意的是什麼？」

除了要說明建議的診療措施之外，還要站在病人的立場來解釋其他可用的處理方法，使病人明白其他的處理方式也是可能的，而且每一種均有其效益和風險。例如一位常會發生絞痛的膽結石患者，在症狀緩解後希望延後手術，因為他需要照顧與他相依為命而剛接受胃癌手術的太太。醫師便要告訴他接受手術和延後手術的風險，並站在他的立場尊重他的決定。

確定病人已經知情

在說明病情時應使用可以令人明白的方式來提供訊息。有時病人看不懂同意書上的內容，可以利用錄影帶或討論的方式來讓病人了解。但需注意的是，當醫師以不同的方法來作描述，病人便可能有不同的想法。譬如醫師對某項治療只以存活率來說明預後，而沒有提及死亡率（100%－存活率），病人通常會忽略其風險而比較會接受治療，一旦發生不幸則不易得到諒解。因此，醫師在報告每一種處置方法的資訊時，皆應以不同的方法來呈現給病人，以減少偏見。對於處置所引發的併發症之發生率也需講清楚，否則病人可能因為一些極為罕見但嚴重的併發症而拒絕接受處置。

為了要確認病人對問題是否真正了解，最好直接請病人複述剛才告訴他的解說內容。

保障病人最大的利益

醫師除了提供病人必要訊息之外,還要幫助他們作出符合自身最大利益的選擇。醫師可就病人的狀況與目標提供建議。譬如一位罹患肺癌準備手術治療的病人,他的太太因胃癌剛動過手術,如果他認爲照顧剛接受手術的太太是他生命中最重要的事,故不願立即接受帶有風險並需與太太稍作分離的手術治療。此時醫師便要幫他判斷延後手術的風險,如果這是對他最大利益相違的選擇,醫師就應予以勸阻,否則順應其心意,並承諾萬一發生緊急狀況將會盡力幫忙。當然,在與病人共同決策的過程中,要確認病人是否有充分的決策能力,特別是他們的決定看來並不聰明的時候。但不同意醫師的建議卻並不等於缺乏決策的能力。

案例討論

本章第二段所述的個案,在一般介紹知情同意的文獻大概不會出現,因爲這是華人社會(特別是臺灣)常見的現象——家屬主動要求隱瞞病情。醫師在進行知情同意的過程便變得十分複雜,首先要對家屬作告知的程序,待其了解情況之後再說服他們應該告知病人,並且要將告知的計畫詳細報告,當家屬都同意之後才開始向病人說明。若家屬極力反對讓病人知道實情,堅持原則的醫師便請家屬另聘高明,醫師、病人及家屬均受挫折;如果醫師願意同流合污,隱瞞到底,則完全犧牲了病人的自主權,可能會作出令人終身遺憾的選擇。因此,說服家屬同意讓病人了解病情,往往是醫師執行知情同意最關鍵的一步。除了醫師要有耐心、誠懇和充分的溝通技巧訓練之外,對社會大眾的教育和宣導將是一個重要的衛教議題。

結語

　　共同決策是尊重病人之自我決定的實際作為。為了要使病人作出知情後的正確選擇，醫師應與病人討論他所建議的以及其他的處理方法，並且將每一種方法的效益、風險和後果加以說明。在臺灣，雖然社會環境及風俗習慣有異於歐美，而法令上並未特別強調病患個人之自主權，但醫師仍應盡量擔任共同決策的促進者，鼓勵病人積極參與決策，並確定他們已獲得充分的告知。

參考資料

1. Bernard Lo., (1994) "Informed Consent", In Bernard Lo., ed., *Resolving Ethical Dilemmas: A Guide for Clinicians*, Williams & Wilkins, pp.24-35.

2. Bernat JL., (2001) "Informed Consent", *Muscle, 24*, pp.614-621.

3. Grant KD., (1992) "Informed Consent: Medical-Legal Update for the Practitioner on Recent Judicial Opinions Applying State Laws", *Am Surg 58*, pp.146-152.

4. Kessel AS., (1994) "On Failing to Understand Informed Consent", *Br J Hosp Med, 52*, pp.235-238.

5. Meisel A., Kuczewski M., (1996) "Legal and Ethical Myths About Informed Consent", *Arch Intern Med, 156*, pp.2521-2526.

6. Moskop JC., (1999) "Informed Consent in the Emergency Department", *Emerg Med Clin North Am, 17*, pp.327-340.

7. Nora LM, Benvenuti RJ 3rd., (1998) "Medicolegal Aspects of Informed Consent. Neurol Clin", *16*, pp.207-216.

8. Pape T., (1997) "Legal and Ethical Considerations of Informed Consent", *Aorn J, 65*, pp. 1122-1127.

9. Searight HR, Barbarash RA., (1994) "Informed Consent: Clinical & Legal Issues in Family Practice", *Fam Med, 26*, pp.244-249.

10. Skene L, Smallwood R., (2002) "Informed Consent: Lessons from Australia", *BMJ*, 324, pp.39-41.

11. Sprung CL., Winick BJ., (1989) "Informed Consent in Theory and Practice: Legal and Medical Perspectives on the Informed Consent Doctrine and a Proposed Reconceptualization", *Crit Care Med, 17*, pp.1346-1354.

12. Wear S., (1998) *Informed Consent. Patient Autonomy and Clinician Beneficence Within Health Care*, Georgetown University Press; Washington D.C.

第十章　不施予心肺復甦術的倫理議題

讓生時麗似夏花，讓死時美如秋葉──泰戈爾：飄鳥集。

前言

　　維護生命是醫護人員重要的責任，但是生命的品質也是不可忽略的。尤其是處於科技高度開發的世代中，人類可以靠科技維持沒有個人意識的身體功能運作。當疾病末期時身體器官逐漸停止其運作，藉由科技的介入，讓形體在世上多停留一些時日。有時候，這種停留對生者與瀕死者都有其重要的意義。但是，有時候，這種停留只是造成瀕死者更多的苦難，且需要繼續忍受可能造成更多身體的痛苦。雖然，人生必然存在一些苦難，但是因科技發展而延長的苦難是否必要？

　　面對科技對生命的掌控，醫護人員也開始注意到生命的品質，開始反省急救對臨終病人的意義。一個臨終的病人，是否一定要接受醫療人員對其身體的操弄，包括心肺復甦術、電擊、升血壓藥物等？急救本身是一項技術，此項技術的意義是什麼？技術是爲維護生命品質所用，還是人的生命被技術控制？對於臨終病人急救目的是什麼？困境又是什麼？是否實行臨終急救措施，表面上，這是個人的抉擇，但實際上卻涉及醫療之外的社會、倫理、法律面，以及個人對生命的觀點與對死亡的看法。面對這樣一個複雜的倫理議題，需要由多方面深入的考量。本文將由不施予心肺復甦

術的意義，告知方式、法源問題、專業態度，與實作方面分別進行探究。

不施予心肺復甦術的意義

不施予心肺復甦術（do-not-resuscitate, DNR）是近年來在醫療照顧上開始採用的處置。此處置的出現主要是針對照顧末期臨終病人的不施予急救措施，以維護其生命品質。了解不施予心肺復甦術之前，需要認識心肺復甦術（cardiopulmonary resuscitation, CPR）的內容。心肺復甦術是一般常用於急救病人的技術，基本上包括口對口人工呼吸、體外心臟按壓；在醫院中，較借用醫療儀器幫助病人恢復心肺功能，包括氣管內插管、體外心臟按壓、急救藥物注射、心臟電擊、心臟人工調頻等。因此不施予心肺復甦術意指不實行上述醫療處置，不過實際執行時，有些不只是不施予心肺復甦術，可能還會停止其他的治療，造成對不施予心肺復甦術的誤解或誤導。

當病人決定在生命最終的時刻不要被急救，也就是當他簽署不施予急救的意願書，這並非意味著需要停止一切照顧。反而需要將照顧的重點由維持生命的延續，轉為保障人生最終時刻的生命品質。因此，停止一些無效的醫療處置，轉而注意疼痛與不舒適的處理、促進病人與家人及親友間的溝通，達到舒適與平安的生命狀態。透過不施予心肺復甦術的處置，卻可以提供病人與家屬轉化個人生命經驗的機會。

使用心肺復甦術目的是：預防非期望與突發意外的死亡。所以除非這個技術對病人是無效，或是有處方指出不必使用此技術，不然依舊施行。在某些情況心肺復甦術是不適合使用，例如無法治癒的末期病人（Leonard Scherlis et al., 1980）。因此，在急診室、重症病房對於末期病人使用心肺復甦術是不恰當的。但是如果不使用心肺復甦術，工作人員需要清楚自己的立場，因此，簽訂不施予心肺復甦術之不施予急救的處方文件是必要的。

關於簽立不施予心肺復甦術的處方時，需要有三項考量：⑴心肺復甦術是無效的，即雖然此次救回，但不久又會心肺衰竭，⑵病人的意願，⑶救回之後病人的生活品質（Jonsen, Siegler & Winslade, 1998）。此時，醫院對於不施予急救政策的明確性，影響工作人員之間面對此議題的態度與溝通方式。當醫院缺乏不施予心肺復甦術的明確政策，容易引起工作人員間的衝突，包括由誰告知、何時告知、由誰決定等問題。當死亡臨近時，病人了解急救雖然可成功救回自己性命，但可能發生腦部缺氧造成的損害或其他功能的喪失，因此表達不要急救的意願，但是，家屬不同意病人的意見，醫護人員該接受誰的意見。因此，使用這個技術涉及專業、倫理、法律、機構層面的考量，而且作抉擇時，需要考慮病人的自我決定力、自主性、尊重個人等倫理原則，同時也涉及照顧者的介入，以及醫護專業人員、宗教、法律、倫理界人士以及其他相關人員。

不施予心肺復甦術的告知

理論上，告知當事人身體狀況以及可能的處理措施，能夠幫助病人對自己接受處方與否的判定；同時，讓家人參與告知的過程，有助於促進病人與親人間的溝通，共同面對一些抉擇。實際上，照顧病人的現場中，醫院缺乏臨終急救告知的策略，以及家庭成員介入真相告知、臨終急救的抉擇，使得不施予心肺復甦術的告知成為護理人員照顧病人的困境（蔣欣欣、蘇逸玲、余玉眉、彭美慈，2003）。這種病情告知包括病情認知、病程溝通、病情存在、病人存活。也就是，「醫生如何理解病情」、「醫生如何告訴病人」、「病人如何認知病情」、「醫生與病人在生病過程中繼續溝通」、「病人如何對待病情」、「病情如何存在於病人的生病世界」、「如何帶著病情繼續活在世界裡」（許禮安，2002）。醫生和患者各自的世界，包括共有的世界、各自的世界、醫病不同的觀點、醫療實踐

的影響。因此，告知不使用心肺復甦術涉及多面向的觀點，是一個複雜的議題。

病情告知，常被歸於為醫生的責任，當不施予心肺復甦術成為一種醫師處方的時候，醫生在執行此處置時，就扮演相當重要的角色。更要去注意來自環境中的訊息，包括病人、家屬、其他工作人員的想法；同時還要對病人表達出來，又不讓病人覺得被放棄，是一項頗為困難的任務。當醫生告知末期病人治療的效果不好，是否考慮最後的日子如何度過，並建議他考慮簽署不施予急救處置，以免受苦。但是，病人認為醫師這樣的說法是要放棄對他的治療，因此拒絕簽署不施予急救的意願書。醫師與病人觀念想法如兩條平行線般無交集，彼此的立場缺乏溝通。如果採用不施予急救的處置，卻沒有取得病人、家屬或病人代理人的同意，不能合理的開出不施予急救的處方，不符合知情同意的原則，是引起爭議的處置。病人需要了解自己狀況，決定自己是選擇或拒絕急救。如果專業人員了解其拒絕簽署是蘊涵著被遺棄的害怕，就需要說明或表現出會繼續照顧的立場。

不施予心肺復甦術的告知過程中，決策參與者如果缺乏分享意見的程序，就會產生衝突；而護理人員的角色就是成為溝通的媒介，來調節已發生的衝突。溝通是最基本解決衝突的策略，而護理人員是病人對不施予心肺復甦術情理認知的重要訊息提供者。在此情形中，護理人員所扮演的其他角色，如代言者、教育者、照顧者及共同工作者，對於病人及家屬來說，也一樣重要。研究指出，護理人員認為他們本身最重要的角色在於，他們「清楚」何時病人或家屬可以作不施予心肺復甦術與否的決定（Jezewski & Finnell, 1998）。

處理是否急救的問題上，是一個團隊的工作，護理人員一方面了解來自醫療的訊息，另一方面了解病人的語言。現實社會裡，醫師常被刻畫著一種權威者的角色，偶爾出現在照顧情境中，與病人間的關係比較像父

親；護士與病人時常接觸，可以像一個常在身邊包容一切的母親，又像可以隨時談心的手足。有位護士了解病人的身體狀況每況愈下之後，在她執行日常護理照顧活動時，就與病人聊天，先詢問他現在身體的感受，再與他談及生命的觀點，過程中也透露一些專業經驗中觀察到的疾病流程，最後談到心肺復甦術的內容，也會介紹病房中一些經過急救後使用呼吸器維持生命的個案，在照顧病人日常生活的工作中，自然地提供相關的訊息，讓病人得到充分的資訊，考慮自己要作什麼選擇。當護士知道病人觀察考慮之後的決定，就可以再與醫生討論。文獻指出，護理人員是實際運作的恰當人選，因爲護理人員較長時間與病人及其家屬接觸，比較了解如何與其溝通，能夠促進病人、家屬、醫療小組間的互動，幫助當事人了解自己的處境，作適當的選擇（Thibault-Prevost, Jensen & Hodgins, 2000）。有時候是醫師主動觀察，覺得病人時日不多，就會找與病人較常接觸的工作人員，請他與病人談不施予心肺復甦術的問題。

關於不施予心肺復甦術的處方，主要是由醫師在病歷上記錄。Jonsen、Siegler 和 Winslade（1998）撰寫的第四版《臨床倫理學》，提出許多對不施予心肺復甦術的論點。書中指出，醫師應在病歷上記載不施予心肺復甦術的處方，同時也應將病人病情的進展，與其他相關人員討論的摘要記載在病歷上，並且定期更新處方，如果病人改變意願，可以更改處方。同時，如果有不施予心肺復甦術的處方，應讓參與照顧的其他工作人員都知道。當病人出院後，不久帶著這個處方又回到急診室時，可以讓家屬告知急診室的人，以免至急診室受到不需要的治療；或是每個人對於不施予心肺復甦術的解釋不同，有時對於急救的內容會有選擇性的處理，即是一種不完全的規範，例如可以使用胸外按摩，卻不使用氣管插管；或是使用升壓藥卻不使用電擊術。或是當病人已經使用氣管插管，卻不想再使用急救，是否可以拔除氣管插管等。

　　病人需要被告知了解自己身體的狀況，以便有機會表達接受不施予心肺復甦術的意願。通常告知不施行心肺復甦術的時間因人而異，較佳的時機是：(1)病人有意願想了解自己病情時；(2)病人能夠存活兩個月的機會少於百分之五十時；(3)或是年齡超過七十五歲以上的病人（The SUPPORT Principal Investigators, 1995）。國外有些醫院或長期照護機構，為尊重病人對自己生命的決定權，將不施予心肺復甦術作為病人入院評估的項目之一。病人入院時，就有機會與工作人員討論這個議題，如此當病情惡化無法表達意願時，可以避免難以決定急救與否的困境。

不施予心肺復甦術的法源問題

　　國內對於末期病人不施予急救的措施在〈安寧緩和醫療條例〉中已有規範，此條例是 2000 年 5 月 23 日立法院三讀通過，同年 6 月 7 日正式實施（陳榮基，2002）。條例指出需要尊重罹患無法治癒之末期病人的權益，可以依其意願拒絕接受心肺復甦術。〈安寧緩和醫療條例〉第七條條文的說明：第一項規定不施予心肺復甦術，應由二位醫師診斷確為末期病人，並取得意願書；及條文第八條：醫師為末期病人實施安寧緩和醫療時，應將治療方針告知病人或其家屬。但病人有明確意思表示欲知病情時，應予告知。因此在臨床上，對於末期病人應要說明其病情，若病人同意不施予急救，請其簽署「預立不施予心肺復甦術意願書」。這些措施需要行於文字，保留在病歷上。我國這項措施的提出，是源自美國加州率先在 1976 年通過〈自然死法案〉（Natural Death Act），推行「生前預囑」（living wills）；在病人臨終時，生命的品質可能優於生命的延長，醫師在此時，如能尊重病人意願，提供協助，讓病人有尊嚴的死（die in dignity）或安詳的往生（peaceful death），其實也符合醫學倫理的行善、無傷害及病人自主等三大原則。基於西方世界自然死法案的發展，其對不施予急救措

施的執行有較多的討論。

　　我國於 2000 年通過實施的〈安寧緩和醫療條例〉，雖然指出需要尊重罹患無法治癒之末期病人的權益，可以依其意願拒絕接受心肺復甦術。但是，此類病人若已經實施急救措施，之後希望撤除或終止呼吸器等維生系統，則無法如願。因此，於 2002 年 6 月 3 日立法院衛生環保暨社會福利委員亦初審通過〈安寧緩和醫療條例〉修正草案，將在〈安寧緩和醫療條例〉中增列「撤管條例」——即已接受心肺復甦術的末期病患，若要求進一步撤除或終止呼吸器等維生系統，必須經兩名醫師診斷爲末期患者，或病患意識清楚表明撤除意願，或曾立下意願書，才可撤除；因此，撤除維生系統對象不適用生命跡象穩定的植物人，也不得由家屬代爲決定撤除。

不施予心肺復甦術的實作

　　臨床工作中，實行不施予心肺復甦術，需要多方面的考量，包括醫療指標、生命品質、病人意願、脈絡背景（表 10-1）（Jonsen, Siegler & Winslade, 1998）。醫療指標方面，工作人員需要考慮病人疾病狀況、預後情形、採不施予心肺復甦術後對病人的益處或是傷害等問題。生命品質方面，需要注意決定不施予心肺復甦術之後，如何促進病人的舒適與提供適當的臨終照顧。病人意願方面，對於意識清楚的病人，是否被告知自己身體的狀況，其本身的意願是否被了解且受到尊重；意識不清的病人，是否有其代理人。脈絡背景方面，是否存在家庭內部的爭議；或是專業人員意見不同；或是經濟、宗教、社會文化因素，影響抉擇的執行。

　　不施予心肺復甦術的推行，是需要實際政策的配合，以減少執行上產生過多的困擾。相關政策內容，應包括⑴使用不施予心肺復甦術的時機與理由；⑵由誰作決定或寫下處方；⑶如何記錄不施予心肺復甦術以及記載的地方；⑷需要多久更新不施予心肺復甦術的狀況；⑸由誰統管不施予心

肺復甦術的決定以及在什麼情況之下；⑹病人與家屬需要簽署的文件有哪些；⑺如果病人不能決定，誰可以為病人作決定（CHA et al., 1995）。此政策的擬定是為服務病患，減少執行不施予心肺復甦術時發生的爭議。

表 10-1　倫理考量的導引

醫療指標	・什麼是病人的醫療問題？過去病史？診斷？預後？ ・疾病是急性的嗎？或慢性？嚴重度？可否回復？ ・治療的目標是什麼？ ・治癒的機率？ ・如果治療失敗，下一步的醫療處置計畫？ ・總之，病人可以從這個醫療處置和護理照護中獲得多少利益？或者是避免多少傷害？
生活品質	・接受或不接受醫療處置後，病人回復正常生活的展望？ ・是否先有任何偏見，誤導照顧者對病人生活品質的評估？ ・如果治療成功，病人是否會面臨生理的、心理的或社會資源缺損的問題？ ・依據病人現在或未來的情況，延續其生命的決定，可能與病人本身的期望不符合？ ・是否有任何放棄治療的理由或計畫？ ・對於促進舒適與臨終照顧的計畫是什麼？
病人意願	・病人本身表示希望得到醫療處置的選擇為何？ ・病人是否有被告知，並且了解此治療的利益及風險？ ・病人的心智狀態是否正常？如果不正常，相關證明為何？ ・病人是否曾表示他（她）所偏好的選擇？ ・如果病人已沒有能力作決定，誰是他的代理人？代理人是否使用適當的準則？ ・病人是否不願意或不能配合醫療處置？為什麼？ ・總之，以倫理及法律觀點而言，病人的選擇權是否有被尊重？
脈絡背景	・是否有來自家庭的爭議，影響到治療的決定？ ・是否有來自提供者（醫師、護理人員）的爭議，影響治療的決定？ ・是否有財務或經濟因素的考量？ ・是否有宗教、社會文化因素的考量？ ・是否有任何正當的理由去違反保密原則？

（續）

脈絡背景	• 是否有資源分配的相關問題？ • 執行此醫療處置的正當合法性？ • 是否有臨床的研究或教學涉入？ • 是否有任何（決策）提供者或機構的利益衝突？

*譯自 Jonsen, A. R., Siegler, M., & Winslade, W. J., (1998) "Indications for Medical Intervention", In J. Dolan & P. McCurdy eds., *Clinical Ethics-A Practical Approach to Ethical Decisions in Clinical Medicine*, Forth ed., pp.13-45, New York: McGraw-Hill Companies。

　　因此，當出現政策無法適用的狀況，應該有開放的溝通與彈性的處理。在處理執行不施予心肺復甦術時發生的爭議，需要有不同層面的考量，包括(1)認識介入的情境；(2)確認不施予心肺復甦術的「意義」；(3)面對衝突找出策略（Jezewski & Finnell, 1998）。關於認識介入的情境，需要清楚病人的狀況與預後、家庭的動力，以及合適的介入時機；確認不施予心肺復甦術的「意義」是包括病人、病人家屬，及醫護人員如何詮釋此處置，如何出現衝突；關於衝突的處理，需要透過第三者參與的溝通活動，化解照顧的困境。此時，醫院的醫事倫理諮詢委員會可以扮演調解的角色。

　　目前，醫護人員通常在發現病人情況不好時，考慮急救與否的問題。例如發現是癌症末期，面臨告知情況危急時，是否放棄急救的處置，較常接受家屬的意見。病人雖然意識清楚可以表達，卻不是被傾聽的對象，家屬的觀點影響醫護人員照顧的方式。面對此情境，醫護人員除了尊重家屬的意見，也應該投入了解病人的想法，評估家人的考量是否真正適合於病人，或是家庭中有其內在的不安；同時要理解病人與家屬彼此的經驗、信念、價值、意願。被動接受單方面的想法，而不能主動促成雙方有效的對話，會影響照顧的品質。

　　在照顧時，除了考量病人與家屬的意願，也要注意醫護人員自身的價

值信念經驗與意願。因爲這些因素影響自己傳達訊息的方式，如果自己重視科技對生命的影響，與病患家屬討論時，可能不會告知可以放棄急救的權利；或是認爲生命品質是重要的，可能會與其討論是否繼續治療；或是介紹類似情況的案例，讓其了解有些病人急救插管後，也無法恢復意識；如此依賴科學技術，對生命的影響是什麼？

　　另一個關於使用不施予心肺復甦術涉及專業人員或社會的價值議題，研究指出老年病患不管他（她）的診斷爲何，使用到不施予心肺復甦術醫囑的頻率都比其他年輕病患高出許多。這其中存在著一個疑問：這些以不施予心肺復甦術的方式邁向死亡的老年病患，是他們自己抉擇要使用不施予心肺復甦術的嗎？根據美國 SUPPORT 的研究結果表示，一千名的重症老年患者，只有將近四分之一的人曾親身和他（她）的醫師討論在疾病進展必要時，是否執行心肺復甦術。爲何醫師無法在適當的時間裡，向病患和家屬提出不施予心肺復甦術執行與否的相關議題？Ebrahim（2000）認爲，可能是醫師在面對老年病患時，其本身已存在著「老年歧視（ageism）」（Cherniack, 2002）。顯示出專業人員對生命價值的觀點影響自己照顧的態度。因此，專業養成教育中，需要學習意識個人價值、信念；當面臨照顧措施的抉擇時，更要小心檢查自身的何種價值觀影響照顧策略。爲了避免自身的盲點，需要一個醫療團隊的討論，共同找出對病人最合適的照顧模式，醫院中病人臨終照護倫理困境決策會議的存在，就是非常必要的。經由這樣對話的機會，避免自我膨脹的傲慢，醫護人員由每個照顧經驗中，整理自己的價值觀，學習理解他人的立場，促進生命品質的提升。

處理不施予心肺復甦術的抉擇與反省

　　填寫不施予心肺復甦術的意願書，是目前處理臨終不施予急救的依據。雖然，這種以契約形態的決策模式，是現代社會的產物，擺脫早期

醫師權威的保護主義風格，取代消費者過於抬頭而忽略專業的決策形態
（Hamilton, J. B., 2001; Jonsen, A. R., Siegler, M., & Winslade, W. J., 1998）；
但是，執行的過程確實會遭遇一些困境。處於一個避免談論死亡的社會文
化，邀請病人認識不施予心肺復甦術或是填寫意願書，都是很難啓口的話
題。有時，儘管病人或家屬同意填寫，之後，眞的需要執行此種處置時，
又出現不同的意見。或是沒有家屬的患者，該如何決定簽署不施予心肺復
甦術的意願書。

　　醫病之間透過平時的照顧活動，建立起相互信任的關係，有助於告知
不施予心肺復甦術處置的抉擇。醫護人員在此決策過程，親身參與事件的
發生，體會每個人在其中的角色，並且從中學習「抉擇過程」。此過程的
運作，可以參考下列幾個步驟：

1. 回顧整個情境——確認在這個事件裡到底發生了什麼？
2. 蒐集病人的所有相關資訊以及他（她）在這整個情境中的狀態：
   ⑴重要的醫療及社會史。
   ⑵自我抉擇的能力。
   ⑶已存在任何更進一步的處置——書寫、指定，或語言等；或機構
   　的相關政策規定。
3. 確認在這個情境中的相關人物、主權（財產）擁有者，包括哪些會
   被此「抉擇」所影響到的人。
4. 明白相關法定文件，包括相關的正式聲明或法律。
5. 明白這些倫理原則或價值的衝突，確立護理人員的專業價值核心。
6. 運用相關資源，明白以病人福祉爲主的可行選擇及其目的。此資源
   包括機構中的護理倫理會議、倫理諮詢員、宗教團體、社工師，及
   其他有相關經驗的工作人員。
7. 明白作此「抉擇」時，在機構、法規、組織、政治和經濟的考量

中，會面臨的限制。

8. 開始行動，如果你是「抉擇」的決定及執行者。

9. 回顧及評估行動後的結果，從這次經驗中，學到以後如何照顧相同
   處境病人的方式，以及體會到需要改進的相關政策或規範。

　　從事上述抉擇的過程中，必須觀看自己與他人的、個別或群體如
何去經驗（experience）、相信（believing）、重視（valuing）、願意
（willing），進而展現出的行為。基於不作道德判斷，了解病人（當事
人）、醫師、護士對情境的詮釋，這種了解是不作論斷而是賦予相當的專
注，以沉浸了解的方式（反省性的態度）加以體會；如同吃水果時體會
該種水果的味道，而不是只有吃的動作（非反省性的態度）（Tocantins,
Florence Romijn & Lester Embree, 2001）。這種反省的態度是基於互為主體
的立場，以及對他者的敏感與尊重（蔣欣欣，2002）。這種態度呈現於陪
伴臨終病人是，明白臨終抉擇的困境，了解醫護人員核心價值的功用及限
制，清楚一個人的價值觀會如何影響他的行為及抉擇，敏感於每個人價值
觀的不同，因此能夠致力於臨終照護及抉擇的價值澄清及自我反思。照顧
的先決條件是理解對方的處境，就是經由會談、觀察、互動的歷程中，理
解其所經驗的生活世界。基於理解經驗的立場，在蒐集資料的過程中，是
需要重視當事人的想法、感受。但是在一個人我共融的世界中，如何能夠
不約束或限制個案的表達，如何可能理解他人，又能產生合宜的反映？如
何能夠推己及人，又免去自我中心的立場、先入為主的論斷，扼殺病人世
界的豐富性。此刻，照顧者進行自身關照與調整的能力是相當重要的（蔣
欣欣，2002）。

　　面臨不施予心肺復甦術的運作，醫護人員容易面對自身價值或外在環
境的困境，此時在專業上的反省態度，有利於超越此困境。此種反思實踐
會歷經投身、反身、對話的歷程（圖 10-1）。如果不投身於情境之中，就

無法體驗個中滋味，而失去困惑的機會，沒有困惑就難以出現反身關照，更不會尋求他人的觀點，與之對話。如此一來，就不容易由臨床實踐照顧實質行動中產生體驗的知識（蔣欣欣，2002）。孟子也提出相似的觀點，「人恆過，然後能改；困於心，衡於慮，而後作；徵於色，發於聲，而後喻。」

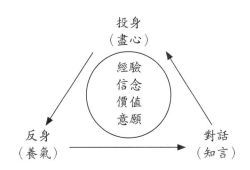

圖10-1　反思實踐歷程的概念架構圖（蔣欣欣，2002）

結語

臨終照顧給予急救或不施予心肺復甦術，所涉及的不僅是病人與家庭的抉擇，此抉擇受到醫院政策、社會環境變遷及科技發展的影響，因此，本文先介紹不施予心肺復甦術的意義，探究此處方所遭遇的告知抉擇與知情同意，以及牽涉的法源議題，最後討論照顧臨終病人面臨抉擇的專業態度，以及臨床實作的倫理議題。一些生命倫理原則的概念思想，只是臨床照護參考的依據。照顧倫理需要不斷經由實踐、經驗反省與對話的鍛鍊。

不施予心肺復甦術，表面上只是一項近年來因應醫療科技發展而興起的醫療照顧活動措施，實際上，它衝擊著社會文化價值體系，以及各種倫理關係。每個生活在社會歷史文化脈絡下的人們，如何看待自己的死亡與他人的死亡，如何理解生命的尊嚴與死亡的尊嚴。在這樣複雜的情境中，

醫護人員如何參與面臨此抉擇者的生活經驗，是一項重要的課題。這一門課該如何教？如何學？是醫護教育者應該用心思考的議題。

不施予心肺復甦術這項處置，顯示出教育讓學習者「成為一個人」的重要性，「成為一個人」的意思是在醫護養成教育中，讓學習者真誠面對自己的價值觀、自己與環境社會的關係、清楚接納自己的處境，逐漸擴展關懷了解並且尊重異於己的他者。這樣的德性是很難於專家威權的教育體制下產生，因此，需要改變教學方式，由專家獨白轉成相互對話。讓學生親身體會人際間的相互尊重，由接納自己而能觀看與反省，進而比較容易將這種尊重關係轉置於他（她）與接受照顧的對象之間。目前一些學校正著手改進大學醫護教育，其所採行的問題（人本）導向小組教學，就是試圖在協助學生透過團體討論的互動，發展思考以及相互對話的能力，建立夥伴關係，促成知識與經驗發展的終身學習。

由「成為一個人」到「成為一個醫護人員」的學習是必須終身努力的，臨床工作中，需要創造一個協助醫護人員面對生死抉擇各種困境的學習空間。由美國健康及人類價值社群（Society for Health and Human Values, SHHV）和生命倫理諮詢社群（Society for Bioethics Consultation, SBC）聯合組成的生命倫理諮詢社群聯盟（SHHV-SBC）指出生命倫理諮詢的重要性，並且嘗試定出一套可依循的標準，指出健康照護的倫理諮詢是「在面臨與健康照護相關不確定性和衝突時，一個由個體或團體所提供，用以協助病人、家庭、照顧者，或其他相關涉入者的諮詢服務」（本書第四章）。這種健康照護的倫理諮詢，就是提供一個學習的環境，在平等尊重的對話空間，自在的述說個人的困頓，透過共同參與的對話，找到個人困境的出路，檢討醫院政策與照顧措施，提升臨終病人的照顧品質。目前國內醫院體制普遍缺乏倫理諮詢的機制，近年來衛生署逐漸開始鼓勵醫院中設立的醫事倫理委員會的策略，是發展倫理諮詢機制的重要助力，期盼能夠協助醫事人員面對處理照顧經驗中的倫理困境。

參考資料

1. 許禮安，2002，〈病情世界初探——由病情告知談起〉，《安寧療護雜誌》，7(3)，頁 239-251。

2. 陳榮基，2002，「安寧緩和醫療條例宣導」，安寧基金會，http://www. hospice org.tw/relax/about_main.htm。

3. 蔣欣欣，2000，〈團體過程中的搭橋與即刻性〉，《中華團體心理治療》，第 6 期，頁 7-11。

4. 蔣欣欣，2002，〈由護理實踐建構倫理道路〉，《護理雜誌》，49(4)，頁 20-24。

5. 蔣欣欣、蘇逸玲、余玉眉、彭美慈，2003，「臨床護理倫理困境之研究」，榮清陽合作研究計畫報告書。

6. Canadian Healthcare Association (CHA), Canadian Medical Association (CMA), Canadian Nurses Association (CNA) & Catholic Health Association of Canada (CHAC), (1995) Joint Statement on Resuscitative Intervention, *Canadian Medical Association Journal, 153*, 1652A-1652C.

7. Cherniack, E. P., (2002) "Increasing Use of DNR Orders in the Elderly Worldwide: Whose Choice Is It?", *Journal of Medical Ethics, 28*, pp.303-307.

8. Ebrahim, S., (2000) "Do not Resuscitate Decision: Flogging Dead Horses or a Dignified Death", *British Medical Journal, 320*, pp.1155-1156.

9. Jezewski, M. A. & Finnell, D. S., (1998) "The Meaning of DNR Status: Oncology Nurses' Experiences with Patients and Families", *Cancer Nursing, 21*, pp.212-221.

10. Jonsen, A. R., Siegler, M., & Winslade, W. J., (1998) "Indications for Medical Intervention", In J. Dolan & P. McCurdy eds., *Clinical Ethics-A Practical*

Approach to Ethical Decisions in Clinical Medicine (Forth ed., pp.13-45), New York: McGraw-Hill Companies.

11. Leonard Scherlis, M., Arnold S. Sladen, M., Kevin M. McIntyre, M. J., Stephen W. Carveth, M., Alan H. Goldberg, M., & Leon Chameides M. (1980) "Standards and Guidelines for Cardiopulmonary Resuscitation(CPR) and Emergency Cardiac Care (ECC)", *JAMA, 244*, pp.453-509.

12. The SUPPORT Principal Investigators, (1995) "A Controlled Trial to Improve Care for Seriously Ill Hospitalized Patients", *JAMA, 274*, pp.1591-1598.

13. Thibault-Provost, J., Jensen, L. A., & Hodgins, M., (2000) "Critical Care Nurses' Perceptions of DNR Orders", *Journal of Nursing Scholarship, 32*, pp. 259-265.

14. Tocantins, F. R. & Embree, L., (2001) "Phenomenology of Nursing as a Cultural Discipline", In S. Crowell, L. Embree, & S. J. Julian eds., *The Reach of Reflection: Issues for Phenomenology's Second centry*, pp.364-383, Florida: Center for Advanced Research in Phenomenology.

第十一章　生前預囑

前言

　　醫學科技的飛快進步，媒體每天幾乎都在報導有關新的生命延續科技的進展，醫學藉由提供科技設備及措施等來延續其生命，甚至病人的身體狀況已到了末期階段，醫學的機器可以有效地施予急救而使生命延長許久。然而，這些科技在法律及倫理上，並沒有辦法取得一個平衡點，有某些個案，會因為這些科技及甦醒術而延長了生命，並且可以回復到之前的身心健康狀況及社交功能。可是，對於大部分的病人來說，這些人工的方法只能維持他的生理功能，意識情況卻是不清楚的，只會增加病人的痛苦及家屬的負擔。

　　相對地，醫護人員、病人及家屬在病人生命垂危時，更常面對救與不救難以兩全的困境，事實上，死亡是生命的一個過程，死亡是不可避免的。醫護人員要讓病人有一個有品質的死亡經驗，因此，醫護人員有責任並且尊嚴的去接受病人死亡。　這並不是鼓勵安樂死，這是指醫護人員要依照病人的意願，讓他們有自主權及可以自我決定，並且可以在討論死亡過程照護的計畫中，扮演最重要的角色。

　　另一方面是病人的觀念問題，有時他們會因為接近死亡而覺得沒有自我價值並且不被尊重，他們會覺得自己是受限在醫療體系中的受害者，並且是無能為力的。這些困境的回答就是，應該要由病人來立「生前預囑」（living will）。

生前預囑的意義

在 1960 年代末期，Kutner 介紹生前預囑的理念，他所呈現的重點不是著重在幫助死亡，而是要喚醒一個人的認知，並且在某些特殊情況下，去拒絕一些治療。美國加州最先在 1976 年通過〈自然死法案〉（Natural Death Act），推行「生前預囑」，然而至今幾乎已擴展到美國及加拿大（O'Mara, 1987, p.18）。「生前預囑」或「生前醫囑」，是「預立指示」（advance directives）的書面形式，讓病人可以在健康時，或還沒病到沒有能力表示意願時，即以書面表示臨終時的抉擇，最重要的是接受或拒絕施行心肺復甦術（CPR）。

當病人希望能夠自己作主時，生前預囑可以保護病人的自我決定權，就算是病人變成沒有辦法幫自己作決定時，這份文件可以告知大家病人的意願。同時，假如一個人被判定為具有行為能力者，那麼此人是有權利去拒絕任何一種或所有的治療，從這個特別的觀點，生前預囑可被視為病人其未來拒絕或採取停止治療的指示。

一般在完成生前預囑時，也同時會設定醫療委任代理人，當病人沒有能力作決定或是無法表達自己的意願時，醫療委任代理人有替他作決定的權利。醫療委任代理人有權利解釋病人在醫療狀況下的意願及希望，他的權利不僅僅是受限在決定終止維生治療，他可以視情況的需求來作決定，並且可以解決突如其來的問題，而不是受限在某一小部分。要決定醫療委任代理人最好是能夠完成一份生前預囑，因為這能夠指派一個人替病人發言，就是要完成生前預囑來表達病人的意願及需要。

生前預囑會給醫護人員一些特殊種類的治療限制，生前預囑會說明關於延長生命的一些治療方法中，什麼是病人想要的，什麼是病人不想要的。當病人無法表達意願時，生前預囑也會宣告病人的希望、不希望、限

制或是對維生治療的放棄。如果病人的指示沒有辦法馬上解決狀況時，或者是狀況太普遍、太特定時，委任代理人就可以替病人作正確的決定。此外，當代理人要替失能的病人決定一些事情時，生前預囑也會提供給他一些指示。

生前預囑在我國之法源依據

隨著上述國外生前預囑及自然死觀念之影響，與臨終關懷安寧療護之推動，如對末期病人（terminal patient），臨終時再施予心肺復甦術（CPR），增加病人及家屬的痛苦，違反安詳往生的理念。我國終於在2000 年 5 月 23 日立法院三讀通過〈安寧緩和醫療條例〉，6 月 7 日由總統公布（華總一義字第 8900135080 號令），正式施行。在其第一條即明白宣示制定條例之目的，是為了尊重罹患無法治癒疾病之末期病人的權益。在第四條中又明白指出，末期病人可依其意願立意願書選擇緩和醫療，而拒絕接受心肺復甦術的急救。所謂緩和醫療是指為減輕個案在末期所受的痛苦，而施予緩解性與支持性的安寧醫療照護，當然病人有權利立意願書，便有權利選擇撤回意願書。由此可見，〈安寧緩和醫療條例〉完全是站在病人利益的立場，來考量其臨終前是否接受傳統醫療中所謂的急救（CPR）。

〈安寧緩和醫療條例〉中的意願書是採預立的方式，亦即是一種「生前預囑」，「生前預囑」與「遺囑」間有相當大的差別。我國法律過去只有「遺囑」（will）的規定，「遺囑」是去世後才生效的，例如財產分配，必須等當事人死亡之後才有效；然而，「生前預囑」（living will）則是在世時即生效。〈安寧緩和醫療條例〉中規定，凡二十歲以上具有完全行為能力的成人，平時就可立下「生前預囑」，包括為自己將來「預立選擇安寧緩和醫療意願書」、「預立不施行心肺復甦術意願書」及「預立醫療委

任代理人委任書」（見本章254-256頁），當自己罹患末期疾病時，這些意願皆已生效而受到法律保障。而預立選擇安寧緩和醫療意願書與預立不施行心肺復甦術意願書，所不同處是前項的選擇是不施行心肺復甦術而只要施行安寧療護；後者只是消極性地選擇放棄心肺復甦術的意願，兩者間有天壤之別。而預立委任書仍是依據第五條第四項規定在病人意識清楚時指定代理人，此代理人可在病人無法表達意願時，代為簽署「選擇安寧療護意願書」或「不施行心肺復甦術意願書」。

生前預囑的目標

　　當病人要完成生前預囑時，一般同時就要去思考自己在臨終時要如何被對待，因此，生前預囑可以幫助病人從他們自己的觀點去準備死亡，讓他們獲得控制感，減輕對所愛的人的責任，加強或是結束與所愛的人之間的關係。

增加病人的控制感

　　生前預囑最主要的就是病人的自主權，這裡並不是指每項治療都要有控制感，而是一般廣泛性的假設。若是能與家屬彼此之間作適當的溝通，就能夠改善病人的臨終照護。要達到對整個死亡經驗有控制感，最重要的是病人心理上的感受，生前預囑可以幫助病人考慮到自己的價值觀，去將自己的想法及目標用條列式的方式，將它具體的寫下來，以便對於即將來臨的死亡獲得自我的控制感。

減輕病人的責任

　　人們要死的時候，都會注意到所愛的人的需求，所以這些臨終病人會害怕自己所愛的人，會因為自己拖長的病情，而責任加重。生前預囑可以

讓病人去決定照護計畫的建立，限制維生治療系統的使用，避免不適當的延長瀕死生命，並且可以幫助病人和所愛的人，在病情尚未惡化之前，一起討論，深思自己的價值觀、目標及意願。這可以幫助病人與所愛的人一起度過病人臨終的過程。生前預囑也幫助病人準備，在自己病情惡化時，要指派一個替自己作決定的委任代理人，並且在代理人要下決定是否終止維生治療系統時，可以減輕代理人的罪惡感。生前預囑也可以幫助醫護人員為即將死亡的病人作準備。

增強病人與所愛的人的關係

　　人們是在社會網絡中生存，都會害怕自己孤獨的死亡，生前預囑會幫助病人去表達、談論死亡，並且給予機會讓病人增強與所愛的人之間的關係。生前預囑可能可以幫助病人解決一些困難的事，包括對以前的誤會，尋求或是給予原諒及寬容，與所愛的人一起去深思活著及死亡的意義，也會增強彼此之間的關係。

滿足病人文化的價值

　　要作終止生命的決定，也會受到文化上的影響。自主權的原則，是受到北美及西歐的倫理健康照護之影響。但對於許多其他的人來說，自主權不一定是主要的價值觀。例如有關面對死亡的態度之研究就顯示出，中國人的觀點很不一樣，或是對於生前預囑抱持負面的態度，這些人們反映出的世界觀是重視相互依賴、溫情及保護的感受，與獨立、自主是不同的。因此，為了要達到以病人為中心的作法，醫護人員一定要跟病人討論有關於其生命末期的決策目標。

接受生前預囑的困難

　　沒有一個醫護人員可以否認，病人有自我決定權的基本原則。正如O'Rourke 和 Brodeur（O'Mara, 1987, p.19）所討論，自我決定是一個有智慧的、理解的、深思的過程。但是，醫護人員對於接受生前預囑的實施上，仍有一些困難。

立下「生前預囑」的時機

　　給予病人良好且細微的照護是必要的，但是這對於醫護人員來說是困難的，例如我們要去尊重病人在臨終時的一些希望的表達，可能這些希望是在幾個月前的，甚至是幾年以前就被表達出來了。醫護人員會有一個疑問：假設……該怎麼辦？當一個病人沒辦法完整的表達出自己的意願時，我們要很小心的完整表達出他的意願。「如果林太太已經知道了這些……，我們要如何才能真正知道她想要的是什麼？」像這樣的問題，我們真的不能夠用科學的方法來回答。然而，這並不能解釋為考量病人的期望及尊重病人是無法執行的理由。

　　對生前預囑執行的基本核心問題在於執行生前預囑的意圖，病人是否對所有的可能情況都考慮到了，人不太可能在有生之年去深思到所有死亡的情況；病人書寫生前預囑，是特殊考量到不能治癒的疾病時，才可以實行，這並不是說如果病人出了意外、嚴重的受傷，他就可以被執行，很多人害怕生前預囑被不當的使用，其實這不是一個符合實際的擔心，醫護人員常常會犯了過度小心的錯誤，並不是所有病情嚴重的病人，都可以適用生前預囑的情形。

家屬不了解生前預囑的內容

　　在受儒家思想影響的臺灣社會，家庭與個人之間在健康照護上有密不

可分的關係，也更突顯出家屬的意見對執行生前預囑有很大的影響力。尊重生前預囑的另一項困難是，家屬對此要求的反映，常常是家屬不知道生前預囑內病人的期望，因此，家屬可能會指揮健康照護小組不要讓生命自然結束，健康照護小組是處於中間者的角色；個案的家屬及醫師的意見不合，也有相反的情形，家屬希望病人不要再接受相關的治療，但是站在醫護人員的立場來說，他們會希望能照顧好自己的病人。因此在醫護人員與家屬之間常產生衝突。

病人是否真正了解生前預囑內容的意義

　　通常對已立下生前預囑的病人，各個領域的專家，包括醫學、倫理、法律上的專家等，都建議有再次評估的過程，當病人被告知有末期疾病時，他們應該要重新聲明他們想要的，好讓醫護人員知道他們是否真的明白醫學上的狀況，大部分的地區都允許人們在任何時間執行生前預囑，有的地區會要求這項權利要在一段時間後，重新被說明及評估，以保持它的有效性度。例如在美國加州，為了避免生前預囑成為是一種自殺的說明，病人只能在被告知是疾病末期之後天，方可使用生前預囑。

　　姜安波（1995）提出生前預囑雖普遍為美國各州所接納，但臨床上仍有其限制及困難，要點如下：

1. 生前預囑並無法預測立囑人所可能面對的各種醫療狀況。
2. 生前預囑中常用「維生治療」及「末期疾病」語意含混，醫師解釋時有實際困難。
3. 醫師無法評估立囑人在簽署生前預囑時之決定能力。
4. 醫師也無從評估立囑人在簽署生前預囑時，對自己病情了解的程度。
5. 立囑人簽署生前預囑至狀況發生期間可能已改變心意。

6. 立囑人無法指定代理人處理醫療問題。

7. 當家屬的意願與病人不同時，醫師常面臨應否依生前預囑執行的實際困擾；如拒絕執行病人的生前預囑，法律對醫療人員並無罰則。

生前預囑在作決策時所扮演的角色

一般病人在簽生前預囑之前，有深思熟慮的掙扎過程，因此，對於醫護人員來說，去了解「簽生前預囑這個動作，完全是病人個人決策的結果」是很重要的事，它反映出病人的價值觀，照護者要了解到，就倫理層面而言，在臨床上認為是好的，對一個特殊的病人並不一定是好的。根據Cassell（1982）所主張病人的診斷及治療目的，應該是要建立在病人的立場而不是建立在疾病上。經過病人作決策並且簽生前預囑的過程，病人對於哪些會造成痛苦的照護會有所質疑，病人依據這個決策的結果，會在生前預囑上作一些指示；生前預囑反映了有行為能力時的決策，從本質上來說，它應該是作決策照護步驟時的一個工具，但是，醫護人員通常都在最後才說明。

因此，在這裡醫學倫理界所強調的不傷害原則，意涵即概括其中，因為若是依照病人的價值系統，如果違背他的意願給予維生的方法，就有可能會傷害到病人。我們必須要知道，病人這樣的受苦不只是疼痛而已，但是，醫護人員通常都會把焦點著重在病人生理的受苦上，Cassell 卻注意到，病人真正感受到的痛苦是個人完整性受到威脅，因此病人所要對抗的是完整性受損。通常，醫療小組在討論一個昏迷病人的治療方法時，他們都會假設病人沒有受到痛苦，因為病人並沒有疼痛的反應。當我們評估病人的疼痛時，我們要超越以往只看實證的資料，所謂的疼痛是包括了生理上、心理上、情緒上、社交上、靈魂上的疼痛。在考慮生前預囑有效性的時候，醫護人員一定要把病人本身的價值觀考慮進去。其方法之一是與簽

署生前預囑見證人討論，生前預囑應被視為是告訴醫護人員病人的期許，它在決策過程中扮演了一個要素，但不是全部。依據 O'Rourke 及 Brodeur（O'Mara, 1987, p.20）的建議，若要考慮不給予或撤除治療的良好決策，最好的方法就是醫師跟病人或委任代理人一起討論。

　　當執行生前預囑時，醫護人員有很大的責任及困惑，整個執行的過程中，有兩個必經的狀況，就是末期的情況及即將來臨的死亡。在科學上並沒有確實的工具可以用來決定死亡確實發生的時刻。醫護人員處在一個「假設……該怎麼辦？」的情況，這個問題醫護人員可以用小心的監測及記錄病人的生命徵象來回答。當要去執行生前預囑的時候，很重要的是醫生及其他照護提供者互相討論彼此的照護計畫，這個決定是大家討論的結果，而不是某個人的責任及他所下的決定。現在在臨床上，較傾向於讓每個照護提供者都參與討論，目的是尊重病人的價值，並且增加他死亡經驗的品質。指引並非如紀錄上所寫的所有步驟，而更重要的事，是醫護人員的敏感度；對於「即將來臨的死亡」，定義較含糊，有人給的意義是二十四至七十二小時內會死亡（O'Mara, 1987）。

參與生前預囑計畫的人員

　　生前預囑就某種意義來說，是一種人與他們所愛的人彼此的溝通過程。研究指出，許多病人較希望能與他們所愛的人討論生前預囑，而非是與他們的醫師，病人未擬定生前預囑的最主要原因，是因為他們的家人已經明瞭他們的期望（Singer, et al., 1998）。

　　然而，病人並非都能完全了解文件上所列的醫療措施，而醫師在促進病人了解與執行照護上扮演一個重要的角色。在某些特殊的情況中，對醫護人員或委任代理人而言，有關解釋期望獲得的醫療措施或許是困難的，特別是在他們從未參與過生前預囑的討論。因此，對醫護人員回答問題有

幫助的是：澄清議題、重新檢視生前預囑的內容，並確保他們的病人能
夠了解相關的醫療資訊。不幸地，許多病人認為他們的醫師過於忙碌，
以至於無法就臨終議題與他們作較長時間的討論；有些病人認為這些議題
是屬於他們的隱私。醫師也確認，有關溝通的障礙是存在的，包括討論
死亡與瀕死造成的不舒服、缺乏知識、決定適當性與時間上的限制有困
難（Morrison, Morrison, & Glickman, 1994）。病人開始與所信任的醫師討
論，此醫師能夠舒服地與勝任地討論，採取開放無傷害與溫暖的溝通，這
或許能克服阻礙及促進溝通。然而，生前預囑的格式一般被預計能取代決
策者所說的，而有些生前預囑是無法增進病人與醫師的溝通。儘管有些醫
師完成向病人介紹生前預囑的目標，他們很少處理生前預囑中的所有構成
要素，尤其是他們很少處理病人的價值觀（Tulsky, Fischer, Rose, & Arnold,
1998）。

　　醫師在生前預囑計畫中的角色，應該是被支持與充分地參與，因此，
病人期望獲得的醫療措施能被清楚地了解並轉換成臨床的照護。醫師或許
引發議題，指引病人與家屬適當的資源，提供符合他們病人的診斷與治療
的資訊，回答病人提出的資訊需求，協助確保委任代理人參與整個過程，
檢視整個過程的結果。生前預囑能讓醫療照護有最佳的品質；醫師是個
關鍵人物但並非是最重要的角色，最重要的參與者是病人與他們所愛的人
（包括他們的委任代理人）。

執行生前預囑有關的注意事項

適用對象的考慮

　　醫護人員對〈安寧緩和醫療條例〉之適用對象應考慮周詳，醫護人員
在面對病人之疾病惡化至醫療可能已無法控制病情時，應尊重病人或家屬

選擇醫療處置之權利，坦然地與病人及家屬誠懇溝通兩個議題：

1. 是否選擇以症狀控制爲主的緩解性、支持性醫療照顧。

2. 臨終時是否施行心肺復甦術（CPR）。

醫護人員對「末期病人」的認定

如何對「末期病人」作出妥當的專業判斷，也是另一個需要經驗與藝術的難題。事實上，醫學界至今尚無法定出一個適用於所有情況的準則，以協助醫師判斷是否「治療對病人完全沒有幫助」（medical futility）。因此，醫師應該透過有效的溝通與討論，盡可能地引導病人與家屬了解治療過程的利與弊，然後達成「末期」與「不可治癒」之共識，才是比較理想的認定方式。

然而，在〈安寧緩和醫療條例〉法規執行上的要求，「末期病人」之認定只要醫師在病歷上記載以下內容：⑴治療經過情形；⑵與該疾病之相關診斷；⑶診斷當時之病況、生命徵象與不可治癒之理由，便可符合條例上之定義。

指導病人或家屬填寫衛生署所公布之意願書與同意書

要成爲具法律效力之文件，必須完成下列的項目：

1. 意願人之姓名、國民身分證統一編號及住所或居所。

2. 意願人接受安寧緩和醫療之意願及其內容。

3. 立意願書之日期。

意願書之簽署，應有具完全行爲能力者二人以上在場見證。但實施安寧緩和醫療之醫療機構所屬人員不得爲見證人。

衛生署所公布之意願書與同意書（見本章254-256頁）適用於各種不同場合，說明如下：

1. 若無罹患嚴重傷病時，則選擇簽署「預立選擇安寧緩和醫療意願

書」或「預立不施行心肺復甦術意願書」；此時若覺得在病重意識不清時，需要他人代為簽署意願書，便可簽署「預立醫療委任代理人委任書」。

2. 若已罹患嚴重傷病，並經醫師診斷為不可治癒，而且病程進展至死亡已不可避免，則可選擇簽署「選擇安寧緩和醫療意願書」或「不施行心肺復甦術意願書」，此時也可簽署「預立醫療委任代理人委任書」。

3. 若病人罹患嚴重傷病，並經醫師診斷為不可治癒，而且病程進展至死亡已不可避免，於病人已意識昏迷或無法清楚表達意願時，可由最近親屬簽署「不施行心肺復甦術同意書」（DNR）。

清楚告知病人病情

由於我國民情仍傾向不忍讓末期病人知道其病情，在此情形下，目前許多醫療人員還是習慣與家屬溝通病情，而難以面對病人告知其病情。其實在條例第八條很體貼的說明：「醫師為末期病人實施安寧緩和醫療時，應將治療方針告知病人或其家屬。但病人有明確意思表示欲知病情時，應予告知。」也就是說，在病人主動要求時，即使家屬阻攔，也必須依法告知病人。如此，可減輕許多醫療人員夾在病人與家屬之間，說也不是，不說也不是的困擾。然而，條例更積極的層面，應該是鼓勵醫療人員應有面對病人適時告知病情的訓練，這樣才能發揮尊重每個人生命自主權的精神。

對不施行心肺復甦術之意願書與同意書之實施

醫療人員於急診室遇到意識昏迷或無法清楚表達意願之末期病人，醫師應盡可能先確認病人是否有不施行心肺復甦術之意願書或同意書；醫院應依條例第九條規定，將意願書與同意書列入病歷管理，並為院內之末期

病人在簽署意願書或同意書後給予明顯之識別標誌。醫院內各單位最好有一套末期病人之療護準則，在從以治療爲主之照顧方針轉爲以緩解爲主之照顧方針，到末期臨終照顧都能有照顧指引，以提供一致性之末期照顧。

生前預囑的倫理困境

　　雖然生前預囑在複雜的照護情境中，可以是一個簡單的解決之道，而使用生前預囑有一些倫理困境是醫護人員必須去了解的。第一個倫理困境就是在完成生前預囑時，病人對潛在的或未來的健康照護問題的了解程度，因爲生前預囑通常是在預囑被使用之前就已經擬定了，要告知病人疾病的狀態與治療方式，是發生在預囑擬定之後，如何告知病人這些治療會影響對其的照護。假若有任何預兆指出病人無法全盤了解未來治療的執行或潛藏的醫療問題，此預囑的效力將會是個問題。

　　醫護人員會陷入的第二個倫理困境是仁愛與不傷害的原則，仁愛的原則被闡述爲健康照護者最優先的職責，是讓病人得到好處或爲病人謀福，不傷害的原則被闡述爲醫護人員應保護病人使其免於被傷害，但有時很難去決定是仁愛或保護免於受傷害的優先次序。一般而言，大部分的醫護人員認爲避免病人受到傷害的職責是勝於仁愛的，以仁愛或不傷害的觀點去評值生前預囑，生前預囑似乎違反對病人仁愛的原則，這樣的知覺讓很多的醫護人員會感到不舒服，在一些情境中，執行生前預囑是終止已經提供給病人的一些治療方式，終止似乎會造成對病人實質上的傷害；遵從生前預囑通常表示醫護人員違反他們必須幫助病人與維持病人生命的職責。

　　生前預囑的第三個倫理困境是預囑的擬定與法律的強制力。一般而言，制式的生前預囑文件上，使用的文字是廣泛的且語意不清，生前預囑通常無法囊括許多不同形態的疾病其所有的治療模式，使得病人在發生那種疾病時無能力作有效的決策；假如要被依循的生前預囑與病人表明意願

的當時，環境有明顯的差異，對醫護人員所要提供的照護可能得到的指示就很少。

　　另外，一般醫護人員當他們無法使用所學習來維持病人生命的技能時，他們會經歷到挫敗感。在缺乏適當的法律或倫理的指引時，許多紛爭、懊悔便會因此而起。醫療人員更會面臨明知回天乏術，卻還要不顧病人生命尊嚴而急救到底；或是擔心家屬無法諒解不作最後急救而吃上官司，如此良心與法律兩難的煎熬。

　　儘管生前預囑具有上述的所有困境，但生前預囑仍舊是讓醫護人員可以了解病人內心期望，可以獲得的健康照護方式之最佳方法，生前預囑是能具體描述治療模式的文件，依照合乎法律的格式寫下，有兩名或以上的見證人簽署，會增加醫護人員對此生前預囑尊重的程度。

個案討論

案例陳述

　　七十二歲的王先生因為充血性心衰竭而住進內科加護病房（MICU），並且帶著他的生前預囑，他有一段很長的抽菸史及肺氣腫病史，最近演變成充血性心衰竭及心絞痛。因為他的肺功能不好，所以不能動手術。王先生是 MICU 的常客，通常他會因為肺功能狀況惡化，大概一年會住進來一、兩次。他選擇了在藥物及呼吸治療上採取積極療法，但是他拒絕使用人工呼吸器。他對於治療的反應很好，通常在住了一個星期之後，就可以轉出 MICU。

　　他的家人，包括第一個太太所生的三個已成年的小孩、現任太太所生的兩個已成年的小孩、再加上好幾個已年老的兄弟姊妹；他的這些家人，實際上都參與了他的照護，並且他們都知道，在兩年前的一次住院之後，

他就簽署了生前預囑。在最近一次的住院，根據他的生前預囑，醫生把他分類爲「不施予心肺復甦術」（DNR）。

　　他最近一次是因爲急性呼吸窘迫及胸痛進入 MICU，心電圖顯示輕微的心肌梗塞，但是實驗室檢查還未確定。他對於常規的治療及藥物的反應都不錯，並且在他住進 MICU 的第二天傍晚，李護士協助他坐在椅子上，然而，一段短時間之後，他出現心室心搏過速的情形，在這段心律不整的期間，他變成沒有反應並有發紺的情形。在這個時候，剛好他的四個家人來探視他，他的家人見到這個情形，馬上跑出房間大叫：「快來幫幫忙！爸爸要死掉了！」

　　在這同時，剛好王先生的醫療小組中的一位林醫師在查房，所以林醫師及李護士馬上跑進他的房間裡。李護士小聲的提醒林醫師，王先生是有生前預囑的，並且已經被認定爲「不施予心肺復甦術」，但是林醫師卻開處方無論如何都要執行急救，王先生被送回床上，被插上氣管內管，並且實行了復甦術，包括了 CPR、電擊，還使用了 lidocaine、dopamin 等藥物，經由這些急救及維生機器的幫助，王先生恢復心跳節率、血壓、脈搏，並且能夠自發性呼吸，但是他仍是沒有反應的，並且被插了兩天的氣管內管，T-tube 維持在百分之六十，他的預後相當差，在拔管後一天，他就過世了。

　　在急救之後，李護士問林醫師，爲什麼王先生需要實行復甦術？他不是有生前預囑，並且被認定爲「不施予心肺復甦術」嗎？林醫師回答說，像王先生這樣的狀況，不太可能會因爲違反生前預囑而惹上法律訴訟，但是他的家人卻很可能會因爲王先生在家人的面前坐在椅子上死亡而告醫院。

　　這個個案分析，舉出了幾個困難的議題，這些是照顧到有生前預囑的病人時，所可能會遇到的狀況。有一些困難的法律及倫理上的問題，是需

要被加以考慮的，舉例來說：

　　1.困境一：如果家人或醫師作了違反病人意願的事情時，生前預囑會有
　　　　什麼樣的法律及倫理問題？

　　2.困境二：當病人的處置與生前預囑不符時，李護士有倫理的義務去拒
　　　　絕參與病人的復甦術嗎？

　　3.困境三：如果醫師沒有施行急救，李護士應不應該讓王先生死在情緒
　　　　激動的家屬面前呢？

案例分析

困境一

　　生前預囑在倫理上較法律上有更多可以討論之處。儘管有法規認可生
前預囑，但生前預囑最後決策權仍落於醫師及／或病人的家屬身上。倫理
上，對醫護人員而言，是有相當大的責任來完成病人的期望，這也是病人
自我決定的一部分。然而，因為病人通常不了解「不施予心肺復甦術」的
所有措施或其他可用的治療，基於知情同意的原則，生前預囑的效力總有
一些問題存在著。王先生的臨床情境中，醫師相信遵從生前預囑對病人而
言是最適當的，可是，不施予心肺復甦術的醫囑在不同醫院間是存在不同
的。王先生的主治醫師對王先生的生前預囑之請求，寫下不施予心肺復甦
術的醫囑，但是，林醫師對有關不施予心肺復甦術卻有不同的看法，有關
不施予心肺復甦術的醫囑，更多詳細的澄清其意義，將是最有幫助的。

困境二

　　護理人員有權利及倫理上的責任，去拒絕執行他們堅定相信，這對病
人是不合乎倫理及／或有傷害的醫療行為。然而，護理人員拒絕醫師要求
其執行的醫療行為時，有許多的因素應被考慮，假如心室搏動過速能很快
的被 lidocaine 或心前區重擊給終止，王先生將不需要更進一步的治療，或

承受任何長期的合併症即可恢復。

　　病人像王先生一樣擬定生前預囑，並非自動地不施予心肺復甦術，生前預囑可以提供特殊治療的參考，例如「不施予心肺復甦術」，並非意味著病人不願意被急救。很重要且必須要確切討論的是，病人在種種情境下所擬定出的生前預囑之期許。最重要的，是必須在所有參與此病人照護的醫師間澄清病人的期許，對於病人的期許也必須要充分地告知病人的家屬，完成病人期許的同時，護理人員也必須去支持病人的家屬。

　　第二個考量是護理人員必須記住，當拒絕執行醫師的要求，此拒絕的結果，假如護理人員由於未遵從醫囑而產生急救照護的延誤，那護理人員將可能會因未依醫師處方，未達照護標準而導致執行不當的控告。在單位有其他護士對急救負責，這可以使得一些拒絕執行急救的護理人員的行為，並不會對病人的情況產生實質的改變，而影響到最後的結果，但是，一個明顯的拒絕執行急救是不能被接受的。而如果護理人員執著於倫理信念上，而使自己無法執行有效的護理功能，護理人員應該自動退出該情況。

　　當家庭成員涉入會使得抉擇變得複雜化，像是王先生的抉擇情況時，護理人員的第一個責任就是滿足病人的需要，雖然家人也許已經知道生前預囑，但王先生的家人並不完全了解所作的決策會產生的結果；親人的死通常對於其他家庭成員來說，是一個震撼且是情緒性的經驗，正因為太震撼而無法作出理性的抉擇，對於親眼看到摯愛的親人死亡是很難以接受的事情，尤其是看到也許正走向康復之路的親人死亡。當完成病人的期望時，護理人員必須支持病人家屬。

　　同樣地，很少有護士能夠不被病人的死亡所影響，但是受過相關教育的護理人員，會使用比較理性的角度來看待這件事。當完成病人所擬定的生前預囑時，護理人員必須去支持家屬的情緒反應。對於家庭成員的教

育,應注重對於生前預囑的看法,尤其在生前預囑發生效力之前,此舉也許可以預防發生類似王先生家庭的事件。

困境三

在王先生的案例裡面,拒絕執行急救在倫理上來說是正確的,因為護理人員是依照王先生的生前預囑來執行;然而,當在面對一群歇斯底里的家庭成員要求作一些措施時,不急救是非常困難的,其他可能的行動也許包含禮貌且堅定地請家庭成員離開單位到家屬休息室中;扶持王先生回到床上並且允許沒有急救的死亡;或允許家人留在房間並且試著去解釋什麼是王先生生前預囑真正代表的意義;或是執行急救但是並無積極的作為;醫護人員有職責於事前提供資訊,使家屬了解病人的情況,甚至了解那些是無效的醫療,能尊重病人的意志,作出合理的決定。同時,對於醫師、護理人員、神職人員、倫理委員會及其他健康照護小組的成員來說,澄清不施予急救情況的意義,以及如何支持病人的期許,將是更有價值的。

結語

因為生前預囑的限制,醫護人員應該詢問病人個人的意見、價值觀和抉擇。更重要的是,醫護人員必須記錄任何病人的陳述或是有關生前預囑的討論,詢問病人如果他們有生前預囑或是有事先的指示是不足夠的,當一個專業人員,醫護人員必須教育病人在可能的治療或與他們溝通什麼是他們所需要的,而什麼是他們所不需要的,這會幫助醫護人員避免對不願接受心肺復甦術的病人作心肺復甦術。同時,也能考慮儒家文化的特殊性,重視家庭成員的意見,有充分的溝通,作到尊重病人和家屬的自主決定。

參考資料

1. 安寧照顧基金會（2003，1月5日），「安寧緩和醫療條例」，安寧照顧基金會網路，取自 http://www.hospice.org.tw/relax/list_main.htm。

2. 姜安波，1995，〈重症醫療倫理綜論〉，《安寧照顧會訊》，第 19 期，頁 9-20。

3. Annas, G. J., (1991) "The Health Care Proxy and the Living Will", *The New England Journal of Medicine, 324*(17), pp.1210-1213.

4. Bassett, C. (1993). "The Living Will: Implications for Nurses", *British Journal of Nursing, 2*(13), pp.688-691.

5. Cassell, W. (1982). "The Nature of Suffering and the Goal of Medicine", *The New England Journal of Medicine, 306*, pp.639-645.

6. Catalano, J. T. (1993). "Treatments not Specifically Listed in the Living Will: The Ethical Dilemmas", *Dimensions of Critical Care Nursing, 13*(3), pp.142-149.

7. Dimond, B. (2000). "The Goal Aspect of Living Wills: A Need for Clarity", *International Journal of Palliative Nursing, 6*(6), pp.304-306.

8. Lynn, J., Miles, S. H., Olick, R., & Lewis, L. L. (1998). "Making Living Wills and Health Care Proxies More Useful", *Patient Care, 32*(9), pp.181-192.

9. MacKay, S. (1992). "Durable Power of Attorney for Health Care", *Geriatric Nursing, 13*(2), pp.99-108.

10. Martin, D. K., Emanuel, L. L., & Singer P. A. (2000). "Planning for the End of Life", *The Lancet, 356*, pp.1672-1676.

11. Mezey, M., Bottrell, M. M., Ramsey, G. & The NICHE Faculty. (1996). "Advance Directives Protocol: Nurses Helping to Protect Patient's Rights",

Geriatric Nursing, *17*(5), pp.204-210.

12. Mezey, M., Evans, L. K., Golub, Z. D., Murphy, E., & White, G. B. (1994). "The Patient Self-Determination Act: Sources of Concern for Nurses", *Nursing Outlook*, *42*(1), pp.30-38.

13. Morrison, R. S., Morrison, E. W., Glickman, D. F. (1994). "Physician Reluctance to Discuss Advance Directives", *Archives of Internal Medicine*, *154*, pp.2311-2318.

14. O'Mara, R. J. (1987). "Ethical Dilemmas with Advance Directives: Living Wills and Do Not Resuscitate Orders", *Critical Care Nursing Quarterly*, *10*(2), pp.17-28.

15. Parkman, C. A., & Calfee, B. E. (1997). "Advance Directives: Honoring Your Patient's end-of-life Wishes", *Nursing*, *27*(4), pp.48-53.

16. Reigle, J. (1992). "Preserving Patient Self-Determination Through Advance Directives", *Heart & Lung*, *21*(2), pp.196-198.

17. Quigley, F. M. (1991). "Legal Issues in Nursing: Why Have a Living Will?", *Focus on Critical Care*, *18*(1), pp.30-31.

18. Schwarz, J. K. (1992). "Living Wills and Health Care Proxies: Nurse Practice Implications", *Nursing and Health Care*, *13*(2), pp.92-96.

19. Singer, P. A., Martin, D. K., Lavery, J., Kelner, M. J., Thiel, E. C., & Mendelssohn, D. C. (1998). "Reconceptualizing Advance Care Planning from the Patient's Perspective", *Archives of Internal Medicine*, *158*, pp.879-884.

20. Tulsky, J. A., Fischer, G. S., Rose, M. R., Arnold, R. M. (1998). "Opening the Black Box: How Do Physicians Communicate About Advance Directives?", *Archives of Internal Medicine*, *129*, pp.441-449.

21. Weber, G. (1993). "Tips on Implementing the Patient Self-Determination Act",

Nursing and Health Care, 14(2), pp.86-91.

22. Wold, J. L., Demi, A. S. (1991). "Advance Directives: Educating Employees About the Living Will and the Durable Power of Attorney for Health Care", *AAOHN Journal, 39*(8), pp.399-401.

預立選擇安寧緩和醫療意願書

　　本人_____若罹患嚴重傷病，經醫師診斷為不可治癒的，且病程進展至死亡已屬不可避免，特依〈安寧緩和醫療條例〉第四條、第五條及第七條第一項第二款之規定，作如下之選擇：

　　一、願意接受緩解性、支持性之醫療照護。

　　二、願意在臨終或無生命徵象時，不施行心肺復甦術（包括氣管內插管、體外心臟按摩、急救藥物注射、心臟電擊、心臟人工調頻、人工呼吸或其他救治行為）。

立意願人：

　　簽名：_____　國民身分證統一編號：_____

　　住（居）所：_____　電話：_____

委任代理人：

　　簽名：_____　國民身分證統一編號：_____

　　住（居）所：_____　電話：_____

後補委任代理人（一）：

　　簽名：_____　國民身分證統一編號：_____

　　住（居）所：_____　電話：_____

後補委任代理人（二）：

　　簽名：_____　國民身分證統一編號：_____

　　住（居）所：_____　電話：_____

　　　　　　　　　　　　　　中華民國____年____月____日

預立不施行心肺復甦術意願書

　　本人_____若罹患嚴重傷病，經醫師診斷認為不可治癒，而且病程進展至死亡已屬不可避免，特依〈安寧緩和醫療條例〉第四條、第五條及第七條第一項第二款之規定，選擇在臨終或無生命徵象時，不施行心肺復甦術（包括氣管內插管、體外心臟按壓、急救藥物注射、心臟電擊、心臟人工調頻、人工呼吸或其他救治行為）。

立意願人：

　　簽名：＿＿＿＿＿＿＿　國民身分證統一編號：＿＿＿＿＿＿＿＿

　　住（居）所：＿＿＿＿＿＿＿＿＿＿　電話：＿＿＿＿＿＿＿＿

委任代理人：

　　簽名：＿＿＿＿＿＿＿　國民身分證統一編號：＿＿＿＿＿＿＿＿

　　住（居）所：＿＿＿＿＿＿＿＿＿＿　電話：＿＿＿＿＿＿＿＿

後補委任代理人（一）：

　　簽名：＿＿＿＿＿＿＿　國民身分證統一編號：＿＿＿＿＿＿＿＿

　　住（居）所：＿＿＿＿＿＿＿＿＿＿　電話：＿＿＿＿＿＿＿＿

後補委任代理人（二）：

　　簽名：＿＿＿＿＿＿＿　國民身分證統一編號：＿＿＿＿＿＿＿＿

　　住（居）所：＿＿＿＿＿＿＿＿＿＿　電話：＿＿＿＿＿＿＿＿

中華民國＿＿＿年＿＿＿月＿＿＿日

預立醫療委任代理人委任書

　　茲委任＿＿＿＿＿＿＿爲醫療委任代理人，當本人罹患嚴重傷病，經醫師診斷爲不可治癒的，且病程進展至死亡已屬不可避免而本人無法表達意願時，同意由委任代理人依〈安寧緩和醫療條例〉第五條第二項之規定，代爲簽署「選擇安寧緩和醫療意願書」或「不施行心肺復甦術意願書」。

立意願人：

　　簽名：＿＿＿＿＿＿＿　國民身分證統一編號：＿＿＿＿＿＿＿＿

　　住（居）所：＿＿＿＿＿＿＿＿＿＿　電話：＿＿＿＿＿＿＿＿

委任代理人：

　　簽名：＿＿＿＿＿＿＿　國民身分證統一編號：＿＿＿＿＿＿＿＿

　　住（居）所：＿＿＿＿＿＿＿＿＿＿　電話：＿＿＿＿＿＿＿＿

後補委任代理人（一）：

　　簽名：＿＿＿＿＿＿＿　國民身分證統一編號：＿＿＿＿＿＿＿＿

　　住（居）所：＿＿＿＿＿＿＿＿＿＿　電話：＿＿＿＿＿＿＿＿

後補委任代理人（二）：

　　簽名：＿＿＿＿＿＿＿　國民身分證統一編號：＿＿＿＿＿＿＿＿

　　住（居）所：＿＿＿＿＿＿＿＿＿＿　電話：＿＿＿＿＿＿＿＿

　　　　　　　　　　　　　　　中華民國＿＿＿年＿＿＿月＿＿＿日

第十二章　無效醫療

個案報導

案例一

　　張小姐是一名二十歲就讀於某國立大學外文系二年級的學生，於一個月前隨男友騎乘機車夜遊，在濱海公路被一名醉漢駕駛小貨車追撞，她被拋出十餘公尺外，因所戴的安全帽並未扣緊而滑脫，後腦直接著地，當場頭破血流而陷入深度昏迷。

　　張女被救護車送抵醫院時昏迷指數只有三分，瞳孔已呈擴大，血壓降至 60/40 mmHg。張女的父親是一名外商科技公司的高級主管，意外發生時正在英國洽公；母親是一所幼稚園的負責人；還有一位哥哥在去年取得博士學位，目前在某醫療研究機構服國防役。

　　經過緊急救治之後，病人的血壓稍微回升。神經外科的值班主治醫師在檢視病人及電腦斷層掃描結果之後，認為情況極不樂觀，病人可能已發生「腦死」的狀況。在家屬一再懇求，請將病人「死馬當活馬醫」的情況下，神經外科醫師答應為病人進行緊急手術，去除血塊以降低顱內壓力。

　　緊急手術在非常勉強的情況下進行，在手術中及手術後病人的顱內壓均保持在 60 mmHg 以上，杜卜勒超音波檢查顯示，因顱內壓力過高而導致動脈血液無法有效地灌流至腦部組織，而不可逆的「腦死」狀態更為確定。

　　病人在手術後意識狀況毫無改善，但在呼吸器及升壓藥物的支持下，

其生命徵象及血氧飽和度尚稱穩定。為要讓遠在英國的父親趕回來看女兒最後一面，醫療小組竭盡所能地維持病人的各種生命徵象。而主治醫師每次巡房時，均向家屬詳細解釋病人的狀況，並明言康復無望且隨時會心跳停止。

當病人父親返國看到對外界毫無反應的女兒之時，完全不能接受康復無望的事實，極力要求院方繼續提供最積極的治療。每日除了全家陪伴在側之外，早晚都有一群信奉某宗教的友人前來為病人祈福，他們相信這並不是一件單純的交通意外，而是上天對病人父母信心的考驗，如果他們能夠虔誠禱告，就必定有奇蹟出現。

病人的生命力似乎比預期強了很多，雖然意識沒有恢復，但生命徵象仍無顯著變化，直至手術後第三個星期，發生高燒而濃痰幾乎把氣管插管完全塞住，血壓亦開始下降。主治醫師便趁機對家屬說：「病人的腦部受到如此重創而能存活二十多天，實在並不容易，然而，這些努力可能都是白費，因為她根本沒有恢復意識的可能。而現在最讓人擔心的院內感染終於出現，這表示不同的併發症將相繼到來。既然病人的生命已到了終點，似乎我們便不該繼續在她的軀體上，多打一針或多放一條導管，而應該讓她入土為安。」

病人的父親立即十分激動地反駁：「在兩個星期以前你就已經說她不行，但我認為這是上天對我的考驗，我們都為她禱告，你看，她現在還不是活著嗎？我有信心能把她喚醒。就在今早，她雙腿曾經抖動，而且她母親在她身旁跟她耳語時，她曾一度流出淚水。求你大發慈悲，不要放棄她！」說完，病人之父母立即跪下伏拜，主治醫師頓時不知如何是好。

在使用強效抗生素及更換氣管內插管之後，病人情況又穩定下來，目前已經退燒，痰量也減少許多。車禍至今已經一個月，其間耗用的醫療資源甚鉅，在未來的日子中，**繼續耗費於這名不可能復原病人身上的無效醫**

療，不知道還有多少。

案例二

一名三十歲男性，因感染 B 型肝炎病毒併發猛暴性肝炎而陷入深度昏迷。雖然病人被轉入加護病房治療，但狀況卻越來越差，唯一可能救活他的方法就是肝臟移植。然而，雖然醫院已將病人排在等候移植名單的首位，但病情急遽惡化幾乎已完全否定這項手術的可能，而病人近親之中全都是 B 型肝炎帶原者，沒有一個人適合捐贈肝臟作活體移植。病人的表哥曾留學美國，知道有一種俗稱「洗肝機」的機器可能可以延長這類病人的壽命。但在本地醫院所擁有的「洗肝機」是屬於基本型，其透析膜上並未附有活的肝細胞，這類型的「洗肝機」對猛暴性肝炎病患並未證實具有療效。由於每個療程耗費甚鉅而療效不佳，雖然家屬極力要求使用，但主治醫師卻難以作出決定，因為這似乎是一項異常昂貴而又無效的治療方法。

案例三

在一個偏僻的鄉鎮，方圓十里內最大規模的只是一家床數不足一百的地區醫院。有一位罹患糖尿病及老人失智症的八十歲老先生，因誤服過量的降血糖藥而造成低血糖性昏迷。在緊急處理時，醫師為病人插入氣管內插管及使用該院唯一可用的呼吸器，然而，病人因腦部已發生不可逆的損傷而無法甦醒過來，而且還必須繼續使用呼吸器。病人是單身流浪漢，住院期間並沒有任何人來探望他。經過幾個星期，病人依舊昏迷，而呼吸器亦未曾停息。醫師雖然知道病人已呈植物人狀況，生命完全靠呼吸器來維持，繼續給予積極的治療看來沒有意義，但除了繼續治療之外並沒有其他選擇。

某夜，另一位因消化道出血住院的老太太，因併發吸入性肺炎而導致呼吸衰竭，亟需使用呼吸器，但醫院唯一可用的呼吸器仍在支持著那位恢

復無望的老先生苟延的「生命」。醫師突然想到,既然對老先生的積極處理是毫無意義,何不將呼吸器轉移給更需要的病人?然而,這樣是否符合醫學倫理?是否觸犯法律?縱使醫師有滿懷救助病人的熱忱,但卻顯得不知所措。

何謂無效醫療

無效醫療的英文是「medical futility」、「futile medical treatment」或「nonbeneficial medical treatment」。「utility」一字源自拉丁文「*utilis*」,是「易漏的」之意。在希臘神話中,丹尼亞斯(Danaus)的四十九個女兒因集體殺夫而被懲罰在冥府以充滿破洞(易漏)的篩子打水,她們當然是徒勞無功。一個無效的行動無論重複幾次,也不會達到目的。

無效醫療一詞,首先是由 Schneiderman 等人在 1990 年提出,當時正值病人權益最受到重視的年代,他們提出這個論點確實令醫界、法界以及倫理學者造成頗大的震撼。其實早在遠古時代,如希波克拉底(Hippocrates)和柏拉圖(Plato)等人,就已經提及無效醫療的概念。無效醫療可分為「質」與「量」兩個層次,在質方面的無效醫療是指治療的執行並不能改善病人的身體狀況,如案例一,無論病人在神經加護病房接受再積極的治療,其意識狀態不可能會改善。在量方面的無效醫療是指治療的執行對病人發生效益的機會甚微,如案例二,即使動用「洗肝機」,病人能夠因而存活的機會仍然接近零。

無效醫療可發生於不同的情況下,譬如對癌症末期心肺功能衰竭的病患予以積極的急救,或者對處於不可逆的植物人狀態病患,給予全面的加護醫療,諸如此類,不勝枚舉。無效醫療如果沒有受到應有的規範,將會造成兩方面的影響:

醫療浪費

　　許多時候，無效醫療會造成頗大的浪費。在健保財務日益惡化而醫療資源緊縮的今日，醫療浪費會產生排擠效應而造成醫療品質下降，也會導致醫療資源分配不均的情況更加惡化。因此，避免醫療浪費以節省醫療支出已是醫護人員與病患家屬的共同責任。

末期病人加倍傷害

　　對於罹病末期的病人，如果不顧治療效益而一味給予積極的治療，只會增加病人的痛苦，並在死亡前一刻失去人類應有的尊嚴，甚或含恨而終。因此，無效醫療是醫療工作者必須面對及嚴肅思考的問題。

各界對無效醫療見解的批評

　　無效醫療的提出者除了為無效醫療作出定義之外，更倡導醫師在照會其他的醫療照護專業人員（特別是醫院的臨床倫理委員會）並得到認可之後，不必經過病人或親屬的同意，即可不予或撤除醫療。由於此論點與生命倫理學之「尊重自主原則」相違，有關無效醫療的議題至今仍爭論不休。以下為各界對無效醫療見解的幾個批評：

　　• 無效醫療的提倡者是要企圖鞏固醫師駕馭病人的力量，並廢除近年得
　　　來不易的病人自主權的提升。

　　這個論點的基本前提是，醫師和病人是站在敵對與抗爭的立場。但事實上，醫病之間的關係並不會因為出現無效醫療的概念而有所改變，而在處理無效醫療的過程中醫師並不會得到任何好處，反而要付出更多的時間去關懷和溝通。家屬或友人要求醫師無限制地提供醫療往往不是基於尊重病人的意願，而是為要表達對病人的關懷及希望能為病人作出所有他可以幫忙的事，但這樣的努力常是方向錯誤，甚至造成傷害。

‧有關無效的定義仍未有專業上或社會上的共識。

相對於其他許多生命倫理學的議題，無效醫療算是十分「年輕」，其中的確仍有許多值得深究及討論的地方。然而，無效醫療的定義、其造成的影響，以及醫界和法界對它的認知在近幾年來是越來越明確。因此，對於無效醫療的議題我們更要正面以對，蒐集各方面意見而共同建立共識，不應因爲它的「不成熟」而抱持鴕鳥心態予以規避。

‧除非醫師固守無效之非利益或嚴格的生理學定義，否則所謂無效乃基
　於充滿利益關係的決定，這是不適用於醫學上的。

提出這樣批評的人其實並不太了解醫療的目的，誤以爲治療效果必然等於病人之利益（如已經腦死的患者用升血壓藥物可暫時穩定血壓，藥物本身是有發揮效果，但對病人卻毫無助益）。因此，不能以所謂生理學上的效應來判定無效醫療，無效醫療的定義應該有更廣的意涵，當然更需要慎重的予以定義，而處理過程更應該有客觀的標準及委員會的參與。

‧因爲來自治療經驗的數據不能應用於任何一個病人，故無效醫療是一
　個毫無用處之概念。

這種論調已被目前廣被接受的「實證醫學」理念所否定。在醫學文獻中，有不少臨床研究證明某些情況對某些治療是不具效果的，並建議不宜使用。這些研究報告的作者本身不見得是支持無效醫療的概念，但他們在研究結論中建議不要使用某種治療，完全是出自對研究數據以科學方法的分析結果。根據「實證醫學」的原則，沒有被證實有助於病人的醫療，本來就不應該用在病人身上，對於末期病患也應該如此。

‧無效醫療侵蝕了我們多元化的社會，並脅迫宗教信仰的自由運作。

宗教信仰與醫療的目的常會無法避免地糾纏在一起，由無效醫療概念帶來的決策，常會干擾到宗教信仰的自由運作。如新約聖經的福音書中就提及神蹟治病和死人復活，而確實有某些教派認爲有奇蹟性痊癒的可能，

如果醫師認為患者接受無效醫療而予以強制撤除，可能是對宗教信仰的侵犯。

提出這樣批評的人可說是以偏概全或因噎廢食，而且不了解無效醫療政策的實際運作。一方面是因宗教信仰而相信奇蹟性痊癒的病人及家屬只屬少數，而另一方面醫師或醫療機構處理無效醫療的個案時都是十分謹慎，盡量情、理、法兼顧，對於有特殊信仰的病人或家屬，因其信仰所造成與任何醫療措施的決策之影響，一定會列入考量。

- 合理的醫療資源分配在最後自然會形成無效醫療的決定，因此無效的概念大可不必提倡。

雖然無限制的無效醫療，造成的醫療浪費會影響醫療資源的分配，但無效的醫療與合理的醫療資源分配，並不能畫上等號或互為因果。合理的醫療是著眼於對所有病人分配以有助益的醫療，而無效醫療的考量是個別病人所接受的治療是否對他有所助益。此外，醫療資源的分配權不在醫師的手上，而是由社會依照醫療以外的標準來作分配。如果要藉由社會的公平正義來解決無效醫療引發的問題，可能是在醫療資源極度缺乏而衍生了許多的問題和悲劇時，才會開始發生效力；而對於無效醫療引發末期病患生命尊嚴的負面影響，卻是毫無幫助。

無效醫療概念與政策推行所面臨的障礙

社會及文化障礙

在臺灣的社會，對於臨終照顧及死亡處理較西方社會不成熟，許多人在面對自己或親人的死亡時，在心理及精神上都沒有足夠的準備。雖然一般人都希望壽終正寢，但大多數卻認為死亡的地點應該是在醫院中，而對於死亡總是充滿恐懼而不願多談。因此，醫院在面對病人或家屬談及疾病

末期應避免無效醫療時，常是難以啓齒，特別是家屬對於醫院內先進的診療技術和設備，抱著過高的期望時。

法律上的障礙

在臺灣，只有對「腦死」的病人繼續給予醫療可被視爲無效醫療，在其他的情況下，如嚴重的心肺衰竭及不可逆的植物人狀態等，法律上皆沒有允許不予或撤除醫療是合法的。目前與無效醫療較爲相關的法令是〈安寧緩和醫療條例〉第七條[1]，是對末期病人不施行心肺復甦術之法律條文，

---

[1] 目前與無效醫療較爲相關的法令是〈安寧緩和醫療條例〉第七條（不施行心肺復甦術之情形）：

1. 不施行心肺復甦術，應符合下列規定：
   (1)應由二位醫師診斷確爲末期病人。
   (2)應有意願人簽署之意願書。但未成年人簽署意願書時，應得其法定代理人之同意。
2. 前項第一款所定醫師，其中一位醫師應具相關專科醫師資格。
3. 末期病人意識昏迷或無法清楚表達意願時，第一項第二款之意願書，由其最近親屬出具同意書代替之。但不得與末期病人於意識昏迷或無法清楚表達意願前明示之意思表示相反。
4. 前項最近親屬之範圍如下：
   (1)配偶。
   (2)成人直系血親卑親屬。
   (3)父母。
   (4)兄弟姊妹。
   (5)祖父母。
   (6)曾祖父母或三親等旁系血親。
   (7)一親等直系姻親。
5. 第三項最近親屬出具同意書，得以一人行之；其最近親屬意思表示不一致時，依前項各款先後定其順序。後順序者已出具同意書時，先順序者如有不同的意思表示，應於安寧緩和醫療實施前以書面爲之。

其中強調者是必須遵照病人或親屬之意願。因此，如 Schneiderman 所提出，若經其他醫療照護專業人員的認可，醫師可逕自撤除或不予無效醫療，其合法性仍有爭議。在美國，法院大多數會支持醫師及醫療機構對無效醫療的不予或撤除；然而，當家屬或代理人反對無效醫療之判定時，法院並不太樂意強力介入，而醫師亦會盡量勸服家屬或代理人，才採取不予或撤除無效醫療之行動。

倫理上的障礙

基於生命倫理學上之行善原則（principle of benefience），醫師並未被要求提供病人無效的醫療處置。而無效的醫療非但不能提供助益，有時還會增加病人的痛苦或產生副作用和併發症，基於不傷害原則（principle of nonmaleficence）更應該避免給予。由於無效醫療是一種耗用醫療資源甚鉅的醫療浪費，可能會令真正需要醫療的人（如案例三）受到影響，這是違背了正義原則（principle of justice）。然而，處理無效醫療若未獲得病人或家屬的同意，則是違反了尊重自主原則（principle of respect of autonomy）。當病人或家屬相信他們有權決定是否治療及治療多久時，處理無效醫療的問題便會變得十分困難。

經濟上的障礙

由於全民健保的實施，病人住院接受任何治療大多數由健保給付，故病人或家屬在要求醫院提供無限制的醫療時，並不需考慮經濟上的問題，較會傾向醫院盡量提供醫療。而醫師在給予病人治療時並不必替病人擔心醫療花費，而且只需不違背健保條例，縱使是無效的醫療也能增加醫院和醫師的收入。因此，必須是對無效醫療十分了解而且有道德勇氣的醫師，才會向病人或家屬提出有關停止無效醫療的討論。

醫療上的障礙

目前臺灣大多數醫院對無效醫療之定義及處理的程序仍未正式確立，致使醫師欲對無效醫療作出處理亦無從下手。此外，大多數醫師均未接受充分的訓練，來與末期病人及親屬解釋和溝通何時或何種情況下，應不予或撤除治療。而醫師與護理人員或其他醫療專業人員亦缺乏橫向的溝通，造成醫療團隊成員對處理無效醫療之步伐不同，不但阻礙無效醫療的處理，更可能會引起醫療糾紛。

無效醫療之界定

臨終照顧一個主要的問題是醫師未能及早知悉無效醫療，因而失去向病人及家屬討論這個議題的機會。因此，醫師必須掌握無效醫療的定義，才能避免無效醫療的發生。

有人將無效醫療定義為：「任何對於病患無法提供治療、康復或緩解效力的醫療行為。」從「量」的層面而言，是指任何對病人沒有效益或對病況不具療效的治療。例如對一名心臟破裂或末期心因性休克患者進行心肺復甦術。從「質」的層面而言，是指無法對病人提供緩解、恢復或痊癒的治療。例如對永久性昏迷的病人進行血液透析或心肺復甦術。

但由於不同病人常有不只一種的疾病及差異極大的身體狀況，並非用表列的方式將所謂「無效的」狀況一一列出來讓醫師核對即可決定，在對實際案例界定是否為無效醫療的過程中，要如何保持充分的彈性而又能避免濫用和誤解，其實在執行中常常難以取得共識。

譬如以研究報告所提供的統計資料為依據，即使符合「實證醫學」的精神，仍會引起爭議。如多項研究均已報導一名發生三種器官衰竭的患者，存活機會少於百分之一，但由於有極為罕見的病例曾經存活，家屬在抱有一絲希望之際，怎麼可能願意放棄，在這種情況下，醫護人員有時也

會站在病人家屬這一邊。有時即使是面對已發生遠處轉移的癌症末期患者，家屬還是會希望有奇蹟出現，不肯錯過任何可能有助益的機會。特別是在全民健保制度之下，家屬少了重大經濟負擔帶來的壓力，這些情形更常會發生。其他臨床狀況，包括嚴重的中風或缺氧性腦病變、不可逆的昏迷，或持續的植物人狀態等，都是看似容易處理而經常難以獲得共識的情況。

因此，在界定病人的醫療是否「無效」時，應以符合邏輯的過程逐步分析處理。首先要考慮三個問題：死亡是否即將來臨？如果治療獲得成功，最佳的可能結果會如何？能得到最佳可能結果或至少是良好結果的可能性有多少？如果三個問題的答案均指向無效醫療的狀況，對於病人的處理應是盡一切努力來提供舒適、支持及尊嚴的照顧，但不必再奮力要治療病人或只是延長其性命。如果任何其中一個問題的答案為模棱兩可時，在決定是否給予病人延長生命的處置，便需衡量治療是否會帶來負面的衝擊，包括對於病人、家屬，及社會在情緒、身體及經濟負擔的影響，如有任何負面而顯著的影響，便傾向對病人不予過於積極的治療。

無效醫療策略的程序

為要減少無效醫療，醫療機構首先訂下明確的界定措施和程序，以助醫護人員來處理個案，這種減除無效醫療而訂定的處理程序稱為無效醫療策略（medical futility policy）。無效醫療策略可分為兩個部分：定義部分──界定個案是否符合定義；程序部分──描述如何達成判定無效醫療病例的詳細過程。

在擬定這些臨床指引程序時，基本上必須有足夠的明確性，才能提供臨床醫師充分的指引和支持，更要具有避免產生濫用和錯誤的效力。此外，不可採取機械反射的模式進行，而是要具備彈性，使能足以應付每一

案例本身之特殊狀況。

以下引用紐約州立大學水牛城分校倫理委員會建議之無效醫療策略程序爲例，作爲介紹：

當病人的主治醫師判定病人的醫療爲無效時，只需再經過下列程序，便不必經病人或其代理人的同意，即可不予或撤除治療：

1. 另一位主治醫師（不屬於倫理諮詢委員會成員）亦判定爲無效醫療。
2. 經照會倫理顧問小組或倫理諮詢委員會兩名成員認可。
3. 醫療部門主管同意爲無效醫療。
4. 病人或其代理人已獲告知此一判決，並且已獲得適切的諮商。

完成上述步驟之後仍不能立即採取行動，主治醫師還必須通知病人或其法定代理人，而他們還可作出下列選擇：病人可轉至其他醫療院所；病人或其法定代理人可請求法院仲裁。

上述步驟的第一步，是要確認無效醫療的判定是否基於醫學上的判斷，第二步是要確認已嘗試進行足夠的諮商，第三步是要得到機構主管的支持。只有在緊急的狀況或狀況清楚時（如末期心因性休克引起的心肺停止），程序部分的結論可不經由倫理諮商委員會審查。由於審查作業每月舉行一次，而當月提出的病例都會安排至下一個月的審查會議討論，故每一個案例都有一段時間給當事人（包括醫師和病人或其家屬）多作考量。

因此，若按照上述程序的規定，醫護人員只需依照無效醫療策略程序將全部事項完成之後，即使沒有得到病人或親屬的同意，便可進行單方面去除無效的醫療措施。

但在實際處理這類病例時，即使病患已是「必死無疑」，完全符合無效醫療的定義，若在此時即予以單方面的停止醫療，並未與家屬作充分的溝通說明，這對於家屬而言是既無情而又不公平的。故在處理個案時必須

有一個堅持：即使無效醫療已經十分明確，在強制家屬同意撤除醫療之前，醫護人員有責任利用各種時機，給他們表達自己意見的機會。雖然不可能每一案例都能做到，但至少要有此制度，務求探索出其他有助於解決問題的方法。

任何打算推行「無效醫療政策」的醫療機構，首先應有一套積極的「預防性倫理守則」及「倫理照會程序」，除了使單向撤除無效醫療得到合法化，更要避免「無效醫療政策」變得殘酷而又無情，同時成為那些不與病人及家屬面對面討論的醫療照護者，一個規避責任的途徑。「無效醫療政策」應該是屬於範圍更廣泛的預防性工作的一部分。而「無效醫療政策」並非依賴案例是否符合定義便能解決問題，而是需要有能令此政策合於法令而不違情理的程序。

案例分析

案例一

此病人在車禍發生後，經神經外科主治醫師判定疑似已到了腦死的程度，但礙於家屬請求還是施予緊急手術；在手術後情況不佳，存活希望更微，卻為要等待病人父親見女兒最後一面，手術後在加護病房施予積極治療，以維持心跳和呼吸；當父親見到女兒後，因要求繼續治療而病人並未轉出加護病房；其後發生敗血症，情況更為危殆，家屬仍不肯放棄，病人奇蹟般又回復穩定，但仍維持著發生敗血症前之昏迷狀態；而加護醫療仍然繼續，不知何時可以終止！在上述一連串的治療中，何者可界定為無效醫療？

緊急手術

如在決定手術時病人已確定腦死，則此項手術將對病人毫無效益，可

符合無效醫療的定義。然而，由於神經外科醫師尚無法完全確定病人是否腦死，加上家屬當時無法接受病人死亡的事實而懇求盡量救治。而在此緊急時刻根本無法進行無效醫療判定之程序部分。因此，無效醫療便無法確立，施行手術是當時的唯一選擇。

手術後的初期

此時病人的情況並未因手術而改善，無法甦醒的結果更能確定。為要等候病人父親返回見女兒一面，故仍積極地給予醫療；雖然對病人本身沒有意義，但卻能撫慰家屬的心靈，並非毫無效益。因此，是否符合無效醫療則甚難定論，加上程序部分亦來不及採行，此時給予病人積極治療並不違反無效醫療政策。

父親要求的積極治療

就醫學層面而言，此時的醫療已不能給病人任何助益，而家屬要求的積極治療應已符合無效醫療的定義，此時應是開始進行程序部分的時候。但由於醫院並無設置倫理諮詢委員會，只要家屬堅持積極治療，主治醫師便很難進行單方撤除醫療，因而隨後發生的敗血症也就要比照一般病人來處理，這樣的醫療虛耗，一直要等病人心跳停止。

案例二

病人使用特殊治療，卻幾乎肯定沒有存活之機會，是屬於「量」的無效醫療。而此病例涉及另一個議題是「洗肝機」治療非常昂貴，每一療程至少需要二、三十萬，再加上療效不明，故並非健保的給付項目，只有富有人家才能負擔得起，甚至會堅持試用，而普通家庭或貧窮的病人恐怕連嘗試的機會也沒有。所以，此案例除了涉及無效醫療的考量以外，病人的家庭或社會背景，也是考量是否提出某種效果不定而價格昂貴的療法。

案例三

　　病人使用呼吸器維持生命，卻無法使他的意識有任何程度的好轉，是屬於「質」的無效醫療。這個案例因占用醫院唯一的呼吸器，致使另一位病人需要使用時卻無法獲得，這是無效醫療引發合理醫療資源分配受到阻礙的一個例子。負責照顧這兩名病人的醫師處境十分為難，因為繼續將呼吸器給已無望存活的病人，而令有希望救治的病人失去治療的機會乃有違常理。另一方面，如果直接取下原來病人的呼吸器給後來的病人使用，導致第一位病人很快死亡，是否牴觸法律？醫師左右為難。

結語

　　雖然無效醫療政策之基本目的是要節省醫療資源，但在實際執行的結果甚少是強制性的單方撤除醫療。雖然如此，這項政策還是有很多好處。當所有被視為無法治癒的病例都經由周延而系統化的重新審視之後，醫病雙方較容易得到共識。而且，經由對這些病例的討論，院方及醫師便對這些難以解決的情況，有越來越多的經驗，處理的方法與技巧亦越來越成熟。因此，為了因應常見而麻煩的無效醫療案例，成立倫理諮詢委員會以及訂定無效醫療處理策略乃是刻不容緩之事。

參考資料

1. Baker R., (1993) "The Ethics of Medical Futility", *Crit Care Clin, 9,* pp.575-584.

2. Bay Area Network of Ethics Committees Nonbeneficial Treatment Working Group, (1999) "Nonbeneficial or Futile Medical Treatment: Conflict Resolution Guidelines for the San Francisco Bay Area", *West J Med, 170,* pp.287-290.

3. Doty WD, Walker RM., (2000) "Medical Futility", *Clin Cardiol, 23*(Suppl 2), pp.II6-16.

4. Freer JP., (1997) *Ethics Committee Core Curriculum: An Orientation Manual for Ethics Committee Members.*

5. Lofmark R, Nilstun T., (2002) "Conditions and Consequences of Medical Futility: From a Literature Review to a Clinical Model", *J Med Ethic, 28,* pp.115-119.

6. Schneiderman LJ, Jecker NS, Jonsen AR., (199) "Medical Futility: Its Meaning and Ethical Implications", *Ann Intern Med, 112,* pp.949-954.

7. Schneiderman LJ, Jecker NS, Jonsen AR., (1996) "Medical Futility: Response to Critiques", *Ann Intern Med, 125,* pp.669-674.

8. Wear S, Logue G., (1995) "The Problem of Medically Futile Treatment: Falling Back on a Preventive Ethics Approach", *J Clin Ethics, 6,* pp.138-148.

9. Weijer C., (1999) "Medical Futility", *West J Med,* pp.170-254.

10. Youngner SJ., (1996) "Medical Futility", *Crit Care Clin, 12,* pp.165-178.

附錄 A 「知情同意」個案討論

案例一

　　一名七十二歲單身男性，因上腹部悶脹及體重減輕住院，護士在晚上八時左右拿了一張「上消化道內視鏡檢查同意書」請病人簽名。

　　病人問道：「這是幹什麼的？」

　　護士回答道：「這是做胃鏡都要填的。」

　　病人：「我要做胃鏡嗎？為什麼？」

　　護士：「你要問醫生呀！要不要先簽名？」

　　病人：「好吧！但我不會簽名，可不可以蓋大拇印。」

　　護士：「可以呀！」

　　於是這份「上消化道內視鏡檢查同意書」便完成簽署。

討論

　　這是在臺灣的醫院頗為常見的情況：

　　1. 醫師在替病人安排檢查時，並沒有先跟病人解釋清楚。

　　2. 護理人員以為只要取得病人在檢查同意書上簽名便是完成任務。

　　3. 病人在未了解要作什麼檢查或為什麼要作時便糊里糊塗地簽名。

　　這是因為大家都不明白「知情同意」的意義。知情同意是醫師將決策權與病人分享的一種實際行動，也是所有診療過程（包括新藥或新療法之臨床試驗）進行之前一個必要的步驟。即使是「上消化道內視鏡檢查」這樣的例行性檢查，也必須得到病人的「知情同意」才能進行。

　　雖然此一例子是涉及「上消化道內視鏡檢查」，但其實此項檢查並非

一件獨立的事件，而是對病人的主訴「上腹部悶脹及體重減輕」所作的一系列檢查的其中一項。對於任何一位病人，醫療機構或醫師在為病人進行各項診療措施以前，必須先予告知並取得病人的同意，在可能的情況下必須告知病人的內容包括：⑴病人罹患疾病的診斷（或臆斷）及此疾病的本質；⑵病人將要接受的診療步驟之內容；⑶各種診療步驟可能涉及的風險；⑷目前所期待的結果；⑸不進行這些步驟可能帶來的結果；⑹是否還有其他的治療或處理方法。

因此，從醫師處理病人這項檢查的缺失來看，醫師本身可能就不太了解「知情同意」的意義，病人的權益將受到嚴重的損害。

案例二

一名三歲男童因罹患極為嚴重的先天性心臟病，必須接受手術治療。由於病童年幼而身體甚為虛弱，父母十分擔心他的情況而猶豫不決。醫師便對他們說：「這種手術我們很有經驗，在本院接受這種手術的病童已有兩三百人，成功的機會有九成以上。」

在醫師看似「胸有成竹」的解說之後，家屬便簽下「手術同意書」。雖然手術進行仍算順利，但因為病人的體質太差，在手術完成後血壓脈搏一直不穩，不但無法離開加護病房，連氣管插管也無法拔除。

對於病童情況越來越差，病童父母十分悲憤，質問醫生道：「你不是很有把握的嗎？為什麼會這樣？」

醫師道：「這種手術本來就很危險，即使在我們這麼好的醫院，手術死亡率也接近百分之十。我們已經盡力了。」

這種說辭家屬並不能接受。而在三天之後，病人死亡，這一案例

就演變成一個醫療糾紛。

討論

　　這個案例在處理的過程中可能並沒有什麼遺漏。問題在於：(1)各種診療步驟可能涉及的風險、(2)目前所期待的結果、(3)不進行這些步驟可能帶來的結果，此三步驟說明得不夠清楚，而造成家屬的誤解。醫師可能過度以「正面」的方向強調「目前所期待的結果」──「這種手術我們很有經驗，在本院接受這種手術的病童已有兩三百人，成功的機會有九成以上。」而沒從「負面」的角度來說明：「手術的死亡率可達百分之十，即十個病人接受這種手術有一個會死亡。」此外，還需強調「不進行這些步驟可能帶來的結果」，如一年的存活率只有百分之二十，亦即一年內的死亡機會是百分之八十。

　　在經過這樣的解釋之後，大多數家屬都會願意接受任何治療的結果。因此，在這種情況下發生醫療糾紛，通常是肇因於醫師沒有作好「知情同意」的步驟。

案例三

　　一名四十六歲女性，罹患末期肝癌住院治療。由於癌細胞已轉移至肺部，手術、酒精注射或栓塞治療皆不合適，而病人的白血球甚低，無法承受化學治療。當醫師告訴家屬已經沒有好的辦法時，病人之夫跪下請求道：「Ｘ醫師，無論如何您都要盡量救我的太太，只要有一點機會也不要錯過。」

　　醫師沉思一會，道：「我有一個朋友，他也是醫生，上個月他從大陸帶回來一些抗癌偏方，他也希望找一些病人試試看。但由於這些藥物的療效和副作用尚未明瞭，故不敢貿然用於病人身上，除非是在

『死馬當活馬醫』的情況才會考慮。」

　　病人之夫道：「對！就請您『死馬當活馬醫』吧！」

　　當日下午，病人便開始服用偏方……

討論

　　這個案例似乎沒有什麼問題，因為使用偏方是病人的丈夫所要求，而且病人原本就沒有其他可用的治療方法，只是「死馬當活馬醫」而已。然而，「知情同意」的精神必須包括說明給予病人的診療可能涉及的風險，以及所期待的結果。對於療效及副作用並不清楚的藥物或治療方法，除非是經由醫院及政府衛生單位之人體試驗委員會審查核准的人體試驗計畫來進行，否則是絕對不可用於任何病人身上。本案例的醫師在這種情況下使用偏方，是違反醫學倫理的行為，必須予以譴責及糾正。

案例四

　　一名中年男子被發現倒臥街頭。被送到醫院時滿身酒氣而神智不清，病理學檢查發現，除了因酒醉之外，還出現半身不遂及異常的神經反射。緊急作電腦斷層掃描，發現大量顱內出血，必須進行緊急手術。

　　病人是附近檳榔攤的老闆，平日獨來獨往，常醉倒在外。當時他身上並無任何證件或電話簿，社工人員無法聯絡到家屬。為了搶救病人，便立即予以手術。在手術之後病人被送到加護病房繼續治療，但意識一直無法恢復。某日傍晚，一名自稱是病人太太的年輕女子來到病房，看見病人昏迷不醒，立即大吵大鬧。

　　當院方派人予以安撫時，她並不領情，仍然聲淚俱下且狠狠道：「是誰把他開刀開成這樣的？我要你們賠償……」

討論

在發生危險的情況時，特別是病人處於昏迷或精神錯亂的情況，而無法獲得知情同意，為了爭取急救的時效，雖未經病人同意，此時所給予在臨床上適切的緊急醫療都是法律所容許的，這就是所謂的「隱含同意」（implied consent）。因此，醫師在處理這個案例時看來並無不當。

然而，在現今複雜的社會環境中，不肖份子對醫護人員或醫院勒索金錢乃時有所聞，必須有所防範。本案例自稱病人太太的女子是否存心勒索，必須由檢警單位來調查，但無論如何，如果本案例在醫師施予治療的同時，曾照會倫理委員會並獲得贊同，則醫師在面對訴訟時將可得到有力的支持，而所承受的壓力相對便會減少，而所負的責任也有醫院和倫理委員會予以分擔。再從另一個角度來看，也增加了對病人的保障。

案例五

一位八十五歲老太太因便秘和腹脹被送到腸胃科門診來看病，醫師為她安排大腸鏡檢查發現，在乙狀結腸與直腸交接處有一腫瘤，幾乎將腸腔完全堵塞，必須安排手術治療，否則症狀會越來越嚴重，甚至有生命危險。

老太太的丈夫在二十年前被發現患有肺癌，在手術後因併發症死亡，因此她對於外科手術十分排斥，無論主治醫師和家屬怎樣勸說，她也不肯接受手術治療。眼見病人的情況日益嚴重，而固執的病人仍不肯改變主意，病人的兒子便私下到主治醫師的辦公室，向醫師請求道：「我們全家已經商量過，我們會告訴媽媽醫師不會幫她開刀，而會為她安排另一種新的治療，瞞著她把她送入開刀房……。」

討論

主治醫師面臨的兩個選擇——開刀（家屬的期盼）與不開刀（病人的希望），都各有理由：

1. 選擇家屬的期盼（進行手術）：

(1)病人的抉擇對自身非常不利。

(2)病人年紀老邁，可能已喪失抉擇的能力。

2. 選擇病人的希望（不進行手術）：

(1)尊重病人的自主權，因為病人有拒絕醫療處置及選擇不同治療方式的權利。

(2)病人年紀老邁，手術的危險性頗高。

醫師的處理原則：不參與「主動」欺騙病人的行為，對於病人詢問的問題應據實回答。但若病人沒有疑問，或可不「主動」拆穿家屬善意的謊言。

- 除非能證明病人抉擇的能力不足，否則需以病人的決定為最後依據。

- 盡量向病人解析手術的必要性，使病人能有最大的機會作出合理的抉擇。

- 除了向家屬說明手術的重要性之外，還需盡量向家屬說明手術的危險性（包括併發症及死亡率）。

- 必要時請倫理委員會派員協助及擔任見證人。

附錄 B　醫療倫理名詞中英對照表

生命倫理學

英　文	中　文
Abortion	墮胎
Altruism	利他主義
Autonomy	自律
Beneficence	仁慈、仁愛
Benevolence	仁愛、仁慈
Bioethics	生命倫理學
Categorical Imperative	定然律令、無上律令
Cognitive	認知
Competency	行為能力
Conscience	良知
Confidentiality	保密
Consent	同意
Consequentialism	後果論
Cost-Benefit Analysis	成本利益分析
Decision Making Capacity	決策能力、決定能力
Deontology	義務論
Descriptive Ethics	描述倫理學

（續）

英　文	中　文
Duty Ethics	義務倫理學
Emotivism	情緒主義
Empiricism	經驗主義
Ethical Absolutism	倫理絕對主義
Ethical Egoism	倫理為我主義
Ethical Relativism	倫理相對主義
Ethics	倫理學
Euthanasia	安樂死
Extraordinary Measures	異常（療治）方法
Human Being	人類
Inclination	性好、性向
Informed Consent	諮詢同意、知情同意
Morality	道德
Nonmaleficence	不傷害
Normative Ethics	規範倫理學
Obligation	義務
Ordinary Measures	一般（療治）方法
Paternalism	保護主義
Person, Personhood	人格個體、人格性、人格價值
Prima Facie Duty	初步義務
Proposition	命題
Proxy Consent	經授權之代理同意

（續）

英　　文	中　　文
Rights	權利
Situation Ethics	情境倫理學
Slippery Slope Argument	滑坡論證
Supererogatory Act	超義務行為
Triage	三級制
Utilitarianism	功利主義
Value	價值
Virtue Ethics	德行倫理學

臨床倫理學（醫療相關部分）

英　　文	中　　文
Abortion	流產
Abstinence	勒戒、戒除
Acquired immunodeficiency syndrome (AIDS)	後天免疫不全症候群
Addiction	（藥物或毒品）成癮
Admission	入院診療
Amniocentesis	羊膜穿刺術
Anencephaly	無腦畸形
Artificial heart	人工心臟
Carcinogen	致癌性物質
Carcinoma	癌
Cardiopulmonary resuscitation (CPR)	心肺復甦術
Chromosome	染色體
Cirrhosis	肝硬化
Coma	昏迷
Comatous patients	昏迷的病人
Compliance	依從度
Consent	同意
Contraception	避孕、避孕法
Contraceptives	避孕劑
Declaration of Geneva	日內瓦宣言

（續）

英　　文	中　　文
Dementia	失智症
Deoxyribonucleic acid (DNA)	去氧核糖核酸
Depression	憂鬱症
Diagnosis	診斷
Dialysis	透析
Discharge	出院、轉介
Do-not-resuscitation (DNR) Do-not-resuscitate orders (DNR)	不施予心肺復甦術
Donor	捐贈者
Double blind	雙盲
Down syndrome	唐氏症、蒙古症
Endotracheal intubation	氣管插管
End-stage liver failure (ESLF)	末期肝衰竭
Exploratory laparotomy	剖腹探查、剖腹探查手術
Fetus	胎兒
Genetic information	遺傳學資訊
Genetic screening	遺傳學篩檢
Genetics	遺傳學
Genocide	種族滅絕
Handicapped persons	殘障者
Healing	痊癒、癒合
Hepatoma	肝癌
Hippocrates	希波克拉底

（續）

英　　文	中　　文
Hippocratic oath	希氏誓詞
Human Immunodeficiency Virus (HIV)	人類免疫不全病毒
Hospice	安養院
Hospitalization	住院
Human experimentation regulations	人體實驗條例
Humanity	人文
Hydration	水合作用、給水
Infertility	不育、不孕症
Informed consent	知情同意、諮詢同意
Jehovah's witnesses	耶和華的見證人
Life-extending technologies	延長生命的科技
Life-saving	救命的
Life-support systems	維生系統
Life-sustaining treatment	維生治療
Life-threatening conditions	致命的狀況
Malnutrition	營養不良
Malpractice	不當醫療
Medical error	醫療失誤
Medical futility	無效醫療、醫藥無效
Medical guardianship	醫療監護、藥物保護法
Mental disability	智能喪失
Mental retardation	智能缺陷、智力遲鈍、智障

（續）

英　文	中　文
Mortality	死亡率
National Death Act	自然死法案
Newborns	新生兒
Nutrition	營養
Organ donation and procurement	器官捐贈與取得
Pain	疼痛
Persistent vegetative state (PVS)	持續性植物人狀態
Placebos	安慰劑
Placebo-controlled studies	以安慰劑作對照的研究
Quality of life	生活品質
Randomization	隨機抽樣
Randomized clinical trials	隨機抽樣的臨床試驗
Refusal of treatment	拒絕醫療
Reproductive technology	生殖科技
Research	研究
Resuscitation	復甦
Retardation	延緩、遲滯
Sacrifice	犧牲
Screening	篩檢
Sterility	無菌、不孕
Sterilization	滅菌法、不孕法
Suicide	自殺

（續）

英　文	中　文
Withdrawing treatments	撤除治療
Withholding treatments	不予治療

附錄 C　國際醫務專業守則

紐倫堡宣言（Nuremberg code）──Directives for Human Experimentation

1. 人類受試者的自願同意是絕對必要的。

   這表示相關人士應具備法律上給予同意的能力，而且應有條件使之能行使自由的選擇能力，而沒有任何暴力、詐財、欺騙、強迫、野心過大的成分，或者其他隱密的約束或強制之干預；以及應對所涉及的研究主題內容之各要點有充分的知識及理解，使他能夠作出知情且開明的決定。此後一要素要求，在接受實驗的受試者所作之肯定的決定前，應讓他知道實驗的性質、所需時間及目的；進行實驗的方法及工具；所有可合理預期的不便及危險；以及因他參與實驗而對其健康或人格所可能帶來的各種影響。

   確認同意的品質之義務與責任落在每一個發起、主持或從事實驗的人士身上。這是一個人的義務與責任，不能透過委託於他人而免除。

2. 實驗應產生對社會有益的有成效之成果，其成果應無法透過研究的其他方法及工具而可獲得，而且在本質上並不是隨意及不必要的。

3. 實驗應依據動物實驗的結果及疾病的自然歷史或在研究中的其他問題之知識來設計並以之為基礎，而其預期的結果將證明實驗的進行是合理的。

4. 實驗的進行應避免所有不必要的身體上及心理上的痛苦及傷害。

5. 當有已知的理由相信死亡或導致傷殘的傷害將發生時，便不應進行實驗，除非假定在那些實驗中進行實驗的醫師亦充當受試者。

6. 所接受的風險之程度永不應超過實驗所解決的問題在人道主義上的重要性。

7. 應做好適當的準備及提供足夠的設施，以保護實驗的受試者免受最小可能的傷害、傷殘或死亡。

8. 實驗應只由科學上符合資格的人士進行。在實驗的所有階段中，皆應要求進行或從事實驗的人士具有最高度的技術，並提供最高度的照護。

9. 在實驗的過程中，如果其身體或心理狀態已達到實驗的繼續對他而言似乎是不可能的時候，受試者應可自由地中止實驗。

10.在實驗的過程中，必須讓負責的科學家有在實驗的任何階段中止實驗的準備，如果當他運用其所被要求的真誠、卓越的技術及謹慎的判斷的時候，很可能有原因讓他相信，實驗的繼續可能會造成實驗受試者之傷害、傷殘或死亡的話。

世界醫療協會赫爾辛基宣言

世界醫療協會赫爾辛基宣言[1]，涉及人體的醫療研究之倫理原則：

• 1964 年 6 月於芬蘭赫爾辛基所舉辦之第十八屆世界醫療協會全體大會正式通過。

• 1975 年 10 月於日本東京所舉辦之第二十九屆世界醫療協會全體大會作第一次修訂。

---

[1] 黃漢忠翻譯，中央大學哲研所博士候選人。

譯自 "Trials of War Criminals Before the Nuremberg Military Tribunals Under Control Council Law No.10", Vol.2, pp.181-182, Washington, D.C.: U.S. Government Printing Office, 1949。

- 1983 年 10 月於義大利威尼斯所舉辦之第三十五屆世界醫療協會全體大會作第二次修訂。
- 1989 年 9 月於香港所舉辦之第四十一屆世界醫療協會全體大會作第三次修訂。
- 1996 年 10 月於南非共和國森麻實西所舉辦之第四十八屆世界醫療協會全體大會作第四次修訂。
- 2000 年 10 月於蘇格蘭愛丁堡所舉辦之第五十二屆世界醫療協會全體大會作第五次修訂。

前言

1. 世界醫療協會曾經將赫爾辛基宣言逐步發展為一道德原則的聲明，為在涉及人體的醫療研究中的醫師及其他參與者提供指引。涉及人體的醫療研究包括了對可辨認的人體物質及可辨認的人體資料之研究。
2. 促進及保護人民的健康是醫師的義務，醫師的知識及良心，即專心致志於此義務之實現。
3. 世界醫療協會用以下的言辭來約束醫師：「我的病人的健康將會是我首要的考量。」而國際醫療倫理守則則宣稱：「當醫護可能會導致病人的生理及心理狀況變弱時，一個醫師將只依病人的利益而行動。」
4. 醫療上的進步是基於那最終必須以涉及人體的實驗為部分依據的研究。
5. 在人體醫療研究中，關係到受試者的福祉之考量，應優先於社會及科學的利益。
6. 涉及人體醫療研究之首要目的是去改善預防、診斷及治療的步驟，

及對病原學及發病原理的了解。縱使已被證明爲是最好的預設、診斷及治療方法，亦必須透過研究來對它們的效果、效率、可取得性及品質加以質疑。

7. 在目前的醫療業務及醫療研究中，大部分的預防、診斷及治療步驟都含有風險及負擔。

8. 醫療研究受到促進對所有人類的尊重，及保障他們的健康與權利的倫理標準所約束。某些受試群是比較容易受傷害而且需要特別保護的。經濟上及醫療上處於弱勢的人之特殊需求必須被承認。對於那些不能爲自己作出或拒絕同意的人、那些在強制情況下可能會遭受被迫作出同意的人、那些不會從研究中受惠的人，以及那些研究與照護相結合的人而言，亦要對他們給予特別的照顧。

9. 研究者應清楚了解其所屬之國家對人體研究所作的倫理、法律及規範性的要求，以及各種適用的國際性要求。任何國家的倫理、法律或規範性的要求，如果減低了或排除了在這個宣言中所陳述對人體保護的話，則都不應被允許。

所有醫療研究的基本原則

10. 在醫療研究中的醫師有責任去保護受試者的生命、健康、隱私及尊嚴。

11. 涉及人體的醫療研究必須符合一般所接受的科學原則，必須基於對科學文獻的徹底了解及其他相關的資訊來源，並必須基於充分的實驗室實驗及動物實驗（在適當的情況下）。

12. 從事可能會影響環境的研究時必須要有適度的謹慎，而研究所使用的動物其福祉必須被尊重。

13. 涉及人體實驗的每一個步驟之設計及執行，都必須清楚地闡述在一

個實驗的計畫書中。這份計畫書應提交給一個獨立於研究者、贊助者，及任何其他種類不當影響之特別委任的倫理審查委員會加以考量、評論、指導，並在適當情況下加以認可。該獨立委員會應遵守該研究實驗在其中執行的國家之法律及規定。委員會有權去監督後續的試驗。研究者有義務向委員會提供可供監督的資訊，特別是任何嚴重不利的事件。研究者亦應向委員會提交有關經費、贊助者、所屬機構、其他與受試者潛在的利益衝突，及對受試者的誘因之資訊以供審查。

14. 該研究計畫書應包括對所需要的倫理考量之陳述，而且應顯示出已遵守本宣言所闡明的各項原則。

15. 涉及人體的醫療研究，應只由科學上有資格的人士及在一位臨床上有能力的醫療人員之監督下來進行。對受試者的責任必須經常由一位醫學上有資格的人士來負責，而絕不依賴於該研究的受試者，縱使該受試者已作出同意。

16. 在每一個涉及人體的醫療研究計畫進行前，應先對在與受試者及他人的利益之相較下可預測的風險及負擔作審慎的評估。這並不排除在醫療研究中健康的自願者之參與。所有研究的設計應可公開取得。

17. 醫師應避免從事涉及人體的研究計畫，除非他們有信心所涉及的風險已被充分評估並能有令人滿意的掌控。如果其風險被發現遠超過潛在的利益，或者如果對其正面及有利的成果已有決定性的證明，醫師應停止任何研究。

18. 涉及人體的醫療研究，應只因其目標的重要性遠超過受試者的內在風險及負擔而被進行。當受試者是健康的自願者時，這一點更為重要。

19. 當只有這樣合理的可能性，即醫療研究在其中被執行的地區之全體人民將會從該研究結果中獲益，該研究始有正當理由。

20. 受試者必須是該研究計畫中的自願者及知情的參與者。

21. 研究中的受試者維護其完整性的權利必須被尊重。尊重受試者的隱私及病患資訊的保密，以及把該研究對受試者生理及心理上的完整性，及對其人格性之影響減到最低之每一步預防措施都應被採用。

22. 在任何有關人類的研究中，每一潛在的受試者都必須被告知該研究之目的、方法、經費來源、任何可能的利益衝突、研究者所屬的機構及預期的利益及潛在風險，以及它可能蘊涵的不適。受試者應被告知在任何時候有權利避免參與該研究或者撤回對參與該研究之同意，而且不會遭到報復。在確保受試者已了解上述的資訊後，醫師應取得受試者自由給予的諮詢後同意（最好是以書面方式）。如果該同意無法以書面方式取得，該非書面的同意必須有正式的紀錄及見證。

23. 當醫師為該研究計畫取得諮詢後同意時，應特別小心受試者是否與其有從屬關係或者可能是在強迫的情況下同意。在此種情況下，該諮詢後同意應由一位未從事該研究及完全獨立於此關係而又充分知情的醫師來取得。

24. 對於一個法定上沒有能力給予同意、生理或心理上不能夠給予同意，或者是一個法定上沒有能力給予同意的未成年者之受試者而言，受試者應根據適用的法律從其法定授權的代表中取得諮詢後的同意。這些人不應包括在該研究內，除非該研究對於促進所代表的人之健康而言是必要，而且該研究亦不能改為執行在法定上有能力的人身上。

25. 當法定上被認為沒有能力作同意的受試者（例如一個未成年兒童）

可以對參與研究的決定給予同意時，研究者除了要獲得其法定授權的代表之同意外，亦必須獲得受試者本身的同意。

26. 對不可能取得同意（包括代理人或事前同意）的個人所作的研究，應只因阻擋取得諮詢後同意之生理／心理狀況，是該研究對象之一必要的特性而被執行。讓有狀況使其不能給予諮詢後同意的受試者參與該研究之特定理由必須陳述在實驗計畫書中，以便審查委員會加以考量及認可。該計畫書應聲明盡可能從受試者或一位法定授權的代理人中，取得繼續參與研究之同意。

27. 作者及出版者皆具有倫理上的義務。當發表研究成果時，研究者有義務保持其成果之精確。應公布或可公開取得其正面及負面的成果。應在出版物中，聲明經費來源、所屬機構及任何可能的利益衝突。不遵從本宣言所闡述的諸原則所作的實驗報告，應不被接受發表。

針對醫療研究與醫護的結合所增加的原則

28. 醫師只在其研究被證明具有預防、診斷或治療上的潛在價值之情況下，可將醫療研究與醫護相結合。當醫療研究與醫護相結合時，額外的原則得以應用以保護作為受試者的病患。

29. 一種新方法其利益、風險及效力應透過與目前最佳的預防、診斷及治療的方法，在這些方面的表現相比較下而被測試。這並不排除在研究中安慰劑的使用及不予治療在沒有被證實的預防、診斷或治療的方法存在之情況下（亦應接受這樣的測試）。

30. 當研究結束時，每個投入該研究的病患，都應被確保可被施予該研究所確認，而被證實為最佳的預防、診斷及治療的方法。

31. 醫師應充分告知病患在照護中有哪些方面與研究相關。絕不能因病

患拒絕參與某一研究而干擾到醫師與病人之間的關係。

32. 當治療一病患時，在被證實的預防、診斷及治療的方法不存在，或者已無效之情況下，透過從病人所取得的諮詢後同意，醫師必可自由地使用未被證實的或新的預防、診斷及治療的方法。如果醫師判定該方法提供了挽救生命、恢復健康或減輕痛苦的希望，在可能情況下，這些方法應成為研究的對象，並計畫評估其安全性及效力。在所有情況下，新的資訊皆應被記錄，而且在適當情況下發表。此宣言中其他相關的指引亦應被遵守。

醫病關係的基本要點

自古以來，醫師已認識到病患的健康及福祉取決於醫師與病患之間的共同努力。病患與醫師分擔病患自身健康照護的責任。當病患讓醫師及時注意到他們的醫療問題，以最佳的能力向醫師提供有關於他們的醫療狀況之資訊，並以一種互相尊重的合作方式與醫師共同努力的時候，醫病關係便對病患最為有利。醫師透過作為其病患的支持者及促進以下的這些權利，最能對此合作關係有所貢獻：

1. 病患有權從醫師口中獲得資訊，並且有權利去討論各種可選擇的適當治療之利益、風險及代價。病患應從其醫師口中獲得有關於最有利的行動過程之指引。病患亦有權取得他們的醫療紀錄之複本及摘要、有權要求其所提出的問題得到回答、有權被忠告其醫師所可能有的潛在利益，以及有權獲得獨立的專業意見。

2. 病患有權對他或她的醫師所提議的健康照護作決定。因此，病患可以接受或拒絕任何被提議的醫療方式。

3. 病患有權得到有禮貌的對待、被尊重、維持其尊嚴、獲得回應，以及有權使他或她的需求得到即時的注意。

4. 病患有權受到保密。醫師不應在未得到病患的同意下透露其機密的溝通過程及資訊，除非是因為法律或者由於保障個人的福祉，或公共利益而需要提供這些溝通過程及資訊。

5. 病患有權得到持續的健康照護。醫師有義務協調醫療上所需之照護方式，與其他健康照護的提供者合作來治療病患。如果進一步的治療是醫療上所需要，則醫師不可在沒有給予某病患合理幫助，並給予充分機會作其他照護上安排之情況下，終止該病患的治療。

6. 病患對可取得充分的健康照護有基本的權利。醫師及社會中的其他

人士應一起繼續向此目標努力。此權利之實現取決於社會提供資源，使得沒有病患因為沒有能力支付其照護所需的費用，而使其必要的照護被剝奪。醫師應對那些無法負擔得起其必要的健康照護之人士，繼續負起其在傳統上被假定的有關於醫療照護上的那一部分責任。當病患與第三方周旋時，在適當的時候醫師應對病患給予支持。

＊資料來源：美國醫療協會倫理及司法事務議會報告書，1990 年 6 月第一次通過，1994 年更新，最後更新時間：2002 年 5 月 8 日）。

醫療倫理的原則

序言

　　醫療專業長期以來，皆一直認同於一個原初是為了病患的利益所發展出來的倫理陳述體系。作為此專業中的成員，一位醫師最重要的是必須認識到他對病患的責任，亦必須認識到他對社會、其他衛生專業人員及對其自身之責任。下列由美國醫療協會所認可的原則並不是法律，而是各種行為的標準，它們為醫師規定了值得尊敬的行為之各個基本要點。

醫療倫理的原則

1. 一位醫師必須以同情及尊重人類尊嚴及權利的態度，致力於提供令人滿意的醫療照護。
2. 一位醫師必須維持專業的標準，在所有專業的互動中保持誠實，並努力向適當的單位匯報醫師們在性格或能力上的缺失，及所從事之詐欺或欺騙的活動。
3. 一位醫師必須尊重法律，而且當面對那些有違病患利益的要求時，亦認識到有責任尋求改變。
4. 一位醫師必須尊重病患、同事及其他衛生專業人員的各種權利，而且在法律的限制內捍衛病人的機密及隱私。
5. 一位醫師必須繼續研究、應用及提升科學知識、維持對醫療教育的承諾，讓病患、同事及公眾可取得相關的資訊、獲得諮詢，以及在需要的時候利用其他衛生專業人員的才能。
6. 除了在緊急的狀況外，當一位醫師向病患提供適當的照護時，他有自由去選擇為誰服務、與誰共事，及在什麼環境下提供醫療照護。
7. 一位醫師必須認識到有責任參與有助於社區改進及公共衛生改善的

活動。

8. 當照顧一病患時，一位醫師必須將他對該病患的責任視為最首要的。

9. 一位醫師必須提供支援，讓所有的人可取得醫療照護。

＊2001 年 6 月 17 日由美國衛生協會代表大會認可，最後更新時間：2002 年 4 月 2 日。

國家圖書館出版品預行編目資料

醫療倫理諮詢—理論與實務／李瑞全著
. --初版. --臺北市：五南, 2008.09
面；　公分
含參考書目
ISBN 978-957-11-5247-9（平裝）
1. 醫學倫理
410.1619　　　　　　　97010389

5K92

醫療倫理諮詢－理論與實務

主　　編／李瑞全　蔡篤堅（依筆劃排序）
作　　者／郭素珍　許樹珍　陳祖裕　曾建元
　　　　　楊雅惠　蔣欣欣　蘇逸玲（依筆劃排序）
發 行 人／楊榮川
總 編 輯／龐君豪
主　　編／王俐文
責任編輯／許杏釧　陳俐君
封面設計／黃健民
出 版 者／五南圖書出版股份有限公司
地　　址／106臺北市大安區和平東路二段339號4樓
電　　話／(02)2705-5066　傳　真：(02)2706-6100
網　　址／http://www.wunan.com.tw
電子郵件／wunan@wunan.com.tw
劃撥帳號／01068953
戶　　名／五南圖書出版股份有限公司
臺中市駐區辦公室/臺中市中區中山路6號
電　　話／(04)2223-0891　傳　真／(04)2223-3549
高雄市駐區辦公室/高雄市新興區中山一路290號
電　　話／(07)2358-702　傳　真／(07)2350-236
法律顧問／元貞聯合法律事務所　張澤平律師
出版日期／2008年9月初版一刷
　　　　　2009年9月初版二刷
定　　價／新臺幣420元